# SUEÑO INFANTIL SEGURO

Respuestas de los expertos a tus
preguntas sobre el colecho

## JAMES J. MCKENNA, PH.D.

Prólogos escritos por
WILLIAM SEARS, M.D., y MEREDITH F. SMALL, PH.D.

Con contribuciones de
PETER S. BLAIR, PH.D.

Platypus Media, LLC
Washington, D.C.

Este libro no pretende reemplazar los consejos de tu proveedor de atención médica. Una parte importante del cuidado personal informado es saber cuándo buscar los recursos médicos ofrecidos por tu comunidad. Los lectores deben consultar regularmente a un médico o proveedor profesional de atención médica. Este libro no pretende sustituir a tu médico. Es una guía informativa general y una fuente de referencia. El autor y el editor no asumen ninguna responsabilidad médica o legal.

Sueño infantil seguro; Respuestas de los expertos a tus preguntas sobre el colecho
Escrito por James J. McKenna, Ph.D.
Ilustraciones de Alison Kreckmann
Gráficas adicionales de Hannah Thelen
Traducido por Andrea Batista,
   María Berrozpe Martínez
   y The Spanish Group, LLC

Primera edición • Febrero de 2022

Texto © 2022, 2020: James J. McKenna
Ilustraciones © 2020: Platypus Media, LLC
Gráficas adicionales © 2020: Platypus Media, LLC

Tapa blanda ISBN: 978-1-930775-68-8
eBook ISBN:  978-1-930775-53-4
   Disponible en Kindle, Sony, Kobo y Nook

Also available in English
   First edition • January 2020
   Paperback ISBN: 978-1-930775-76-3
   eBook ISBN:  978-1-930775-77-0

Publicado en los Estados Unidos por:
   Platypus Media, LLC
   725 Eighth Street, SE
   Washington, D.C. 20003
   202-546-1674 • Fax: 202-558-2132
   Info@PlatypusMedia.com • www.PlatypusMedia.com

Distribuido comercialmente en los Estados Unidos por: Red Nacional de Libros
   Número Gratuito 800-787-6859 • 301-459-3366 • Fax 301-429-5746
   www.NBNbooks.com • CustomerCare@NBNbooks.com
Distribuido comercialmente en internacionalmente por: NBN internacional
   https://distribution.nbni.co.uk • NBNi.Cservs@ingramcontent.com

Library of Congress Control Number: 2020906429

10 9 8 7 6 5 4 3 2 1

# ¡Dormir con tu bebé en todo el mundo!

La investigación, conocimiento y datos del Dr. McKenna están disponibles para los profesionales de atención médica y familias en todo el mundo. ¡Nos enorgullece que su libro previo sobre el colecho haya sido traducido a tantos idiomas!

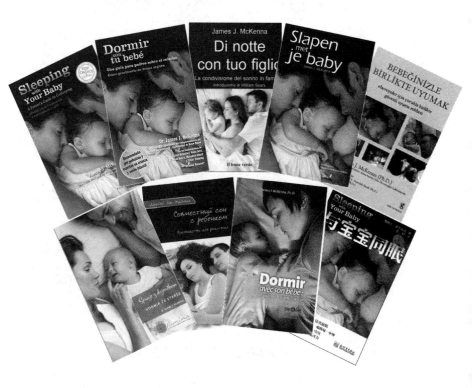

*Sleeping with Your Baby* (inglés)
*Dormir con tu bebé* (español)
*Di notte con tuo figlio* (italiano)
*Slapen met je baby* (holandés)
*Bebeğinizle Birlikte Uyumak* (turco)

*Spanje z dojenčkom* (esloveno)
*Спим вместе с ребенком* (ruso)
*Dormir avec son bébé* (francés)
与宝宝同眠 (chino)

Todas estas ediciones están disponibles en nuestro sitio web.
Visítanos en www.PlatypusMedia.com

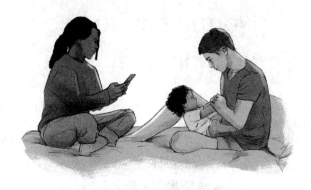

## EQUIPO EDITORIAL

Editora en jefe:               Hannah Thelen, Silver Spring, MD

Editora principal:             Dia L. Michels, Washington, D.C.

Traductora:                    Andrea Batista, Zürich, Suiza

Consultora de traducción:      María Berrozpe Martínez, Ph.D.

Editores asociados:            Alison Kreckmann, Washington, D.C.
                               Amy Nash, Denver, CO
                               Anna Cohen, Washington, D.C.
                               Anna Tippett, Fredericksburg, VA
                               Destany Atkinson, Washington, D.C.
                               Huneeya Siddiqui, Washington, D.C.
                               Jenelise Sutton, Washington, D.C.
                               Megan Shaffer, Bloomsburg, PA
                               Victoria Stingo, Washington, D.C.

## EQUIPO DE DISEÑO

Diseño de la portada:          Victoria Stingo, Washington, D.C.

Ilustraciones:                 Alison Kreckmann, Washington, D.C.

Diagramación/Gráficos:         Hannah Thelen, Silver Spring, MD

## AGRADECIMIENTO ESPECIAL A

Peter J. Fleming, Ph.D., Universidad de Bristol, Reino Unido
Helen L. Ball, Ph.D., Universidad de Durham, Reino Unido

# Dedicatoria y reconocimientos

A lo largo de los 30 años de mi carrera que he pasado estudiando a los bebés humanos y sus madres, además del sueño y la lactancia materna, he tenido el privilegio extraordinario de interactuar, aprender y ser testigo de la generosidad edificante de las doulas, comadronas, parteras, asesoras de lactancia e investigadoras de la lactancia — mujeres que trabajan en silencio y desinteresadamente en todo el mundo en nombre de las madres, bebés y familias. El compromiso y la bondad de la que he sido testigo, junto con sus habilidades e inteligencia, van más allá de lo que podría describir con palabras. En un sistema jerárquico en donde a menudo no reciben el reconocimiento apropiado, las recompensas financieras y el nivel de respeto que merecen, yo les dedico este libro y le agradezco a cada una de ellas. Para mí ha sido un honor contar con ustedes como mis colegas y amigas, recordándome que siempre debo mantener el foco en aquellos a quienes queremos ayudar.

También le dedico este libro a una de las compañeras más virtuosas, trabajadoras, organizadas y creativas con las que he trabajado: mi editora, Hannah Thelen. Nunca he pensado que mis escritos sean necesariamente malos, pero Hannah podría tomar algo que yo haya escrito y convertirlo en un abrir y cerrar de ojos en magia o ciertamente en algo más atractivo y expresivo que mi propia prosa. Gracias, Hannah.

Y a ti, Dia, mi editora: si bien no siempre hemos estado de acuerdo, siempre has sido persistente. Espero que nuestra colaboración finalmente haya producido un libro indiscutible y científicamente valioso que pueda dar en el centro del paradigma tradicional del sueño infantil. Juntos quizás podamos empezar a eliminar las formas erróneas y dañinas de pensar que por más de un siglo han socavado (sin intención) las posibilidades de supervivencia infantil y de experiencias nocturnas óptimas y agradables, tanto para los bebés como para los padres.

# Contenidos

## Parte 1: El colecho es normal

## Parte 2: Conversaciones politizadas sobre el colecho

## Parte 3: Todo lo que necesitas saber sobre el colecho

## Parte 4: Cómo practicar el colecho

## Parte 5: Adaptando el colecho a tu vida

# Parte 6: Pensamientos finales

# Apéndices

"El gran enemigo de la verdad a menudo no es la mentira — deliberada, planeada y deshonesta — sino el mito — persistente, persuasivo, y poco realista. Muy a menudo nos aferramos a los clichés de nuestros antepasados. Sometemos todos los hechos a un conjunto prefabricado de interpretaciones. Disfrutamos la comodidad de la opinión sin el malestar del pensamiento."

—Presidente John F. Kennedy, 1962
Ceremonia de graduación de la Universidad Yale

PRÓLOGO POR
# Meredith Small, Ph.D.

Vivimos en una época llena de temor y en ninguna parte este temor es tan evidente como entre los padres, especialmente los primerizos. A pesar de que los humanos hemos estado fabricando pequeños humanos durante al menos 200,000[1] años y de que hay bebés naciendo cada segundo de cada día y en todo el mundo, todos los padres siguen preocupados por "hacer lo correcto" para guiar a sus hijos hacia una adultez competente. ¿Qué fue lo que provocó esta ansiedad parental colectiva?

Parte de ese miedo es causado por la falta de experiencia. La tasa de nacimientos en la cultura occidental ha ido disminuyendo durante los últimos 50 años y, como resultado, muchos de nosotros, como padres, no tenemos ni idea de lo que estamos haciendo. Ahora hay menos hermanos y hermanas con quienes practicar y menos oportunidades para hacer *babysitting*. Muchas personas, especialmente en los Estados Unidos, también se mudan lejos de sus propios padres y familias extendidas. Esto significa que a menudo pareciera que uno está criando a sus hijos solo, incluso cuando hay una pareja involucrada. Conforme las familias se hacen más pequeñas, hay menos oportunidades de aprender y corregir errores con cada hijo sucesivo. En lugar de eso, todos nuestros huevos están en una misma canasta, lo cual hace que nos obsesionemos con esa canasta ¿A quién deberíamos preguntarle, entonces, cuando necesitemos consejos sobre la crianza de nuestros hijos?

Hace una generación, el pediatra era *la* persona a quien acudir. Si bien él o ella ofrecía consejos con certeza, estos provenían en realidad de un sistema personal de valores en lugar de estar basados en algún tipo de evidencia. Los pediatras también estaban encantados de marcar casillas en tablas de desarrollo mientras los padres nerviosos las miraban para ver si su hijo era "normal". Pero estos recursos nunca fueron muy buenos. La formación de los pediatras es médica, no conductual, y las tablas están hechas para detectar valores atípicos, no para representar con precisión la amplia gama de posibilidades y

---

[1] NdT: en esta edición se utiliza el estilo americano para la escritura de números de más de cuatro cifras, que utiliza comas para los miles. Ej: 2,000 es 2000 en el estilo español y 200,000 se escribiría 200 000.

el aún más amplio marco de tiempo en el cual podrían aparecer las distintas etapas del desarrollo.

Muchas madres y muchos padres ansiosos también recurrieron a libros sobre crianza, ¡y qué bombardeo de información contradictoria ha sido! Las tiendas de libros y las bibliotecas tienen estante tras estante de libros de consejos que les dicen a los padres qué hacer y los juzgan si deciden ir por otro camino. Otros se han abrumado por todo el contenido disponible en internet. Abundan los blogs sobre cada movimiento que hace un bebé o uno de sus padres, los cuales han sido escritos por personas que solo tienen experiencia con sus propios hijos pero que están convencidas de que hay solo una forma correcta de criar.

Este aluvión de consejos sobre la crianza ha sido más destructivo que constructivo. Muchas madres hoy expresan su exasperación porque un "experto" contradice al siguiente "experto". Algunas comienzan a sentirse ansiosas, deprimidas e incluso insuficientes. No creo que sea una coincidencia que esta atmósfera tan crítica en un área que las mujeres "poseían" naturalmente (en otras palabras, la maternidad) se haya generado inmediatamente después de la revolución feminista. Yo diría que es una reacción de castigo. En ese sentido, cualquier decisión que una mujer pueda tomar como madre de un recién nacido que contradiga a los manuales severos de crianza, a los comentaristas críticos e histéricos de internet, a los pediatras inflexibles y a las estridentes recomendaciones gubernamentales es, de hecho, un asunto feminista.

¿Y cuál es el mejor antídoto para esto? Escoger a tus "expertos" inteligentemente.

El aluvión de consejos sobre la crianza ha sido más destructivo que constructivo. Muchas madres hoy expresan su exasperación porque un "experto" contradice al siguiente "experto".

Y así, acudimos al Dr. James McKenna, porque es un verdadero experto de confianza. Él cuenta con experiencia de primera mano como padre, científico, experto en la fisiología del sueño, biólogo evolutivo que conoce la larga historia de nuestra especie, antropólogo social que está familiarizado con ejemplos transculturales e historiador que ha estado investigando el problema específico del sueño materno-infantil por generaciones. En otras palabras, el Dr. McKenna no se apoya en una opinión que creó por arte de magia, sino en datos e investigaciones reales. Sus datos también están respaldados, de la forma más erudita y amplia, por teoría evolutiva, histórica y transcultural. Por eso el Dr. McKenna se ha ganado una credibilidad que es bastante rara, incluso inaudita, en el mundo de los consejos sobre la crianza.

Pero más aún, el Dr. McKenna no es el tipo de intelectual que se quede feliz sentado en la seguridad de su torre de marfil. En lugar de eso, él se enfrenta y considera cada desafío planteado contra el colecho por las autoridades gubernamentales e internet, con datos y con reflexión profunda. Si bien admiramos su conocimiento y experiencia, su persistencia en la promoción del colecho y del amamadormir es su mejor regalo para las madres, los padres y para nuestra cultura. El Dr. McKenna nunca deja de aprender, nunca deja de pensar sobre este asunto y algunas veces pareciera que es el único experto que aún se enfoca principalmente en la salud emocional y

No debemos tener miedo a seguir nuestra tendencia natural de mantener a nuestros bebés cerca de nosotros por las noches.

psicológica de madres, padres y sus bebés. Él nunca les dice qué hacer y nunca juzga a nadie. En lugar de eso, como lo demuestra *Sueño infantil seguro*, él presenta toda la evidencia y deja que las familias decidan qué es lo mejor para ellas.

El libro anterior del Dr. McKenna, *Dormir con tu bebé* (2007), se enfocó en el colecho y en su trabajo a lo largo de los años, así como en ofrecer respuestas claras a la pregunta sobre dónde "deberían" dormir los bebés y por qué. Este libro no es una mera versión actualizada de *Dormir con tu bebé*. En *Sueño infantil seguro*, el Dr. McKenna presenta la idea nueva—aunque también de algún modo intuitiva—de que los bebés y sus madres duermen mejor y de forma más natural cuando están juntos y hay un fácil acceso al pecho durante toda la noche. Este libro también está lleno de respuestas a preguntas sobre el SMSL y el colecho, cómo les va a los papás en el sistema de colecho y cómo los sistemas de creencias, tales como el racismo inherente, empañan lo que debería ser una decisión sencilla de acostarte y dormir con tu hijo. Y, en forma de conversación, el Dr. McKenna nos pone al día sobre las investigaciones más actualizadas en esta área.

En ese sentido, *Sueño infantil seguro* no es solo una guía para la crianza infantil, o tal vez sea simplemente una inusual. Detalla cada uno de los temas relacionados con el sueño infantil que una madre o padre podrían cuestionar al iniciar el camino de su vida con su bebé. Pero presta atención: el tipo de minuciosidad y consideración que ves aquí debería ser el standard que demandes cuando hagas preguntas sobre temas de crianza a otros supuestos expertos.

Sí, vivimos en una época llena de temor, pero gracias al Dr. James McKenna, no debemos tener miedo a seguir nuestra tendencia natural de mantener a nuestros bebés cerca de nosotros por las noches. Lee este libro e infórmate. Luego, levanta a tu bebé, métanse a la cama juntos o separados y duerman de forma segura.

————————————— ❭ —————————————

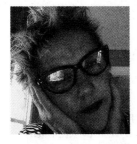

MEREDITH F. SMALL es escritora, profesora Emérita de Antropología en la Universidad Cornell, y profesora visitante en el Departamento de Antropología de la Universidad de Pensilvania.

Recibió un Ph.D. en Antropología Biológica en la Universidad de California, Davis, y pasó varios años estudiando el comportamiento de los macacos salvajes y en cautiverio.

Su trabajo ha aparecido en *Discover, Natural History, Scientific American,* y *New Scientist,* entre muchas otras revistas y periódicos. Small también fue comentadora regular en *All Things Considered,* de National Public Radio. Ella es autora de cinco libros, incluyendo *Niños (Kids)* y *Nuestros hijos y nosotros (Our Babies, Ourselves).*

PRÓLOGO POR
# William Sears, M.D.

Estás a punto de leer una investigación revolucionaria de alguien que no solo es un científico destacado en el mundo del sueño de las madres y bebés, sino también un padre apasionado que ha dedicado la mayor parte de su vida profesional a estudiar la práctica del colecho.

Uno de los momentos más memorables en mi vida profesional como pediatra fue cuando conocí al Dr. McKenna por primera vez en Pasadena, California en 1982. En ese momento, mi esposa Martha estaba haciendo algo que nos surgió de forma natural — practicando el colecho con nuestros bebés. Aprendimos sobre la crianza nocturna cuando literalmente teníamos que hacerlo. Nuestros primeros tres bebés dormían bien en sus propias cunas, ya sea en nuestra habitación o en su propia habitación, pero el cuarto y el quinto bebé necesitaron una mejora por las noches.

Aún recuerdo la noche en la que Martha se despertó por los llantos de nuestro bebé de un año, Hayden, y dijo de corazón: "No me importa lo que digan los libros. ¡Tengo que dormir!" Ella puso instintivamente a Hayden junto a ella en la cama para amamantarlo y los dos durmieron felizmente. Mientras observaba este hermoso escenario de crianza nocturna, me sorprendió el pensamiento de que así es como deberían ser las cosas.

> La forma en la que las madres y sus bebés llegan a conocerse por medio del sueño compartido es demasiado valiosa como para depender simplemente de la opinión.

Lo primero que dije cuando conocí al Dr. McKenna fue: "Jim, espero con entusiasmo tus investigaciones que prueben lo que muchas madres en todo el mundo han sabido por varios siglos: que algo hermoso y sano les pasa a ellas y a sus bebés cuando comparten su sueño".

Cuando él empezó su investigación como profesor de Antropología y director del Laboratorio del Sueño Conductual para Madres-Bebés de la Universidad de Notre Dame, los libros sobre la crianza infantil estaban llenos de información falsa sobre el colecho proveniente de fuentes poco confiables. Pero la forma en la que las madres y sus bebés llegan a conocerse por medio del sueño compartido es demasiado valiosa como para depender simplemente de la opinión. Muchos de los padres más informados de hoy en día nos dicen: "¡Enséñenme las pruebas científicas!". En *Sueño infantil seguro*, el Dr. McKenna hace justamente eso.

Su investigación te lleva en un viaje hacia los cerebros y los cuerpos de las madres y los bebés cuando comparten su sueño, y lo que más me gusta de este libro es la forma perspicaz en la que el Dr. McKenna usa el término *"breastsleeping"* o amamadormir. Por medio de sus experimentos científicos, el Dr. McKenna demuestra que este estilo de crianza nocturna es la forma en la que los cerebros de las mamás y de los bebés están programados para experimentar el sueño y prueba cómo y por qué puede ser seguro compartir cama.

Como aprenderás a lo largo de estos capítulos, el colecho también es una forma de co-inteligencia. Piensa en el cerebro de tu bebé como si fuera un jardín. El colecho seguro es el "jardinero" perfecto durante los primeros dos años, que es cuando el cerebro del bebé está creciendo más rápidamente, construyendo vías neurológicas que le dan al niño una forma sana de iniciar una vida de bienestar mental.

Gracias a información proveniente de las investigaciones más recientes, leerás cómo todas las formas de colecho seguro reducen el estrés cerebral infantil, programando sus pequeños cerebros para que puedan manejar mejor el estrés en puntos posteriores de sus vidas.

Mientras leas esta guía para el colecho o, mejor dicho, para amamadormir de forma feliz, sana y segura, prepárate para pensar: "¡Esto le da validez a mi intuición!" Eso es lo que debería hacer un libro que está basado en la ciencia y en experiencias, a diferencia del sinfín de guías de crianza nocturna que en efecto confunden a las mamás sobre el colecho. Una recomendación que doy a diario en mi clínica es que, en el momento de decidir cómo reaccionar en cualquier situación de crianza, uno pude preguntarse a sí mismo: Si yo fuera mi bebé, ¿cómo me gustaría que reaccionara mi madre? Esa reacción natural e instinto maternal podría ser tomar a tu bebé en brazos cuando está molesto, acurrucarse y amamadormir. ¡Así de fácil!

En lugar de asustar a los padres con recién nacidos para que no duerman con sus bebés, los profesionales de la salud deberían estar enseñando estrategias para practicar el colecho de forma segura. El Dr. McKenna menciona métodos estudiados científicamente que han superado la prueba del tiempo para dormir de forma segura con tu bebé. Él da esperanza para un futuro que acepta el potencial positivo del colecho y ayuda a los padres a sentirse empoderados para escoger la forma de dormir que funcione para sus familias.

Imagínate que estás entre un grupo de padres inteligentes con recién nacidos a quienes llamo "altos inversores". Visitas a la mejor médica en tu área para consultarle sobre lo último en la ciencia sobre el cuidado infantil. Inicias la consulta diciendo: "Doctora, ¿qué decisión simple de crianza podría tomar para obtener beneficios duraderos en la salud física y mental de mi hijo?" En el mundo que el Dr. McKenna está luchando por crear, ella sacaría su recetario y escribiría: "amamaduerme con tu bebé".

*Sueño infantil seguro* es un libro muy recomendado para todos los futuros padres y padres con recién nacidos, y es parte de la biblioteca de lecturas obligatorias para todos los asesores de cuidado para bebés. Si los bebés pudieran hablar, gritarían: "Mami, ¡gracias por leer este libro y por mantenerme sano y salvo!"

---------------------------------- ❭ ----------------------------------

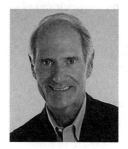

EL DR. WILLIAM SEARS, o Dr. Bill, como le dicen sus "pacientitos", ha estado dando consejos sobre cómo criar familias más sanas por más de 40 años. Recibió su entrenamiento médico en el Hospital de Niños de la Facultad de Medicina de Harvard en Boston, y en el Hospital para Niños Enfermos en Toronto, antes de trabajar como jefe de pediatría en el Hospital Occidental de Toronto. Ha trabajado como profesor de pediatría en varias universidades.

Junto con su esposa Martha, ha escrito más de 40 libros de gran venta y numerosos artículos sobre nutrición, crianza y envejecer saludablemente. Trabaja como consultor médico para revistas, televisión, radio y otros medios de comunicación, y su sitio web AskDrSears.com es uno de los sitios web más populares para encontrar información sobre salud y crianza. El Dr. Sears ha aparecido en más de 100 programas de televisión, incluyendo 20/20, Good Morning America, Oprah, Today, The View, y Dr. Phil, y apareció en la portada de *TIME Magazine* en mayo de 2012.

# Antes que nada, lee esto:
## una nota del autor

La pregunta sobre si dormir o no con tu bebé es bastante complicada. No tiene respuestas fáciles ni se puede contestar usando frases hechas. Como madre o padre de un recién nacido, muy probablemente te enfrentes al dilema del colecho[II] en medio de la noche cuando estás extremadamente cansada o cansado, y tal vez encuentres que eso que funciona en tu familia está en conflicto con lo que los pediatras te han dicho sobre el sueño seguro. También hay que tener en cuenta que los datos existentes sobre el colecho están atravesados por sesgos raciales, de clase, sociales y políticos, y que los consejos que recibes por parte de los profesionales de la salud a menudo están más basados en prácticas aceptadas que en investigaciones rigurosas basadas en evidencias.

Es una pena que las madres y los padres con recién nacidos tengan que leer un libro completo para aprender a dormir bien por la noche, aunque parece que este es el caso. Sin embargo, es cierto que, cuando se trata de dormir, saber qué estás haciendo y por qué lo estás haciendo puede ayudar a que todos sientan que descansaron bien, puede ofrecer beneficios físicos y emocionales para los bebés e incluso puede salvar vidas.

> Te pido que te tomes el tiempo para leer el libro de manera completa tanto para entender bien el tema, como las opciones que tienes a disposición, para que puedas tomar decisiones informadas.

Madres y padres me piden consejo todo el tiempo y es difícil darlo porque cada hogar es diferente, todos los padres tienen metas diferentes y cada bebé tiene necesidades diferentes. Quiero que cada familia tome la decisión más apropiada para ella. Te pido que te tomes el tiempo para leer el libro de manera completa tanto para entender bien el tema, como las opciones que tienes a disposición, para que puedas tomar decisiones informadas.

Si bien en este libro he intentado proporcionar información completa y una gran variedad de perspectivas, es posible que al leerlo te des cuenta de que aún hay muchas preguntas por investigar. Los humanos -como sujeto de estudio- pueden ser muy complicados. En lo que respecta al sueño de la familia, hay gran cantidad de formas y disposiciones para dormir, y hay una gran variedad de factores externos que pueden afectar la seguridad del sueño. Me resulta frustrante que algunas de las preguntas que hacen las madres y los padres simplemente no tengan respuestas aún.

Para encontrar esas respuestas dependemos de ciertas organizaciones de la salud -con gran influencia- que deciden qué preguntas merecen investigarse y, por ende, qué proyectos reciben el financiamiento necesario. Cuando el tema es controvertido, como lo es el compartir camas u otros temas del sueño infantil, estas decisiones quedan sujetas a sesgos y prejuicios sistemáticos. Desafortunadamente, las prioridades de investigación del sueño infantil están basadas en un paradigma fallido que está inherentemente en conflicto con el colecho. Por eso, estas organizaciones tienden a ignorar las numerosas preguntas que aún tenemos sobre cómo practicar el colecho de forma segura. La mayoría de los estudios simplemente buscan encontrar evidencias que validen los puntos de vista de quienes toman las decisiones.

En parte, la meta de este libro, que promueve discusiones sin prejuicios sobre el colecho, es abrir las puertas para estudios futuros, animando a los profesionales médicos a hacer que el proceso de toma de decisiones sobre las prioridades de investigación sea más inclusivo. Espero que algún día las autoridades de salud pública puedan abordar el sinfín de preguntas que tenemos aún y, al hacerlo, sean capaces de ofrecer las mejores recomendaciones posibles, personalizadas para las familias individuales.

Probablemente, la pregunta más importante que tengas en mente en este momento es: "¿En dónde debería dormir mi bebé?" Espero que no te decepcione descubrir que no puedo responder esa pregunta por ti, y que tampoco puede hacerlo ningún un pediatra, ni una institución de atención médica, ni un investigador. Tú y tu familia son los únicos que pueden tomar esa decisión, la cual

---

II NdT: En el uso cotidiano del idioma español, colecho se refiere y se entiende generalmente como la práctica de compartir cama. En este libro se hace una distinción precisa entre dos términos: *cosleeping* (colecho) y *bedsharing* (compartir cama). El colecho es entonces un término amplio que se refiere a un conjunto de prácticas donde se comparte el lugar para dormir y es un comportamiento que se observa tanto en los humanos como en los animales.

debe estar basada en un entendimiento completo de los riesgos y beneficios, de tus circunstancias familiares y de los parámetros de su espacio para dormir. Las autoridades médicas externas no te conocen ni a ti, ni a tu bebé, ni saben de las necesidades, deseos y valores de tu familia.

Espero sinceramente que la información que te ofrezco aquí te ponga en la mejor posición posible para decidir dónde debería dormir tu bebé. Si este libro te ayuda a entender que tú y tu familia conocen a tu bebé mejor que nadie y que tu bebé será quien, en última instancia, te enseñe qué necesita para que todos sean más sanos y felices, lo consideraré un éxito.

# *Breastsleeping* o amamadormir:
## su significado y por qué es importante

*"Este concepto podría ser un punto de inflexión dado el debate polarizado actual
sobre lo que deberíamos aconsejar a las madres y a los padres..."*

—DRA. KATHLEEN A. MARINELLI, ET AL.[1]

*Breastsleeping* o amamadormir[III] es un término que mi colega, el Dr. Lee T. Gettler, y yo, acuñamos recientemente. Se refiere a una forma específica en la que una madre que amamanta y su bebé comparten cama, lo cual ocurre en un entorno libre de factores de riesgo comprobados. Es la forma más segura de compartir cama, la cual ha sido practicada en todo el mundo a lo largo de toda la historia humana.

El amamadormir es parte de un conjunto evolucionado, diverso y altamente integrado de comportamientos humanos. Sigue siendo fundamental para mantener la salud de nuestra especie y además -potencialmente- para optimizar la salud de las madres individuales y de sus bebés, tanto a corto como a largo plazo.

Esta forma de dormir no solo ofrece más oportunidades para amamantar a lo largo de cada noche, sino que también hace que sea más probable que las madres amamanten a sus bebés por más meses.

El amamadormir mejora la sensibilidad entre la madre y el bebé, promueve un sueño más ligero (ver el Capítulo 6) y reduce los riesgos que corre el bebé de varias maneras.[2, 3] Nuestro principal objetivo al crear un término nuevo para este concepto tan viejo es proporcionar una nueva categoría de investigación que reconozca tres cosas:

1.  El papel que el contacto consistente con la madre juega en el establecimiento óptimo de la lactancia materna.

---

[III] NdT: Amamadormir es un neologismo creado para traducir el término *"breastsleeping"*. *"Breastsleeping"* (literalmente pecho-durmiendo) es un giro sobre *"breastfeeding"* que significa amamantar (literalmente pecho-alimentando). Para encontrar una traducción se buscó respetar no solo la idea base (la fusión de amamantar y dormir) sino mantener la estructura del término, que connota que en esta práctica el dormir y amamantar son tan inseparables que debería definirse en una palabra sin espacios. Un grupo de expertos fue consultado para encontrar una traducción adecuada.

2. La forma significativa en la cual la lactancia materna y el intercambio de estímulos sensoriales nocturnos cambian todos los aspectos del sueño materno-infantil en comparación con los modelos tradicionales de dormir en solitario o de alimentar a los bebés con biberón.

3. Que, debido a que los comportamientos y características fisiológicas que exhiben las madres y los bebés que amamaduermen son únicos, implica que el amamadormir debe tener su categoría propia para evaluar sus posibles beneficios y sus posibles riesgos.

Después de varias décadas de estudios sobre el compartir cama y la salud infantil, es evidente que no es posible describir el sueño biológicamente normal de los bebés humanos fuera del contexto del amamadormir. Los intercambios sensoriales continuos (del tacto, sonido, olor y sabor) entre la madre y el bebé durante la lactancia materna — y el estímulo sensorial de la leche materna en sí — cambian significativamente tanto la arquitectura del sueño de la madre y el bebé como el metabolismo, la eficiencia del sistema inmune y el microbioma (bacterias útiles) del bebé. Trabajos de investigación recientes también sugieren cambios positivos en las conexiones neurales en crecimiento y expansión del bebé y en su arquitectura cerebral en general.[4, 5] Todo esto será discutido más adelante.

En un sentido más inmediato, el amamadormir está asociado con un aumento en los períodos breves de vigilia y en el consumo de leche materna, efectos que mejoran la protección contra las muertes relacionadas con el sueño y que en conjunto, son buenos para los bebés y menos problemáticos para las madres.

# Parte 1

## El colecho es normal

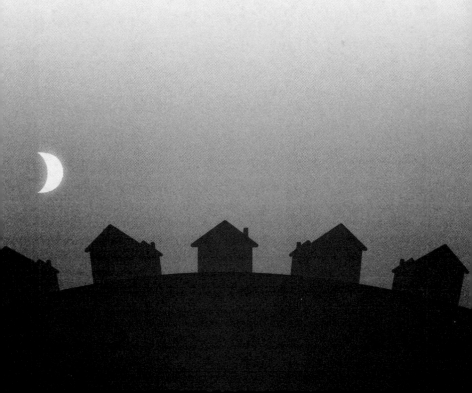

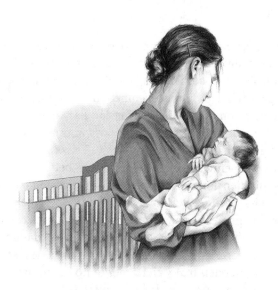

## CAPÍTULO 1

# Por qué me importa tanto este tema

*"No hay tal cosa como un bebé solo, hay un bebé y alguien más".*

—DONALD W. WINNICOTT[6]

A muchos de mis amigos les parece gracioso que pase la mayor parte de mis horas despierto estudiando qué hace la gente cuando duerme. Lo cierto es que sí: lo que las personas hacen cuando están dormidas me fascina — y no la gente en general, sino las familias en particular. En en Centro Médico de Irvine de la Universidad de California, y como director del Laboratorio del Sueño Conductual materno-infantil de la Universidad de Notre Dame, mis estudiantes y yo hemos tenido el privilegio de recolectar información sobre el sueño infantil usando grabaciones de video con luz infrarroja y a través del monitoreo fisiológico de las madres y los bebés que duermen juntos y separados.

No realizamos nuestra investigación solo para reunir conocimiento, sino para ayudar a las madres y bebés a dormir mejor, prosperar física y emocionalmente, y permanecer tan seguros como sea posible, independientemente del lugar en donde escojan dormir.

En el momento de convertirse en padres, las mamás y los papás primerizos se ven inundados por consejos contradictorios ofrecidos por familiares, amigos con buenas intenciones, profesionales médicos, medios de comunicación, por el gobierno y, por supuesto, por otros padres. La gran mayoría quiere hacer lo mejor por sus hijos, pero este bombardeo de información hace que la sabiduría parental y la capacidad de tomar decisiones informadas propias estén de alguna manera fuera de alcance. Es como si todos supieran exactamente qué es lo mejor para tu bebé... ¡menos tú!

No es mi intención decirte qué debes hacer o cómo debería dormir tu bebé. La autora británica, Christina Hardyment, escribió: "Usar libros para decirles a las madres y a los padres cómo criar a sus hijos posiblemente es tan tonto como enviar dientes falsos por correo y esperar que se ajusten bien".[7] Nunca desearía darte dientes que te queden mal y ciertamente no deseo darte reglas sobre cómo ser una buena madre o un buen padre si esas reglas no se ajustan bien a ti, ya que todas las familias y sus circunstancias son diferentes. Lo que funciona para una familia podría no funcionar para otra. El propósito de este libro es ofrecer la mejor información disponible, para así poder ayudarte a tomar tu propia decisión sobre qué arreglos hacer para dormir que sean los más seguros y beneficiosos para tu familia.

Mi esposa Joanne y yo entramos en el mundo de la crianza cuando nació nuestro hijo Jeffrey en 1978. Como nos sentíamos ansiosos por nuestras nuevas responsabilidades, leímos un libro de crianza tras otro. Ambos somos antropólogos y lo que encontramos en la literatura sobre el cuidado infantil nos dejó atónitos. En lo que respecta a lo que los expertos decían sobre los patrones de alimentación y los lugares y la disposición que se usa para dormir, o toda nuestra investigación y entrenamiento sobre los aspectos universales de la vida humana estaban equivocados o los expertos en pediatría ignoraban o les faltaba información clave sobre lo que los bebés más necesitan: nutrición especializada proveniente de la leche materna y contacto físico continuo, tanto de día como de noche.

No solo no había nada en los libros de cuidado infantil que reflejara lo que nosotros sabíamos sobre nuestra herencia primate y cómo los primates se disponen para dormir, sino que tampoco había nada que reflejara el trabajo de investigación actual sobre la biología humana infantil y el papel que juega el contacto materno en la promoción del crecimiento y bienestar de los bebés. Así aprendimos que las recomendaciones sobre el cuidado infantil no estaban basadas en estudios empíricos de laboratorio, ni en estudios de campo sobre los bebés, ni en ideas transculturales sobre cómo viven los bebés humanos alrededor del mundo.[8]

En lugar de ello, estaban basadas en ideas culturales de hace 70 u 80 años, las cuales eran únicamente occidentales y relativamente novedosas en términos históricos. Las recomendaciones seguían los valores sociales de los propios médicos que, en su mayoría, eran hombres que no solo nunca habían cambiado un pañal, sino que nunca se habían relacionado de forma substancial con sus propios hijos. Estos "expertos en crianza" preferían definir a los bebés en términos de quiénes querían que fueran en el futuro, y decidían lo que era bueno para ellos basado en valores sociales recientes y a veces arbitrarios, como lo son la autonomía y la independencia. Deberían haber pensado en términos de quiénes son en realidad estos bebés: criaturas pequeñas muy dependientes fisiológica, social y psicológicamente de la presencia de un cuidador en un grado y por un período de tiempo sin precedentes en comparación con otros mamíferos —.

Mientras más indagábamos en la historia y en los trabajos de investigación detrás de las recomendaciones sobre el sueño infantil, más descubríamos que el conocimiento predominante sobre el tema no estaba realmente basado en la ciencia.[9] Este descubrimiento cambió mi carrera.

Cuando se observa la prevalencia del colecho en el mundo mamífero y entre las diferentes culturas y épocas de la historia humana, es evidente que el colecho es universal a través de los tiempos y que es practicado por doquier de muchas maneras diferentes.

Por cientos de miles de años y a lo largo de nuestros primeros períodos históricos, las madres lactantes han practicado lo que el Dr. Lee Gettler y yo llamamos *breastsleeping* o amamadormir. Amamadormir es un término y concepto nuevo que hemos creado para el sistema altamente integrado que combina un sueño infantil sano con un comportamiento de lactancia sano.[2, 10]

La práctica del amamadormir consiste en dormir junto a un bebé a quien principalmente alimentas amamantando, acostado al bebé sobre su espalda (lo cual facilita la lactancia). Esta es una práctica tan universal y generalizada que la mayoría de las madres y los padres en el mundo no podrían siquiera imaginarse tener que preguntar en dónde debería dormir el bebé, si está bien dormir con el bebé, en qué posición debería dormir o cómo deberían alimentarlo.

Mi educación antropológica y mi propia intuición me dijeron que algo así de común debía ser beneficioso, pero fue solo por medio de amplios y rigurosos estudios científicos que hemos determinado por qué es así.

Durante la década de los 90 en el Laboratorio de Trastornos del Sueño de la Facultad de Medicina Irvine de la Universidad de California, mis colegas, los doctores Sarah Mosko, Chris Richards, Claiborne Dungy, Sean Drummond y yo realizamos la primera investigación sobre la fisiología y el comportamiento de las madres y bebés que amamaduermen.[11]

En un estudio intensivo de tres años, examinamos la arquitectura del sueño de las madres y sus bebés, la lactancia nocturna y su relación con el hecho de compartir cama, además de las diferencias entre los bebés que practican colecho, específicamente compartiendo cama, y los bebés que duermen solos en habitaciones separadas.

Nuestros dos estudios preliminares y los estudios subsiguientes relacionados usaron métodos científicos y análisis rigurosos; nuestra propuesta de beca obtuvo una puntuación casi perfecta en una de las becas científicas más exclusivas en los Estados Unidos, ofrecida por el Instituto Nacional de Salud Infantil y Desarrollo Humano (NICHD). También recibimos el prestigioso Premio Shannon, otorgado por el NICHD, por las innovaciones y el potencial científico de nuestra propuesta. Los trabajos de investigación fueron aceptados por algunas de las revistas médicas más respetadas en el mundo.

Los estudios sobre el comportamiento nocturno continuaron en el Laboratorio del Sueño Conductual materno-infantil de la Universidad de Notre Dame, en donde hemos demostrado claramente las habilidades especiales de las madres de bajo y alto riesgo para responder a las necesidades de sus bebés mientras amamaduermen. Con el tiempo, otros científicos empezaron a estudiar estos mismos problemas, confirmando la validez de nuestra investigación y agregando muchas ideas nuevas.[12, 13, 14, 15, 16, 17]

Observando el sueño tranquilo de un bebé, podría parecer que no suceden muchas cosas mientras duerme; el cuerpo del bebé simplemente necesita descanso varias veces al día. Y sí, el tiempo de descanso funciona para ayudar a recuperar energía, pero hay muchas otras cosas que ocurren. Durante el sueño se llevan a cabo todo tipo de procesos físicos y neurológicos, incluyendo el desarrollo de interconexiones entre células nuevas. Mientras los bebés duermen, el cerebro está intentando resolver cuántas y qué células cerebrales se conservan y a qué parte del cerebro deberán ir. Esto afecta la formación de la memoria, así como los aspectos intelectuales, emocionales y psicológicos del desarrollo.

Durante los primeros tres a cuatro meses de vida, la corteza prefrontal es invadida por neuronas jóvenes que toman forma y encuentran su lugar según lo que el bebé experimente a diario.[18] Los cerebros jóvenes de los bebés humanos necesitan "podar neuronas" para reducir la demanda de nutrientes de las células que parecieran no ser usadas muy a menudo y para que así los nutrientes vitales puedan ser llevados a las células más activas. Las interacciones que tu bebé tiene contigo, incluso en esta etapa temprana, son tan importantes para el desarrollo como lo es ir a la escuela. Los bebés aprenden y sus cerebros toman forma en cada paso del camino, incluso cuando duermen.

Sin la estimulación que proviene del contacto y las interacciones sociales — incluyendo los intercambios sensoriales nocturnos — las células cerebrales neonatales podrían perderse para siempre. Esto ha llevado a que algunos psicólogos del desarrollo sugirieran que los bebés se ven más amenazados por lo que no reciben en términos de excitación neurológica que por lo que sí reciben, ya que las células cerebrales que han sido "podadas" no pueden ser recuperadas en el futuro. Minimizar el contacto con el cuerpo de la madre podría hacer que el andamiaje neurológico del bebé sea menos estable y efectivo, debilitando las estructuras que sirven de base para el desarrollo de sus habilidades — que se encuentran en rápido crecimiento — para comunicarse, para sentir emociones y la capacidad de regular y de responder efectivamente a sus propias necesidades.[19]

Desafortunadamente, en vista de toda esta nueva información, las madres y los padres que duermen con sus bebés a menudo son considerados demasiado dependientes o deficientes, y algunas veces hasta irresponsables por las autoridades médicas. Cuando se habla de bebés que no duermen o que no pueden dormir solos toda la noche, raramente escuchamos: "¡Qué buen bebé!", incluso si eso es exactamente lo mejor para los bebés humanos en términos biológicos.

Pero la buena nueva es que, desde el 2016, la Academia Americana de Pediatría (AAP) recomienda que los bebés nunca duerman en habitaciones separadas de las de sus cuidadores. La mala noticia es que desaconsejan dormir en la misma cama. Esa es la razón de la controversia.

Escribí mi primer libro sobre el colecho en el año 2007 y ahora quiero ofrecer una versión actualizada con un poco más de ciencia que la respalde. Quiero compartir contigo lo que hemos aprendido sobre las diferentes formas de colecho y lactancia materna durante los últimos años y por qué la combinación de ambas prácticas no ha desaparecido a pesar de tantas recomendaciones en contra de compartir cama. Quiero que las familias entiendan lo que sucede durante el colecho, incluyendo la comunicación crucial entre los bebés y las madres (y otros cuidadores) por medio del tacto, el aroma, el sonido y el gusto. Esta comunicación sensorial inconsciente es parte de la forma en la cual nuestra especie ha evolucionado para maximizar la salud y la supervivencia. De igual manera, es una parte intrínseca de la forma en que las madres y los padres se comunican y experimentan el amor por sus hijos y entre ellos. Un bebé que está durmiendo solo, lejos de la supervisión de un cuidador, se ve privado de esta comunicación vital y, como lo prueban estudios científicos, está en riesgo en muchos niveles diferentes.

El colecho no es solo normal, común e instintivo, sino que también puede ser lo mejor para una familia, cuando es adoptado para proteger y cuidar a los bebés, cuando la seguridad recibe la prioridad y cuando el tipo correcto de colecho es escogido por y para cada familia invididual.

> En lo que respecta a las distintas formas y disposiciones para dormir, lo que funciona para unos, no necesariamente funciona para otros.

Habiendo dicho eso, uno no puede ser ingenuo sobre las diferentes formas en las que viven las personas. Las familias toman decisiones diferentes y las cosas no siempre salen según lo planeado. Las buenas intenciones pueden ser superadas por la fatiga y por las circunstancias cambiantes. Si bien el entorno ideal para el colecho es una madre que amamanta exclusivamente y que duerme sobre una superficie plana, donde ha sido maximizada la seguridad (hablaremos sobre esto después), esta situación ideal no siempre se ajusta a la realidad.

No hay ninguna garantía de que las cosas que hacemos con los bebés serán hechas necesariamente de forma segura. El colecho, en su versión de compartir cama, no es diferente. Es cierto que se puede compartir cama de formas que son peligrosas. Compartir cama normalmente es una práctica más compleja y menos estable que dormir en una cuna, la cual también tiene ventajas y desventajas para los bebés.

Quiero enseñarles a las familias a evitar los riesgos conocidos en las diferentes formas o disposiciones para dormir. Es muy importante conocer en dónde yacen los peligros y lo que puede ser modificado o no. En lo que respecta a las distintas formas y disposiciones para dormir, no hay una sola opción que funcione para todos, y en los hogares en donde hay factores de riesgo que harían que compartir cama fuera peligroso, les aconsejo prácticas de sueño alternativas.

Ningún entorno para dormir está completamente libre de riesgos, pero el hecho de que no sea posible crear un entorno para compartir cama que sea 100% seguro no es argumento para hacer una recomendación generalizada en contra de todas las formas de colecho, como tampoco lo sería para hacer una recomendación generalizada en contra de todas las formas de dormir en cuna — ya que dormir en cuna también implica riesgos, lo cual es evidenciado por la epidemia continua del Síndrome de la Muerte Súbita del Lactante (SMSL).

Usando un ejemplo diferente, piensa que miles de personas mueren cada año por atragantamiento, incluso si comer es normal, común e instintivo. Para poder minimizar ese riesgo, a los adultos no se les aconseja que dejen de comer (lo cual sería tonto), sino que se les enseña la maniobra de Heimlich, preparación especializada de comidas y técnicas para dar de comer a niños pequeños. De forma similar, nos esforzamos mucho por aprender a usar y colocar a los bebés en asientos para bebés, pero aun así muchos bebés mueren cada año en accidentes automovilísticos debido a que algunos padres ignoran las formas de minimizar los riesgos al viajar en automóvil. Sin embargo, no sería práctico ni razonable prohibir que los niños viajen en automóvil.

Este libro pretende ofrecer una perspectiva equilibrada, completa y holística sobre el colecho y el acto de compartir cama. Pretende ofrecer información sobre la seguridad y dar tranquilidad a las familias que están considerando o han decidido dormir con sus bebés. Es importante disfrutar cada minuto que tengas con tu bebé, ya sea que estén despiertos o dormidos. Si bien podría no parecer así al principio, el tiempo que tenemos con ellos es bastante corto.

Espero que este libro te permita sentirte cómodo o cómoda sosteniendo, llevando en brazos y respondiendo a tu bebé y que te ayude a sentirte bien por las elecciones que tomas para su cuidado. Sé que no soy el único que quiere ayudarte a ti y a tu familia a prosperar y disfrutar las experiencias que pueden ser atesoradas por siempre.

Mi intención no es convencer a todos de que compartan cama con sus hijos. El punto simplemente es que la única respuesta verdadera a la pregunta de si una familia en particular debería compartir cama con sus bebés siempre es: *depende*. Si bien es seguro y apropiado recomendar que ningún bebé duerma solo en una habitación separada a la del adulto que lo cuida, ese es solo el inicio. Más allá de eso, hay muchos factores por considerar antes de escoger cómo y dónde dormir. Espero que este libro te dé el conocimiento específico que necesitas para tomar una decisión informada, así como la confianza para evaluar tus condiciones y circunstancias para poder escoger lo que sientes que es correcto y seguro para ti y para tu familia.

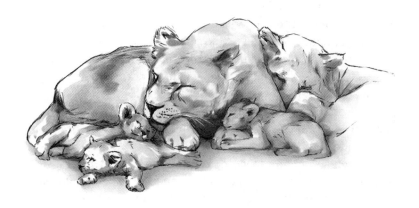

## CAPÍTULO 2
# ¿Qué es el colecho?

## Colecho vs. amamadormir

Muchas personas no entienden completamente el término "colecho". Sin embargo, lo usan porque tienen una idea de lo que significa. Imagínate a una leona durmiendo amontonada con sus cachorros, con las garras sobre las espaldas, las cabezas sobre los vientres y muchas partes de sus cuerpos subiendo y bajando con cada respiración rítmica. Todos entrelazados en un grupo tranquilo lleno de calor y contacto. Eso es el colecho, o es al menos una versión.

El colecho se refiere a las muchas formas diferentes en las que los bebés o los niños duermen en contacto físico y emocional cercano con sus familias, normalmente no más lejos que un estirar de brazo. Ya sea que lo hagan por protección, calor, facilidad para amamantar o comodidad, los humanos y otros mamíferos han dormido habitualmente uno al lado del otro por muchas generaciones. De una forma u otra, el colecho continúa siendo universal para nuestra especie, siendo anterior a la historia misma.

Este libro se trata tanto del colecho, en la forma que es practicado en las culturas occidentales y alrededor del mundo, como de una forma específica de colecho a la que he llamado *breastsleeping* o amamadormir.

El colecho en general no es necesariamente caracterizado de la misma forma en todas las situaciones. Por ejemplo, como el exentrenador de fútbol americano de la Universidad del Estado de Florida, Bobby Bowden, le dijo una vez al *South Bend Tribune*: "Yo dormí en la misma cama que mi abuelito... y luego en la misma cama que mis cuatro primos. Nunca dormí solo hasta que me casé". Y mi amigo y colega, el Dr. Robert Hahn en los Centros para el Control y Prevención de Enfermedades (CDC) me definió el colecho así: "El colecho es cuando mis dos hermosas hijas están durmiendo al mismo tiempo".[20]

Si bien las circunstancias de cada familia son diferentes, se podría decir que practican el colecho cuando se acurrucan, abrazan y duermen juntos lo suficientemente cerca como para detectar y responder al otro — ya sea que estén sobre la misma superficie o no. Por supuesto, eso no te da ninguna información sobre qué formas de colecho son seguras o no, lo cual discutiremos más tarde.

Pero el amamadormir está definido claramente. Tal vez la forma más segura de colecho, el amamadormir, consta de una madre que amamanta y su bebé, compartiendo una cama mientras duermen para hacer que la lactancia materna sea más fácil. Como descubrirás en este libro, el amamadormir es una de las formas más beneficiosas de colecho para la madre y su bebé. Si es practicado de forma segura (ver el Capítulo 8), el amamadormir puede proteger contra el SMSL, ayudar a toda la familia a dormir un poco más y hacer contribuciones importantes al desarrollo del bebé durante el primer año de vida.

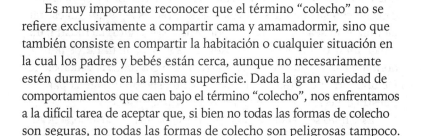

No es posible describir el sueño biológicamente normal de los bebés humanos fuera del contexto de amamadormir.

Es muy importante reconocer que el término "colecho" no se refiere exclusivamente a compartir cama y amamadormir, sino que también consiste en compartir la habitación o cualquier situación en la cual los padres y bebés están cerca, aunque no necesariamente estén durmiendo en la misma superficie. Dada la gran variedad de comportamientos que caen bajo el término "colecho", nos enfrentamos a la difícil tarea de aceptar que, si bien no todas las formas de colecho son seguras, no todas las formas de colecho son peligrosas tampoco. Por ejemplo, algunas autoridades sanitarias declaran erróneamente que el colecho es peligroso, cuando lo que en verdad quieren decir es que practicar el colecho en sofás es peligroso (lo cual siempre es cierto) o que compartir cama es peligroso (lo cual podría ser cierto o no, dependiendo de cómo se practique).

Hablar sobre el colecho sin especificar su tipo es crear más controversia y confusión de las que son necesarias. Si bien aún hay diferentes opiniones sobre cómo leer los hallazgos científicos relacionados con la práctica de compartir cama, en general hay mucho más acuerdo sobre algunas de estas cuestiones de lo que parece, ya que muchos desacuerdos se deben a usos inconsistentes de la terminología.

No hay una forma correcta de colecho, ni el colecho ocurre en una única configuración correcta. Pero algo es seguro — independientemente de si duermen en la misma superficie o no, o en la misma habitación o no, recuerda que nadie conoce a tu bebé mejor que tú y nadie puede anticipar y responder a las necesidades inmediatas de tu bebé tan bien como tú. Me gusta señalar que las formas de colecho probablemente son tan diversas como las culturas que las practican.

Independientemente de tu país de origen, tus ingresos, tu educación o estado social, mantener al bebé cerca y amamantado durante toda la noche son formas sencillas de satisfacer sus necesidades. Muchas familias han dormido juntas sobre futones planos, alfombras, colchones y hamacas. Algunos se acuestan uno al lado del otro sobre el suelo. Algunos de los estadounidenses que amamaduermen ponen un colchón en el centro de la habitación, lejos de las paredes — si una madre o padre decide compartir cama, probablemente esta es la forma más segura de hacerlo. Otros duermen en la misma habitación con el adulto en una cama y el bebé en un moisés o cuna a unos pies de distancia. Otros duermen en habitaciones individuales y luego se reúnen en medio de la noche (cuando es hora de amamantar o si el bebé se despierta y quiere estar cerca de un adulto).

El colecho puede ser un proceso en constante evolución — los bebés pueden pasarse de una cuna, en donde son puestos al inicio de la noche, a la cama de sus padres, a un moisés y luego ser devueltos a sus cunas. Es posible que tu bebé se duerma en tu cama y se quede allí toda la noche, o que se duerma en tu cama y luego lo pases a la cuna mientras está dormido o que se duerma en otro lado y que luego lo busques para alimentarlo a mitad de la noche — o tal vez tú te quedas dormida en la habitación de tu bebé y duermes allí parte de la noche o toda la noche.

Puedes practicar el colecho de la misma forma todas las noches o puedes variar y cambiar las cosas conforme tu bebé crece y las necesidades de tu familia cambian. Las conversaciones que he tenido con miles de padres a lo largo de los años me han enseñado que no hay un solo ambiente en el cual duermen los bebés, sino que hay varios. Toda esta variabilidad demuestra lo que los padres con recién nacidos descubren rápidamente: los patrones de sueño de sus bebés están sujetos a cambios frecuentes y algunas veces es difícil predecir en dónde dormirá un determinado bebé. Los bebés pueden tener problemas para dormir cuando les empiezan a salir los dientes. Conforme los recién nacidos crecen y se convierten en niños pequeños, su desarrollo cognitivo y emocional afecta sus necesidades nocturnas (ver el Capítulo 10). Cuando los bebés empiezan a dar sentido a sus experiencias diarias (algunas de las cuales les dan miedo), es posible que necesiten más consuelo para poder lidiar con el aumento de la confusión y las pesadillas. Durante los momentos de estrés, estar cerca de tu hijo durante la noche puede ayudar a tranquilizarlo.

Compartir cama con los bebés es natural para la mayoría de las familias en las culturas no industrializadas, pero las familias en las sociedades industrializadas a menudo deben "volver a aprender" métodos específicos para practicar el colecho. En otras palabras, la mayoría de nosotros tenemos poca experiencia con el colecho ya que nuestros padres probablemente no lo practicaron y no nos prepararon para ello.

Es cierto que necesitamos ser conscientes sobre la forma en la que compartimos cama. Si compartimos la cama, debemos pensar en la ropa de cama, los muebles y cómo y dónde duermen los otros niños y mascotas. Para poder proteger y promover el bienestar de tu bebé, debes conocer las estrategias para practicar el colecho de forma segura, especialmente si decides amamadormir. Pero el cómo y dónde escoge tu familia practicar el colecho puede ser adaptado o modificado a lo que tú y tu bebé necesiten para poder dormir de forma tan cómoda y segura como sea posible.

Crear un entorno seguro de colecho para tu bebé podría requerir un esfuerzo considerable, pero estos esfuerzos pueden llevar a enormes recompensas. Es importante considerar el impacto positivo que el tipo de colecho que escojas puede tener en el establecimiento y mantenimiento de un vínculo cercano (especialmente para las madres y los padres que están lejos de su bebé por muchas horas durante el día) y cómo es especialmente beneficioso para sostener la relación de la lactancia materna.

Ahora, y también a lo largo de la historia, el colecho ha jugado un papel muy importante en la promoción de la supervivencia y el bienestar infantil y siempre ha hecho contribuciones de corto y largo plazo a un desarrollo sano.

$$\text{———} \quad ❱ \quad \text{———}$$

## Cómo lo hacen los animales — Qué pasa cuando no pueden hacerlo

*"Para las especies como los primates, la madre es el ambiente".*

—DRA. SARAH BLAFFER HRDY[21]

Por instinto, los mamíferos permanecen cerca de sus crías. Sus bebés no sobrevivirían por mucho tiempo sin el calor, alimento, protección y nutrición psicológica que les ofrecen sus madres. Si bien los mamíferos en general se desarrollan en las diferentes etapas de sus vidas a ritmos notablemente diferentes, todos los mamíferos practican alguna forma de colecho. Pero la forma y el lugar en que lo hacen varía según cómo se ha adaptado la especie a su ambiente y a la función que cumplen en su hábitat, incluyendo lo que hacen allí y cómo comen, evitan la depredación, se adaptan al clima, se aparean, dan a luz y cuidan a sus crías. También son cruciales las adaptaciones ecológicas de la madre, incluyendo su relación con los machos y otros miembros del grupo, y sus propios requisitos nutricionales, de mantenimiento y energía.

Por ejemplo, los primates (incluyendo los seres humanos) normalmente dan a luz a una cría a la vez, dándole a cada uno la oportunidad de dormir solo con la madre o el padre. Los primates dependen del aprendizaje de habilidades en un contexto social, por lo que los partos únicos permiten que cada cría reciba el máximo de atención durante su infancia, la cual es muy larga y vulnerable. Los bebés humanos en particular necesitan una gran cantidad de contacto, apoyo emocional, lactancia materna y transporte por un largo período de tiempo.

Algunas madres animales (como los osos polares y las ballenas migratorias) ayunan mientras los bebés son jóvenes, usando la grasa que han acumulado en su cuerpo para sustentarse a sí mismas y para producir leche materna para sus crías. Otras (como las leonas) comparten la tarea del cuidado de las crías y la caza para que la comunidad se asegure de que ambas tareas se realicen. Un número significativo de madres mamíferas dejan a sus crías escondidas (debajo de arbustos bajos, en la parte de arriba de los árboles o en guaridas, madrigueras o cuevas) mientras ellas buscan los alimentos que necesitan para sustentarse a sí mismas y fabricar leche para sus bebés. Estos mamíferos son conocidos como las "especies nidificadoras".

Los bebés de estas especies nidificadoras no lloran cuando sus madres se van, en parte porque los depredadores podrían escucharlos y encontrarlos, pero principalmente porque la leche materna es tan rica en grasa que, después de lactar, continúan satisfechos durante la ausencia de sus madres. Por ejemplo, los cervatos se esconden en nidos debajo de los arbustos y permanecen solos por períodos de hasta ocho a diez horas. La leche de los venados tiene un contenido del 19% de grasa, lo que permite que sus bebés se sientan llenos

| Cómo la biología de la leche de la madre predice los cuidados maternales | |
|---|---|
| **Especies nidificadoras (alimentar e irse)** | **Especies porteadoras (colecho)** |
| Ungulados (mamíferos con pezuñas) | Seres humanos y otros primates |
| Alta en grasa<br>Alta en proteínas<br>Baja en carbohidratos | Baja en grasa<br>Baja en proteínas<br>Alta en carbohidratos |
| Alta en calorías = períodos largos de tiempo entre comidas | Baja en calorías = períodos cortos de tiempo entre comidas |
| Para evitar a los depredadores, los bebés de nido no defecan ni lloran en ausencia de la madre | Los bebés porteados lloran en ausencia de la madre y defecan espontáneamente |

*Fig. 1.1 Algunas especies están diseñadas para que sus madres las dejen en su nido o guarida por muchas horas continuas. Otras, como los seres humanos, necesitan ser porteadas y estar en contacto continuo con sus madres. La frecuencia de alimentación se correlaciona con la composición de la leche materna, particularmente la densidad de las calorías dadas por la madre con cada amamantamiento.*

hasta que su madre regresa. Luego, los bebés lactan de nuevo y toda la familia, incluyendo la madre y los hermanos, duermen acurrucados.

A diferencia de estas especies nidificadoras, los mamíferos primates como los monos, simios y humanos, son conocidos por los científicos como las "especies porteadoras". Nuestra leche contiene más agua y azúcar, menos proteínas y aproximadamente 10%-20% menos grasa que la de las especies nidificadoras. La grasa

## Porcentaje del tamaño del cerebro adulto

| Edad | Bebé chimpancé | | Bebé humano | |
|---|---|---|---|---|
| Nacimiento | | 45% | | 25% |
| 3 meses | | 50% | | 35% |
| 6 meses | | 60% | | 45% |
| 9 meses | | 65% | | 50% |
| 1 año | | 70% | | 60% |
| 2 años | | 75% | | 70% |
| 4 años | | 85% | | 80% |
| 8–9 años | | 100% | | 95% |

*Fig. 1.2. Los seres humanos nacen con solo el 25% del tamaño de su cerebro adulto, el cual es menor que el de cualquier otro mamífero, y a los bebés humanos les toma una gran cantidad de tiempo convertirse en adultos.*

es el nutriente de crecimiento y los mamíferos que tienen un bajo contenido de grasa en su leche materna crecen más despacio que los mamíferos que beben leche rica en grasa. La grasa también es lo que nos mantiene llenos, por lo que después de lactar, los mamíferos primates solo están satisfechos por una o dos horas antes de necesitar comer de nuevo para eliminar su hambre. Esta necesidad de lactar a menudo significa que los mamíferos primates, a diferencia de los bebés de las especies nidificadoras, deben estar cerca de sus madres. Por eso, en lugar de ser escondidos de forma segura en algún lugar, los bebés primates son porteados hasta que cumplen al menos 6–12 meses de edad, y por lo general hasta que son mucho mayores. Los bebés primates duermen en los brazos de sus madres o sosteniéndose a sus espaldas para poder integrarse en casi cualquier aspecto de la rutina diaria de la madre.

Este contacto físico constante garantiza que se establezca un vínculo fisiológico y social entre la madre y el bebé, un vínculo que permite que el recién nacido primate, neurológicamente inmaduro, se desarrolle y funcione más eficazmente.

Entonces para nosotros, que somos parte de una especie porteadora, las madres y los padres juegan un papel especialmente significativo en hacer que el crecimiento sea posible. Cuando un mono bebé es separado de su madre, el bebé sufre — la temperatura de su cuerpo disminuye, tiene un ritmo cardíaco irregular, sus niveles de estrés aumentan y, en casos extremos, sufre de depresión clínica tan severa que acaba muriendo.

Los bebés humanos nacen aún más indefensos que cualquier otro primate o que cualquier otra especie animal en el mundo. La mayoría de los mamíferos nace con el 60 al 90% del tamaño de un cerebro adulto. Los humanos, en cambio, nacen con tan solo el 25% del tamaño de su cerebro adulto. El volumen tan diminuto de nuestro cerebro en el momento de nacer explica por qué no podemos aferrarnos al pecho de nuestra madre para transportarnos fácilmente, al igual que los bebés de monos y simios. En comparación con otros mamíferos, los bebés humanos toman más tiempo en crecer y continúan en un estado biológicamente dependiente por un período más largo de tiempo. Básicamente, en comparación con las otras especies de mamíferos, nosotros nacemos de forma prematura.[22]

Por ser los primates menos maduros neurológicamente y por ser alimentados con leche materna que es especialmente baja en grasa, los bebés humanos dependen del cuidado de un adulto.

Los humanos incluso han evolucionado rasgos que impulsan a los adultos a responder a las necesidades de un bebé, incluyendo algunos de nuestros atributos más únicos y entrañables, como una empatía y generosidad incomparables. Estas características que contribuyen a lo que algunos conocen como el "instinto de ayuda" probablemente fueron desarrolladas para poder mantener vivos a nuestros bebés y niños durante estos períodos excepcionalmente largos de dependencia en los que son excepcionalmente vulnerables.[23]

Es imposible darle "demasiado" contacto o afecto a un bebé humano — los seres humanos prosperan con el contacto y, ¡mientras más contacto reciba un bebé, más crece![24] Cuando se ve privado de estas sensaciones, el bebé usa su respuesta primaria de supervivencia — llorar — y produce cortisol, una hormona del estrés, en un intento por llamar la atención de los padres.

El contacto físico compensa el hecho de que los humanos recién nacidos no pueden tiritar para mantenerse calientes y no pueden producir suficientes anticuerpos (los cuales están presentes en la leche de las madres) para protegerse contra las enfermedades. La sensación del contacto por sí mismo estimula la liberación de endorfinas que ayudan a que el intestino inmaduro del bebé absorba las calorías necesarias para el crecimiento. La psicóloga del desarrollo, Dra. Tiffany Field, descubrió que los bebés humanos que

---

*"La aceptación de que somos primates y tenemos muchas características en común con otros primates ya no es un concepto particularmente controvertido… Lo que tal vez es sorprendente es que, hasta hace relativamente poco tiempo, este concepto estaba completamente ausente en la mayoría de los consejos profesionales sobre el cuidado infantil. Este libro contribuye en gran medida a corregir ese desequilibrio histórico y ayuda a explicar cómo debe ser considerada nuestra evolución como especie para entender las necesidades y los efectos ambientales en el cuidado dado a los niños pequeños. Aceptar que el contacto cercano y casi continuo entre el bebé y el cuidador principal es la norma histórica y evolutiva para nuestra especie es un punto de partida muy importante para las familias que están intentando hacer malabares con las necesidades de sus niños pequeños, mientras satisfacen las otras exigencias de sus vidas del siglo XXI.".*

—DR. PETER J. FLEMING

recibieron masajes por 15 minutos al día experimentaron un notable incremento del 47% en el aumento de peso diario, en comparación con los bebés que no recibieron masajes.[25] El contacto es más que tan solo una idea social: es lo que necesita un bebé sano.

El antropólogo Ashley Montagu comparó a los bebés humanos con las pequeñas crías de canguros, las cuales se desarrollan estando completamente protegidas dentro de las bolsas de sus madres. Él dice que los bebés humanos necesitan "exterogestación",[22] lo que significa que completan su gestación después del nacimiento y que alguien debe ayudarlos a hacerlo.

El Dr. Montagu insiste en que, al igual que las crías de los canguros, el sistema nervioso central de los bebés humanos depende de un microambiente que es similar al ambiente materno uterino del cual vinieron, un ambiente lleno de intercambios sensoriales que involucran calor, sonido, movimiento, transporte, sentimientos, tacto, olores y, por supuesto, acceso a nutrientes del pecho de la madre.

Como bebés, los seres humanos no fueron biológicamente diseñados ni preparados para estar separados de sus madres. La separación puede ser equivalente a una sentencia de muerte.

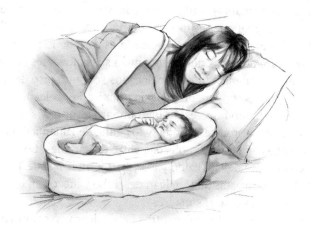

CAPÍTULO 3

# La historia del colecho

## El colecho alrededor del mundo

Para la gran mayoría de las madres y los bebés en el mundo hoy en día, el colecho es una práctica incuestionable. En gran parte del sur de Europa, Asia, África, Centroamérica y Sudamérica, las madres y los bebés duermen juntos de forma rutinaria. En muchas culturas, el colecho es lo normal hasta que los niños son destetados y algunos continúan mucho tiempo después de serlo. Los padres (o abuelos) japoneses a menudo duermen cerca de sus hijos hasta que son adolescentes. Ellos se refieren a esto como un río, basado en el símbolo con el mismo significado: 川. La madre es una orilla, el padre es la otra y el niño, que está durmiendo entre ellos, es el agua. La mayoría de las culturas actuales en el mundo practican formas de colecho y hay muy pocas culturas que consideren aceptable o deseable que los bebés duerman solos.

Por todas las culturas que practican el colecho regularmente, hay un número igual de formas de practicarlo. Cada cultura escoge y aprovecha los materiales o estructuras en el entorno local de los cuales emergen diferentes formas de dormir.

Los bebés aborígenes de Australia practican el colecho con sus padres en la misma superficie, sin ningún mueble y con poca ropa de cama (sobre mantas o alfombras), acurrucados al cuerpo de sus madres — al igual que los gusii en Kenia y los bhil de los Ghats Occidentales en India.[8] Los bebés de Flores en Indonesia y los bebés gund del norte de China duermen junto a sus cuidadores en bancas de bambú, alfombras o futones colocados sobre un piso de tierra, mientras que los semang de Malasia practican el colecho sobre colchones de bambú que están ligeramente levantados del suelo. Los nahaue del noroeste de India y los guna de Panamá duermen con sus bebés en hamacas colgadas entre dos árboles. Los ainu de Japón en el norte de Hokkaido y los yapeses en la isla de Yap ponen a los bebés en canastas que cuelgan del techo y luego son bajados al alcance de la mano de sus madres.

En Micronesia del Pacífico, otros bebés duermen compartiendo la habitación. Esto también ocurre en muchas culturas occidentales, cuando los bebés están al alcance de los sentidos de sus padres (pueden ser vistos u oídos), pero duermen sobre superficies diferentes, como en un moisés o cuna.[26] Otra opción y una gran zona intermedia entre el compartir habitación y compartir cama es usar un dispositivo de colecho. Estos son extensiones parecidas a cunas que pueden sujetarse a la cama de los padres y que están abiertas en un lado para permitir que puedas meter y sacar al bebé para amamantarlo fácilmente.[27]

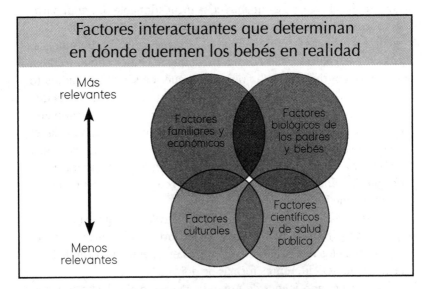

Factores interactuantes que determinan en dónde duermen los bebés en realidad

Más relevantes

Factores familiares y económicos

Factores biológicos de los padres y bebés

Factores culturales

Factores científicos y de salud pública

Menos relevantes

*Fig. 1.3 Hay cuatro factores principales que determinan en dónde duerme un bebé. La importancia de estos factores varía según el país, las culturas y las familias individuales.*

La mayoría de las culturas que practican cualquier forma de colecho de forma rutinaria tienen tasas bajas de Síndrome de la Muerte Súbita del Lactante (SMSL). Los casos de SMSL están entre los más bajos a nivel mundial en Hong Kong, en donde el colecho es extremadamente común.

El colecho también es más común en los Estados Unidos de lo que creen la gente. El hogar estadounidense típico tiene una habitación para el bebé y los padres reportan que el bebé duerme en una cuna. Aun así, cuando los investigadores hacen preguntas específicas sobre quién duerme en dónde, resulta que la mayoría de las madres duermen con sus hijos pequeños al menos durante una parte de la mayoría de las noches. Los padres dicen que tienen bebés que duermen solos ya que siguen las normas de la sociedad que dicen que el bebé debe dormir en su habitación y que la pareja debe dormir en la habitación principal, pero esa no es una representación exacta de lo que realmente está sucediendo en los hogares estadounidenses.

El Centro para el Control de Enfermedades (CDC) de Atlanta recopila datos sobre todos los tipos de factores de stress prenatales y de bebés sanos. Gracias a ello sabemos que el colecho no es del todo inusual dentro de las familias estadounidenses. Aproximadamente el 68% de los bebés practicaron el colecho al menos "algunas veces". Otros análisis nos demuestran que aproximadamente el 26% lo practicaron "siempre" o "casi siempre". Al combinar estos números con los de los bebés que lo practican "algunas veces", resulta que el 44% de los bebés estadounidenses de dos a nueve meses de edad están practicando el colecho en una habitación con adultos en algún momento.[28] Parecería que la práctica de compartir cama no necesariamente varía mucho dependiendo de la cultura, sino que lo que cambia es su aceptación social.

## Historia del sueño de los bebés en las sociedades occidentales industrializadas

Instintivamente, dormir junto con su bebé debería ser la forma más natural de dormir para los padres. Es solo en la historia reciente que las madres en el mundo occidental industrializado, que es

## Factores históricos y culturales que producen creencias modernas sobre el sueño de los bebés

### Bebés durmiendo solos

**Síndrome del "buen bebé"**

Conectada a factores previos, la creencia distorsionada de que el carácter moral de un bebé está vinculado con su comportamiento al dormir hizo que se considerara que un bebé era "bueno" si dormía solo durante toda la noche.

**La tecnología manda**

La confianza en la superioridad de la nueva tecnología llevó a los padres a subestimar el poder protector de la interacción y el contacto humano.

**Crianza científica**

El aumento del conocimiento autoritativo y de los "expertos" en crianza redujeron la confianza que los padres tenían para responder a sus propios instintos o en el conocimiento de lo que su bebé necesita.

**Alimentación con fórmula y biberón**

El uso de alimentación con biberón y sustitutos de leche materna hicieron que fuera posible que los bebés tuvieran períodos más largos de sueño y separación.

**Relaciones idealizadas**

La importancia del amor romántico entre adultos emergió a expensas de la prioridad de las relaciones con los hijos.

**El crecimiento del individualismo**

Los valores occidentales empezaron a favorecer la separación, autonomía y autosuficiencia.

**Pecadores de nacimiento**

El concepto del pecado original hizo que las personas creyeran que los bebés necesitaban limpieza y disciplina.

**Aplastamiento intencional**

La iglesia católica condenó a los padres que dormían con sus bebés debido a que algunas mujeres desamparadas confesaron que aplastaban a sus bebés a propósito.

*Fig. 1.4 La práctica de los bebés que duermen solos en una cuna está basada en varias capas de historia, ideología, cultura y normas sociales en el Occidente.*

relativamente pequeño, se han podido dar el dudoso lujo de hacerse dos preguntas básicas: "¿Cómo alimentaré a mi bebé?" y "¿En dónde dormirá mi bebé?".

Ningún bebé humano moderno o ancestral fue separado de su cuidador, ni por la noche, ni en ningún otro momento. ¡Qué extraña es la idea de que una madre deba dejar a su hijo solo e indefenso toda la noche, durmiendo en un espacio completamente separado! Pero, aun así, a la gente se le ha enseñado que debe tenerle miedo al colecho. Le han advertido que compartir cama causará que los padres aplasten a sus bebés indefensos sin darse cuenta, haciendo que las mamás y los papás se vuelvan más y más paranoicos. ¿Cómo es que llegamos a esta conclusión tan antinatural?

Hay muchos motivos. El temor occidental de compartir cama puede ser rastreado hasta hace 500 años, en algunas de las principales ciudades europeas como París, Bruselas, Múnich y Londres. Los historiadores han documentado que los bebés y a los padres que dormían en la misma cama fueron condenados por los sacerdotes católicos en estas ciudades, después de que algunas mujeres pobres confesaran haber aplastado intencionalmente a sus bebés en la cama en un intento por controlar el tamaño de su familia.[29, 30] Si bien este es un factor histórico interesante que debemos considerar, también hay muchos factores culturales relevantes que están más directamente relacionados con nuestra condición actual.

En primer lugar, vino el desarrollo y producción de leche humana artificial o de fórmula infantiles para bebés, y el énfasis que la sociedad pone en los supuestos beneficios de la alimentación con biberón. La alimentación con biberón permitía que las madres pasaran más tiempo alejadas de sus bebés. Con la creciente afluencia de la clase media y el aumento en el valor dado al individualismo, las habitaciones separadas para los padres y los niños se volvieron más comunes y se pusieron de moda. Los familiares, expertos en cuidado infantil y pediatras resaltaron la importancia de que el niño durmiera solo y que la madre y el padre disfrutaran su intimidad.

A mediados del siglo XX, se volvió muy común, por primera vez en la historia humana, que los bebés fueran alimentados con biberón y luego puestos a dormir sobre sus estómagos (para promover el sueño ininterrumpido) en una habitación que estuviera lejos del alcance de los sentidos y de la supervisión de sus padres. Pero eso no fue muy bueno para los bebés. Este desarrollo dio lugar a la epidemia del Síndrome de la Muerte Súbita del Lactante (SMSL).

La cultura cambió, pero las necesidades de los bebés humanos de alimentarse con leche materna y tener contacto con el cuerpo de su madre no lo hicieron.

Antes hablé sobre los valores sociales de la autonomía y la independencia, pero nuestro deseo de criar a niños independientes nos ha llevado a tener la falsa creencia de que ellos deben serlo desde el inicio de sus vidas. Los padres se preocupan cuando a sus bebés no les gusta dormir solos o cuando quieren atención. Esto ignora el hecho de que, biológicamente, los bebés buscan contacto y dependen — como debería ser — de sus padres y cuidadores. Aun así, en el intento por criar niños autosuficientes, muchos padres han decidido que lo mejor es que el bebé duerma solo, permitiendo que sus creencias ideológicas guíen sus técnicas de crianza, en lugar de basarlas en investigaciones científicas o incluso en sus instintos.

El instinto parental también ha sido desautorizado por el conocimiento médico autoritativo occidental. Con el crecimiento de la ciencia y la tecnología, las personas empezaron a confiar más en las "autoridades" y en los "funcionarios" que en sus propios instintos. Sin embargo, las recomendaciones actuales para el sueño infantil provienen principalmente de hombres blancos, muchos de los cuales nunca cuidaron a sus propios bebés y basaron sus conclusiones no en investigaciones científicas empíricas, sino en sus propias creencias ideológicas. Y todos acataron sus consejos.

Los pediatras y expertos en cuidado infantil afirmaron erróneamente que el sueño en solitario promueve la habilidad de autoconsuelo de un bebé y los ayuda a que se conviertan en niños independientes y en adultos más satisfechos. Quienes se oponen al colecho dicen falsamente que los "problemas" son inevitables y que los niños solo podrían obtener habilidades sociales e independencia a través de la minimización de las intervenciones y del contacto con los padres, y por el sueño en solitario. Nada podría estar más alejado de la verdad científica.

Lo que hemos aprendido en las últimas décadas es que, si se puede asociar alguna diferencia del desarrollo con la forma de dormir, lo opuesto a las creencias comunes es la verdad: los niños que practican el colecho son quienes parecen ser más independientes, no los niños que duermen solos.[31]

Desafortunadamente, el legado cultural del sueño independiente continúa estando verdaderamente arraigado en las sociedades occidentales, perpetuado por los "expertos" en sueño infantil cuyo entrenamiento tuvo lugar en un momento en que la mayoría de las madres alimentaban a sus bebés con fórmula o sustitutos de leche materna. Pero el mundo se ha alejado de la alimentación con fórmula. Ahora que las madres que amamantan son la mayoría, se ha vuelto menos práctico que los bebés duerman en habitaciones separadas ya que la lactancia materna requiere intervalos cortos entre comidas.

Este contexto histórico y cultural hace que sea más fácil de entender por qué se asumió que la separación temprana de los bebés y sus padres durante la noche era necesaria para producir futuros adultos felices, confiados, emocionalmente sanos e independientes, y al mismo tiempo permitiendo que las madres y los padres estuvieran magníficamente llenos de energía. Sin ningún estudio antropológico o biológico que pusiera en duda estas suposiciones, se promovieron los espacios separados para dormir y la alimentación con biberón controlada.

Y así es como llegamos a la imagen clásica en las sociedades occidentales industrializadas del bebé que duerme: solo, desapegado, tomando leche de un biberón, sin ningún contacto con sus padres.

────────  ❯  ────────

## Colecho: la forma normal y segura en que las madres y los bebés pueden dormir

Durante la mayor parte de la historia humana (y antes de que existieran registros escritos), la cual cubre cientos de miles de años, las madres han combinado de forma efectiva el colecho y la lactancia materna para satisfacer las necesidades sociales, psicológicas y físicas inmediatas de sus bebés. Probablemente ya te estás haciendo a la idea de que los bebés humanos, ya sea que hayan nacido en Indiana o en Papúa Nueva Guinea, son llamativamente vulnerables, se desarrollan lentamente y deben depender del contacto con sus padres, quienes deben cargarlos y alimentarlos para sobrevivir.

En este estado inmaduro, al menos durante los primeros meses de sus vidas, los bebés humanos no son capaces de regular eficientemente su temperatura corporal sin tener a un cuidador cerca, y no pueden producir anticuerpos efectivos, los cuales se encuentran de manera natural en la leche materna, para protegerse contra las bacterias y los virus. Los bebés humanos no pueden controlar su vejiga ni su necesidad de defecar. Tampoco pueden hablar, fabricar herramientas, digerir moléculas grandes o caminar.

Debido a esta inmadurez extrema en el desarrollo humano, los bebés necesitan el olor, el contacto, los sonidos y movimientos de los padres (especialmente los maternos) para poder sentirse seguros y satisfacer sus necesidades. Todos los bebés primates, incluyendo los humanos, esperan biológicamente estar en contacto cercano con sus cuidadores. De hecho, los bebés humanos no están adaptados al ambiente físico externo, sino solamente al que les ofrece el cuerpo de su madre.

El colecho, el cual es tradicionalmente una extensión de nuestra necesidad humana de cercanía infanto-parental, es significativo para nuestra resistencia evolutiva. Estudios antropológicos que examinan las costumbres para dormir de las familias en culturas tropicales y no industrializadas han descubierto que todas estas sociedades tribales de cazadores-recolectores duermen con sus bebés.[32] Los investigadores consideran que estas sociedades son más similares, ecológica y adaptativamente a las culturas prehistóricas, cuyos miembros practicaban el colecho con el fin de asegurar la supervivencia y el bienestar de sus bebés (y de nuestra especie).

Como ya sabemos, el sueño en solitario se hizo posible con el advenimiento de innovaciones modernas en el cuidado infantil, incluyendo específicamente la leche artificial o leche de vaca, el sueño infantil en posición prona (boca abajo), y las cunas y habitaciones para bebés. Sin embargo, de estas tendencias provino otro desarrollo alarmante —un número creciente de bebés dejaron de despertar.

El Síndrome de la Muerte Súbita del Lactante (SMSL), para el cual nosotros como científicos no tenemos una explicación completa, empezó a aumentar. Aún no sabemos cuáles son las causas exactas del SMSL, también conocido como muerte de cuna. Solo sabemos que podría haber muchas que interactúan con una amplia gama de posibles estresores ambientales, de lo cual hablaremos más adelante. El SMSL solo puede ser diagnosticado después de realizar un reporte toxicológico completo y un examen post mortem para descartar todas las otras posibles causas de fallecimiento. Por lo tanto, el SMSL continúa siendo un "diagnóstico por exclusión". Cuando el SMSL fue definido por primera vez como una entidad médica en 1963, la tasa de mortalidad de este síndrome tan trágico estaba entre 2 a 3 bebés por cada 1,000 nacimientos vivos en la mayoría de los países occidentales.

Ahora los investigadores saben que poner a los bebés boca abajo, en la posición prona, es el factor de riesgo más significativo para el SMSL, seguido por el tabaquismo materno (ya sea antes o después del nacimiento del bebé) en un cercano segundo lugar. Los datos nos demuestran que los bebés que son alimentados con fórmula fallecen de SMSL, de anormalidades congénitas o de enfermedades, en mayor número que aquellos que son amamantados. Y también sabemos que los bebés que duermen en sus propias habitaciones tienen a veces el doble de probabilidades de sucumbir al SMSL, según estudios recientes realizados en Gran Bretaña, Nueva Zelanda y una gran variedad de países en Europa Occidental. En muchas culturas asiáticas, en donde el colecho y la lactancia materna son normales (así como las bajas tasas de tabaquismo materno), el SMSL es considerado raro o simplemente inaudito.

> *los bebés que duermen en sus propias habitaciones tienen a veces el doble de probabilidades de sucumbir al SMSL.*

Desafortunadamente, muchas personas con buenas intenciones, tanto profesionales como quienes no lo son, creen que todas las formas de colecho son nocivas y no pueden ser seguras. En mi opinión, condenar todas las formas de colecho — sin distinguir entre los factores seguros y peligrosos, o sin considerar cómo varían los beneficios y los riesgos según el contexto — es confundir las preferencias e ideologías personales con buenas estrategias de políticas públicas y con una ciencia mejor y menos sesgada.

La suposición hecha por algunas autoridades médicas de que una madre no puede responder a las necesidades de su bebé mientras duerme es refutada por la supervivencia de los bebés humanos a lo largo de la historia y la prehistoria. Después de todo, de 45 a 60 millones de años de evolución de los primates — el período de tiempo dentro del cual los bebés primates durmieron solo en los brazos de su madre — son evidencia de que la práctica no es tan mala. A nivel más práctico, ese punto de vista es refutado por nuestros extensos estudios de laboratorio,[33] por los datos transculturales sobre la infancia y la práctica de compartir cama en todo el mundo,[34] y por los datos evolutivos[35] que han vinculado el colecho materno-infantil con la lactancia materna.

Aún más importante, la idea de que todas las formas de compartir cama son intrínsecamente peligrosas es refutada por las mismas madres,[36] quienes actualmente duermen de forma segura con sus bebés, o lo hicieron en el pasado. Perpetuar en el público la idea de que el cuerpo de la madre representa una amenaza inherente para su bebé, independientemente de sus intenciones, motivos y capacidades, no solo es científicamente insostenible, sino que, a la larga, es aún más peligroso que la idea del colecho.

Cada vez me preocupo más y más por la complacencia de nuestra sociedad para pasar por alto los derechos, la sabiduría adquirida y el criterio parental, enfocándose más en una ciencia médica que es cada vez más impersonal e inapropiada, ofreciendo una solución-única-para-todos. Ahora se ha comprobado que muchas recomendaciones de seguridad que solían darse en el pasado son factores de riesgo independientes para el SMSL, las cuales mataron a decenas de miles de bebés en Europa y el Occidente. Más allá de que se hayan equivocado a una gran escala, algo con lo que, trágicamente, ya estamos familiarizados, esta cosmovisión socava los derechos de las madres y los padres a tomar decisiones informadas por sí mismos y a leer evidencias de forma diferente a las autoridades civiles y médicas. Aún peor, los hace dudar de sus propias habilidades para evaluar lo que sus bebés necesitan en verdad, impidiéndoles que hagan a sus bebés felices y que estén seguros y sanos.

# Parte 2

Conversaciones politizadas
sobre el colecho

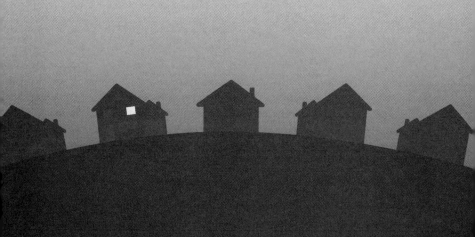

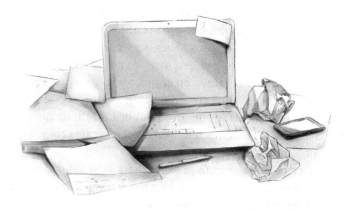

CAPÍTULO 4

# Controversias, confusiones y conclusiones erróneas

La mayoría de los profesionales médicos no ofrecen información sobre el colecho. Muchos individuos y organizaciones se niegan a dar asesoramiento incluso si los padres lo piden. De hecho, los especialistas en lactancia y las enfermeras de muchos hospitales estadounidenses y europeos son amenazados con la posibilidad de perder sus empleos si llegan a mencionar la palabra colecho o a dar algún consejo sobre cómo reducir los riesgos asociados con sus diferentes tipos. Muchas familias se sienten avergonzadas o tienen miedo de preguntarles a sus familias y amigos sobre el tema debido a los mensajes dramáticos muy difundidos por las campañas en contra de compartir cama.[37]

Las instituciones de salud pública, incluyendo la principal autoridad sobre salud y seguridad infantil en Estados Unidos, la Academia Americana de Pediatría (AAP), creen que compartir cama es una práctica peligrosa. Dicen que todas las formas de compartir cama aumentan invariablemente el riesgo del Síndrome de la Muerte Súbita del Lactante (SMSL) y de la sofocación nocturna, y que la única forma de solucionar este problema es promocionando el mensaje anti-colecho. Las consecuencias potencialmente devastadoras hacen que las conversaciones sobre el colecho sean particularmente delicadas. Sin embargo, es necesario tener dichas conversaciones.

A pesar de esto, un número cada vez más grande de familias decide compartir cama con sus bebés, ya sea intencionalmente o por necesidad, pero estos padres a menudo no saben, o saben muy poco, sobre lo que constituye un entorno seguro para compartir cama. Trágicamente, al negarse a discutir u ofrecer pautas de seguridad, las autoridades de salud pública están, de hecho, contribuyendo a las muertes relacionadas con la cama compartida que están intentando prevenir.

Los factores que afectan la exactitud y la veracidad de las investigaciones usadas en este "debate sobre compartir cama" algunas veces son terriblemente complicados y hay mucha información crítica que es pasada por alto. Si bien es muy difícil determinar los verdaderos riesgos y beneficios asociados con compartir cama, si tomamos en cuenta todas las perspectivas y factores, seremos capaces de tomar decisiones informadas sobre el lugar en donde dormirán nuestros bebés y cómo mantenerlos seguros.

———————— ❱ ————————

## ¿Cuál es la verdadera causa del SMSL?

Tengo la impresión de que en la actualidad se están dedicando muchos menos trabajos de investigación a las posibles causas del Síndrome de la Muerte Súbita del Lactante (SMSL) que en las décadas de los 70 y 80. La mayor parte de la atención y financiamiento están siendo invertidos en encontrar formas de prevenirlo. Esto no es necesariamente malo, pero es lamentable que no sea posible que encontremos respuestas definitivas sobre qué factores biológicos predisponen a los bebés a sufrir del SMSL. Algunos investigadores han dado a entender que el SMSL podría ser eliminado del todo si se erradicaran los factores ambientales de riesgo, incluyendo cualquier y todo tipo de forma de compartir cama.[38] Tal vez esto explica por qué se ha hecho tan poco progreso durante los últimos años en el entendimiento de las causas del SMSL. Si en verdad pudiéramos ubicar y eliminar los principales riesgos ambientales que hacen que el SMSL sea más probable, entonces que así sea. El problema es que compartir cama no es realmente un factor de riesgo. En lugar de eliminar la práctica, necesitamos enfocarnos en descubrir los factores específicos verdaderos que pueden hacer que sea peligroso compartir cama.

Con respecto a una "causa" real del SMSL, una de las principales teorías entre los científicos es que la incapacidad de los bebés de despertarse del sueño profundo es uno de los factores contribuyentes más importantes. Los bebés no cuentan con los mismos mecanismos para despertarse que los niños mayores y los adultos. Es posible que un bebé se duerma y no pueda despertarse sin estímulos externos, debido a que su cuerpo aún no ha desarrollado la habilidad de hacerlo. Las tasas de SMSL disminuyen enormemente a los cuatro meses de edad, cuando los bebés empiezan a desarrollar estas habilidades para despertarse, y disminuyen aún más a los seis meses.

Los mecanismos subdesarrollados para despertarse tienen muchas más probabilidades de convertirse en un problema cuando están combinados con un nacimiento prematuro y otros factores de riesgo congénitos — algunos de los cuales han sido identificados y otros que aún no lo han sido. Los investigadores que estudian a víctimas de SMSL han descubierto evidencias de anormalidades en los neurotransmisores del bulbo raquídeo, que son responsables del despertar y de otras respuestas autónomas. Esto probablemente explica por qué algunos bebés fallecen y otros no cuando son puestos en el mismo entorno para dormir, y explica por qué algunos bebés aún sucumben incluso cuando son colocados en un entorno seguro.[39]

> El sueño seguro comienza, en realidad, antes de que nazca el bebé.

Los factores de riesgo externos que son conocidos para el SMSL también pueden exacerbar las dificultades de las capacidades subdesarrolladas para despertar. Estos factores de riesgo incluyen el tabaquismo materno durante el embarazo, el consumo de fórmula infantil o leche de vaca en lugar de leche materna, el tabaquismo de los padres en general, la falta de contacto corporal y estimulación, el dormir boca abajo, el nacimiento prematuro, el calentamiento excesivo y que los bebés duerman en una habitación separada.

El tabaquismo por sí solo no recibe la atención que se merece. Cabe destacar que el sueño seguro comienza en realidad antes de que nazca el bebé, ya que el tabaquismo materno durante el embarazo disminuye aún más la capacidad de un bebé de despertarse para terminar las apneas. El primer paso crítico hacia el sueño infantil seguro es un embarazo sin tabaco, seguido por el inicio de la

# ¿Qué tan útiles son los monitores de apnea para la seguridad durante el sueño y la prevención del SMSL?

Algunos padres usan un monitor de apnea infantil en el hogar en un intento por reducir la probabilidad de SMSL. El monitoreo en el hogar ha cambiado significativamente desde que fue introducido hace más de 40 años. Las máquinas han mejorado y han pasado de ser un simple sistema de alarmas a un equipo sofisticado capaz de monitorear varios signos vitales. Las razones para usar estos monitores también han cambiado. El monitor en el hogar fue utilizado inicialmente con la creencia de que podría reducir la incidencia del Síndrome de la Muerte Súbita del Lactante (SMSL). Sin embargo, la Academia Americana de Pediatría ha tomado la postura de que los monitores no son una forma efectiva de reducir el SMSL.[40] En mi opinión, su utilidad es altamente limitada. Si bien los monitores podrían ser de valor para casos específicos, potencialmente para bebés enfermos, no hay ninguna evidencia de que su uso disminuya la incidencia del SMSL.[41, 42]

Entiendo por qué algunos padres podrían sentirse más seguros al usarlos. Sin embargo, estos monitores pueden crear una falsa sensación de seguridad. Si bien pueden ser usados para ayudar a reducir la probabilidad de que un niño fallezca mientras duerme, no les dan ninguna garantía a los padres. Los monitores no siempre son confiables. Por ejemplo, no pueden detectar situaciones en las cuales los movimientos respiratorios continúan, pero una obstrucción en la tráquea previene que el oxígeno llegue a los pulmones del bebé. Otros movimientos corporales no relacionados con la respiración también podrían prevenir que se encienda la alarma. Las falsas alarmas en monitores especialmente temperamentales también han sido un problema. Una encuesta realizada por la revista Which? descubrió que siete de cada diez madres habían apagado el monitor después de varias falsas alarmas.[43]

Además, los monitores en el hogar pueden afectar negativamente a las madres y a los padres. Se ha demostrado que quienes usan estos dispositivos tienen puntuaciones más altas de estrés, mayores niveles de fatiga y peor salud que los padres de bebés sin monitores.[44] En la mayoría de los casos, el colecho será un sistema más efectivo y cómodo de monitoreo. Teniendo esto en mente, los padres deberían enfocarse en evitar los factores de riesgo y tomar las precauciones de seguridad establecidas para prevenir el SMSL.

lactancia materna después del parto y el mantenimiento de un ambiente libre de humo para tu bebé. Al menos el 60% de los casos de SMSL podrían ser eliminados siguiendo estas tres pautas.

La imposibilidad de despertarse puede hacer que condiciones y posiciones para dormir que normalmente son inofensivas representen un riesgo para la vida, ya que el bebé no puede despertarse para acomodarse ni puede llorar para pedir ayuda. Si estas teorías son correctas, entonces los bebés que amamaduermen deberían tener el riesgo más bajo de SMSL. Si bien es anecdótico, un estudio realizado en internet con más de 200 madres que comparten cama presenta, en detalle, casos en los cuales las madres y los padres tal vez hayan salvado la vida de sus hijos al compartir cama (ver el Apéndice IV).[36] Muchas reportaron que durante la noche se dieron cuenta de que sus bebés no estaban respirando y se estaban poniendo azules o estaban haciendo ruidos inusuales como borboteos o sonidos de asfixia, pero pudieron intervenir rápidamente y ayudar a que el bebé volviera a respirar. Estudios realizados por los Dres. Blair y Fleming también demuestran que amamadormir con un bebé de tres meses podría proteger contra el SMSL en ausencia de factores peligrosos.

Esto no debería ser sorprendente ya que, después de todo, los países con las tasas más altas de compartir cama — como China — también tienen las tasas más bajas de SMSL.[45] Cabe mencionar que la mayoría de estos bebés amamaduermen con madres que no son fumadoras. La asociación positiva entre el compartir cama y la reducción en el SMSL fue confirmada involuntariamente en un estudio internacional en el año 2000.[34] En este estudio, conforme aumentaban los índices de cama compartida, región por región y ciudad por ciudad, las tasas del Síndrome de la Muerte Súbita del Lactante generalmente disminuían. Los investigadores dijeron que este hallazgo era una "paradoja". Los autores principales estaban convencidos de que en los lugares en donde los índices de cama compartida fueran más altos, las tasas de SMSL serían más altas también. Estaban confundidos y sorprendidos al descubrir que lo que sucedía era lo contrario. Curiosamente, su explicación para la "paradoja" es exactamente lo que yo he estado diciendo por años: que altos índices de compartir cama pueden llevar a resultados positivos además de protectores, cuando es practicado de forma segura en el contexto de la lactancia materna.

Entonces, ¿por qué el amamadormir hace que sea más fácil que los bebés se despierten? Hay algunos motivos que describiré con más detalle más adelante (ver el Capítulo 6). Los estudios de laboratorio realizados durante toda la noche demuestran que, cuando las madres y los bebés duermen juntos rutinariamente, hay más inspecciones maternas y más despertares y menos sueño profundo en los bebés.[46] Básicamente, cuando duermen juntos, los pequeños movimientos de los padres y sus vocalizaciones ayudan a que el bebé permanezca en una fase de sueño más ligera y le permiten despertarse más frecuentemente. A estos despertares breves los llamo "despertares inducidos por compañeros de sueño" —cuando una de las personas durmiendo causa que la otra se despierte, como cuando el bebé abre momentáneamente sus ojos después de que la madre tose o estornuda. El olor de la leche de la madre y otros intercambios sensoriales también previenen que los bebés pasen demasiado tiempo en un sueño profundo para el cual no siempre están preparados.

Este efecto positivo del amamadormir también aplica para otras formas de colecho: tres estudios realizados en Escocia, Nueva Zelanda e Inglaterra concluyeron que el riesgo de SMSL disminuye significativamente cuando el bebé comparte la habitación con su cuidador, en contraposición a cuando duerme solo.

La lactancia y el colecho están interconectados conductual, biológica y funcionalmente. Por ello decimos que el amamadormir (es decir, compartir cama en el contexto de la lactancia) en particular no debería ser equiparado con los riesgos asociados a otras formas de compartir cama. Ciertamente, es mucho más seguro que compartir cama con un bebé que es alimentado con biberón o fórmula. Las experiencias sensoriales, la arquitectura del sueño, la vigilancia materna y el despertarse mutuamente, que experimentan las diadas de madres y bebés que están amamantando convergen para reducir potencialmente el SMSL.

El amamadormir posibilita las inspecciones frecuentes y la regulación fisiológica del bebé, como ha sido demostrado por nuestros estudios de laboratorio y por otros.[47] Una madre que amamanta normalmente se despierta si el bebé deja de respirar, se pone en una posición peligrosa, o si las mantas cubren la cabeza del bebé. Todos los estudios confirman que el amamadormir también aumenta la producción de leche y la frecuencia de la lactancia materna, proporcionándoles a los bebés una mayor cantidad de leche materna que contiene la nutrición que necesitan, lo cual se sabe que mejora la protección contra el SMSL.[16, 48] El aumento en la frecuencia de la lactancia materna también significa que la madre y el bebé se despiertan durante la noche para poder amamantar, lo cual también ayuda al bebé a permanecer en una etapa de sueño más ligera y a practicar más el despertarse, promoviendo así el desarrollo de los mecanismos que usa para hacerlo.

Podrías pensar: *¡Pero yo pensaba que quería despertarme con menos frecuencia, no más a menudo!* Pero, de hecho, el concepto de dormir toda la noche no es una expectativa realista. Este es un invento de la cultura occidental que no se fomenta en las culturas no occidentales. La idea de que los bebés necesitan ser "entrenados" para dormir cuando son pequeños por razones relacionadas con el desarrollo es un mito — un modelo social que amenaza la lactancia materna sana y el desarrollo de los cerebros infantiles (ver el Capítulo 10). Durante el primer año de vida, los bebés deberían despertarse varias veces a lo largo de la noche para amamantarse.

Lo que llamamos sueño infantil consolidado podría ser conveniente para los padres, pero no les proporciona ningún beneficio a los bebés. Si bien podría acercarse a ser un modelo de sueño apropiado para los bebés alimentados con fórmula, gracias a las recomendaciones pediátricas actuales, la mayoría de los bebés ahora son amamantados. Esto significa que el concepto de dormir durante toda la noche se ha vuelto obsoleto — y, aún peor, se ha convertido en una barrera para el amamantamiento óptimo. ¡Es hora de sepultar (perdón por la expresión) esta expectativa tan anacrónica!

Pero no tengas miedo, esto no significa nada malo para tu propio horario de sueño. Varios estudios demuestran que las familias que amamaduermen y que comparten habitación realmente duermen igual o más que las familias que practican el sueño en solitario. Tú y tu bebé pueden despertarse más a menudo, pero esos momentos en que están despiertos son más breves y tranquilos que las interrupciones que ocurren cuando el bebé está en otra habitación.

------------ ❯ ------------

## Un mensaje para frenar dos tipos de muerte infantil

Si aprendes algo de este libro, espero que sea que el Síndrome de la Muerte Súbita del Lactante (SMSL) no es causado normalmente, si acaso, por el hecho de que un bebé duerma en la misma cama que su madre, especialmente si es una madre que amamanta, en ausencia de otros factores de riesgo. De la misma forma que un bebé que muere debido al SMSL en una cuna no es víctima de la cuna, no se puede decir que un bebé que muere al compartir cama murió debido a que compartió la cama con un adulto, aun cuando esta es una de las causas típicas más mencionadas.

Durante las décadas de los 70 y los 80, antes de la campaña Back to Sleep® en la década de los 90, las tasas de SMSL (es decir, muerte de cuna) eran dos veces más altas de lo que lo son ahora. Los bebés eran puestos a dormir en cunas, boca abajo, solos en una habitación, separados de la supervisión de sus padres. Si los bebés eran alimentados con algo que no fuera leche materna, esto ya suma tres factores independientes de riesgo de SMSL. Sin embargo, es bien sabido que las cunas no fueron las responsables de las muertes, sino las circunstancias dentro de las cuales se estaban usando.

Aquí es que se presenta un doble estándar.

Desafortunadamente, como consecuencia de un sesgo histórico muy marcado, las muertes relacionadas con la práctica de compartir cama no son tratadas tan objetivamente o con los mismos matices que las muertes en cuna. Cabe mencionar que compartir cama nunca ha sido analizado o estudiado al mismo nivel científico, lo cual afecta la forma en la que las autoridades médicas y civiles evalúan las "causas", los "diagnósticos" y las "soluciones" a las muertes infantiles que ocurren en las camas de los adultos. En nuestra sociedad, compartir cama es considerado, de facto, como un "espacio peligroso para dormir". Sin importar qué factores independientes de riesgo estuvieron o no involucrados en la muerte de un bebé después de compartir cama, se presume que se trata de MSIL (Muerte Súbita e Inesperada del Lactante). Esta denominación general abarca tanto SMSL (Síndrome de Muerte Súbita del Lactante) como casos de asfixia (AEAS, Asfixia y Estrangulación Asociados con el Sueño), pero el término generalmente connota asfixia.

Déjame ilustrarlo de esta manera: si un bebé fallece mientras está durmiendo boca abajo en la cama de un adulto, se establece que la causa de muerte fue haber compartido cama. El diagnóstico debería ser muerte por SMSL, pero en su lugar lo denominan MSIL — "posible asfixia" basado en que el fallecimiento ocurrió en la cama de un adulto. El hecho de que el bebé estuviera durmiendo boca abajo, el cual es un factor de riesgo por sí solo, no es considerado como la causa de fallecimiento del bebé, pero lo hubiera sido si

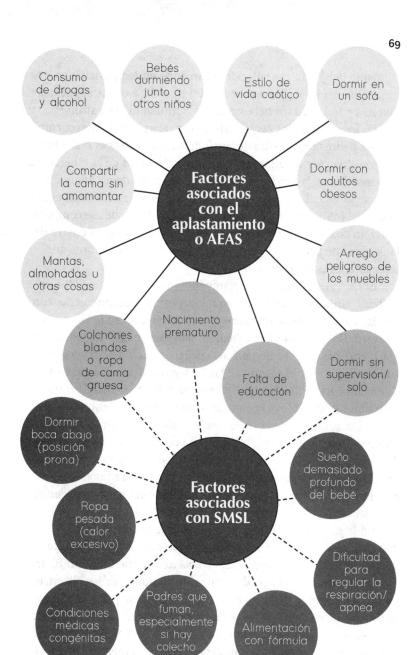

Fig 2.1 Las muertes relacionadas con el colecho tienen factores de riesgo que son en su mayoría diferentes a las muertes por SMSL, y algunos riesgos de SMSL (como el sueño profundo o la incapacidad de terminar las apneas) son reducidos al amamadormir. Sin embargo, las familias que practican el colecho deber ser conscientes de que algunos riesgos del SMSL posiblemente son exacerbados al compartir cama, como el tabaquismo parental o el calentamiento excesivo por usar ropa demasiado abrigada.

el mismo bebé hubiera fallecido durmiendo en esa posición en una cuna. Un estudio reciente reportó que en el 82% de las supuestas muertes por asfixia los bebés estaban durmiendo boca abajo.[49]

En los casos en los cuales existen otros factores de riesgo, como que los padres hayan sido desensibilizados por drogas o alcohol, estos podrían ser igualmente ignorados, y la causa de la muerte, no relacionada con la ubicación del bebé en la cama de un adulto, aún sería atribuida al haber compartido cama. Este sistema exagera el riesgo del MSIL o AEAS en las situaciones en las cuales se comparte cama, lo cual sirve para seguir construyendo el caso en contra de la práctica de compartir cama, ignorando aquellos factores que realmente causan las muertes.

El Dr. Peter S. Blair, un prominente investigador del SMSL en el Reino Unido y un buen amigo mío, conversó recientemente con médicos forenses estadounidenses en una reunión en la Universidad Harvard. Descubrió que los médicos han escuchado una y otra vez que compartir cama es una práctica peligrosa. Los médicos forenses son reacios a usar el término SMSL para referirse a las muertes que ocurren en entornos peligrosos para dormir, entre los que actualmente se incluye compartir cama, independientemente de otras circunstancias relevantes. En las palabras del Dr. Blair, "ellos quieren dar una alerta roja a la práctica de compartir cama, lo cual está bien desde una perspectiva epidemiológica (para monitorear los factores de riesgo asociados), pero no debería jugar ningún papel en la clasificación causal a menos que se cuente con evidencia más detallada".[50]

En lugar del SMSL, un médico forense escribirá en el certificado de defunción algo como: *posible asfixia no determinada dado que el bebé estaba compartiendo cama con un adulto*. El Dr. Blair dice que, cuando esto sucede, el algoritmo usado por los sistemas médicos para categorizar las muertes reconocerá la palabra "asfixia". Esto hace caso omiso de las palabras "no determinada" y clasifica erróneamente la muerte como una asfixia confirmada sin contar con suficiente evidencia, inflando de nuevo el número de muertes atribuidas a la práctica de compartir cama. El Dr. Blair y sus colegas planean resolver este problema de categorización en la próxima versión del algoritmo, pero, mientras tanto, han acordado monitorear el SMSL más de cerca en diferentes países, fusionando varias de las categorías. "Cuando hacemos esto, las tasas en el Reino Unido disminuyen año tras año", dice el Dr. Blair, "pero en los Estados

Unidos, pareciera que la curva se está aplanando".[50]

En demasiadas ocasiones, los médicos forenses y las autoridades sanitarias reportarán que todas las muertes relacionadas con el colecho son "prevenibles", incluso si los padres están practicando el amamadormir de forma segura. Yo creo que esto es cruel e injustificado, especialmente en los casos en donde no hay ningún estudio forense o patológico practicado *post mortem*.

Es completamente posible que un bebé fallezca en la cama de un adulto debido a razones que no están relacionadas con el lugar en donde está durmiendo y que no podrían haber sido prevenidas por los padres. Los padres merecen una investigación completa, detallada y compasiva, no ser acusados injustificadamente de haber matado a su hijo accidentalmente.

> Las autoridades de salud pública les dicen a las madres y a los padres que el colecho en general aumenta el riesgo de SMSL, lo cual no es cierto.

Las autoridades de salud pública también les dicen a las madres y a los padres que el colecho en general aumenta el riesgo de SMSL, lo cual no es cierto. Esta afirmación no es clara. ¿De qué tipo de colecho están hablando y a qué se refieren exactamente cuando dicen eso? Incluso si asumimos que se refieren a que compartir cama es lo que aumenta el riesgo de SMSL, y no el colecho en general, esto tampoco puede ser comprobado.

Aparte del tabaquismo parental o del posible calentamiento excesivo al compartir cama, los peligros físicos asociados con esta práctica no necesariamente están relacionados con el SMSL, sino que son factores de riesgo de la AEAS.

Es importante entender que el SMSL (Síndrome de muerte súbita del lactante) y la AEAS (Sofocación y Estrangulación asociadas con el Sueño) son dos tipos separados de muerte infantil, con diferentes riesgos asociados. Siguiendo las precauciones de seguridad apropiadas, evitando los factores de riesgo de AEAS y amamantando a su bebé, las madres y los padres pueden prácticamente eliminar la posibilidad de asfixia o de aplastamiento cuando comparten cama. Es más, con solo tener a un bebé durmiendo en una habitación con un cuidador adulto comprometido (cualquier tipo de colecho) efectivamente se reduce a la mitad la probabilidad de que el bebé fallezca de SMSL o debido a un accidente.[42]

Sin embargo, el colecho que se realiza compartiendo cama,

incluyendo el amamadormir, definitivamente es más complejo y menos estable que el dormir en cuna. Hay situaciones que podrían hacer que decidir compartir cama sea una mala elección, por introducir factores de riesgo para la AEAS y el SMSL. Estos incluyen un entorno inapropiado para dormir (dormir en un sofá, sillón reclinable, silla o cama de agua), dormir con mantas sueltas o mullidas alrededor del bebé, poner al bebé a dormir sobre una almohada, tener varios niños en la cama, tener peluches en la cama o empujar la cama contra una pared en donde el bebé podría caer en un hueco y sofocarse. Los padres no deberían compartir cama con su bebé si alguno de los dos es fumador, si están bajo la influencia de las drogas o el alcohol o si la madre fumó durante su embarazo. Lee más sobre cómo evitar los factores de riesgo en la Parte 4.

Ninguna forma o disposición para dormir garantiza una protección completa. Aun tomando las precauciones adecuadas, es posible que ocurran asfixias ocasionalmente. Por ejemplo, más de una cuarta parte de las muertes por asfixia en los Estados Unidos ocurren en una cuna.[49] Sin embargo, actuar bajo la suposición de que, si es posible que ocurra una asfixia entonces definitivamente ocurrirá, o que este tipo de tragedia tiene muchas probabilidades de ocurrir, es una forma equivocada de pensar, contra la cual he estado argumentando durante muchos años.

En todo caso, ya sea que involucren cunas o camas de adultos, las prácticas arriesgadas de dormir tienen más probabilidades de ocurrir cuando las madres y los padres no tienen acceso a información de seguridad completa. Este flujo de información está bloqueado porque se considera que los padres no pueden mantener un entorno seguro para compartir cama, por lo que los mensajes de salud pública simplemente advierten: nunca lo hagas. Estas recomendaciones representan inadecuadamente la verdadera función y el significado de esta práctica, la importancia de la lactancia materna y la medida en la cual se pueden modificar las prácticas peligrosas. Desde una perspectiva biológica, el colecho materno-infantil en un entorno seguro puede contribuir significativamente a la salud y al bienestar de las madres y bebés, y muy probablemente ha salvado vidas de bebés al protegerlos contra el SMSL. No te olvides de que es mucho más fácil cuantificar la incidencia de muertes infantiles que contar el número de veces que la presencia de una madre ha prevenido la cascada de eventos fisiológicos que son necesarios para que ocurra el SMSL.

❯

# Complicaciones en la recopilación y análisis estadísticos

La Academia Americana de Pediatría (AAP) publicó investigaciones en los años 2005, 2011 y 2014 que clasifican todas las formas de compartir cama como "peligrosas". Antes de que su primera investigación fuera publicada, el Dr. John Kattwinkel, quien entonces era presidente del Subcomité de Posiciones Infantiles para Dormir y SMSL, me invitó a participar como asesor *ad hoc*.

Presenté un informe técnico compartiendo los datos de mis investigaciones sobre el comportamiento y la fisiología de la práctica de compartir cama, ofreciendo un punto de vista que era indispensable. Sin embargo, la investigación que proporcioné no estuvo reflejada en las recomendaciones publicadas. También se ignoraron los aportes del Subcomité de Lactancia Materna de la AAP, el cual en ese momento estaba dirigido por el Dr. Larry Gartner. El Subcomité de Lactancia Materna, a diferencia del Subcomité del SMSL, respaldó los derechos de las madres lactantes a compartir cama y a buscar la ayuda de profesionales de la salud. Durante este tiempo, trabajé con el grupo de lactancia materna y pensamos erróneamente que se llegaría a algún tipo de compromiso entre los dos comités. No fue así.

Es importante saber que el caso presentado contra la práctica de compartir cama se había basado exclusivamente en estudios epidemiológicos de toda la población, es decir, estudios de base amplia sobre las causas, distribución y posible prevención de las muertes infantiles relacionadas con el sueño. Esencialmente, son evaluaciones estadísticas sobre grados de riesgo asociados a las prácticas de dormir en cuna versus compartir cama. Un puñado de estudios recientes han investigado los riesgos de otros entornos del sueño, pero la cuestión principal sigue siendo cuántos bebés duermen en cunas y sobreviven, en comparación con cuántos bebés duermen en la cama con sus padres (u otros adultos) y sobreviven.

Esta comparación parece relativamente simple. Sin embargo, las estadísticas son únicamente válidas dependiendo de lo cuidadosa que haya sido la elección y la definición de variables, de la exactitud e integridad de los datos recopilados, de los tipos de preguntas que fueron hechas o no, y de la interpretación de los datos por parte de los investigadores. Aquí yace uno de los problemas inherentes a muchas investigaciones científicas, especialmente en estudios realizados sobre este tema. Adicionalmente, los epidemiólogos solo cubren una de las muchas líneas de investigación pertinentes sobre el SMSL. Otras líneas de investigación igualmente relevantes no han sido tomadas en cuenta.

Es aquí donde se han violado los principios de la medicina basada en la evidencia (MBE), la cual es fundamental para formular recomendaciones de salud pública. El proceso propuesto por los arquitectos principales de la MBE requiere que las recomendaciones de salud estén basadas en estudios detallados que sean claros sobre sus limitaciones. El Dr. David Sackett, la primera autoridad en MBE, también advierte específicamente en contra de traducir en recomendaciones generales de salud pública los hallazgos provenientes de grandes estudios epidemiológicos (como los estudios sobre el SMSL que son realizados a nivel nacional) sin comprobar apropiadamente las hipótesis formuladas con sus datos. Esto es fundamental en el campo de la epidemiología en general, ya que nos permite entender cómo y por qué una práctica es un riesgo consistente o no, y cómo los factores ambientales modifican dichos riesgos. Este tema será explorado en más detalle en el Capítulo 5.

Las decisiones estadísticas, las prácticas de investigación y la creación de recomendaciones de salud pública son tratadas con una laxitud impactante en lo que respecta al colecho y al compartir cama. Si bien todos los estudios separan varios "cofactores" como la posición del bebé mientras duerme y el método de alimentación, no todos los estudios definen las variables de la misma manera. A menudo, estos cofactores relevantes clave faltan por completo y los datos deben inferirse de los patrones en otros datos, usando algoritmos estadísticos. Los datos que faltan con más frecuencia resultan ser críticos, e incluyen si las drogas y el alcohol estuvieron involucrados en cada caso. Esta información es esencial cuando se evalúa cómo falleció cualquier bebé que haya compartido la cama con adultos.

Si bien se presta atención a estos cofactores en artículos científicos, las recomendaciones de salud pública no reflejan que la seguridad de compartir cama no puede ser cuantificada de forma simple ni puede ser determinada únicamente por el lugar. Esto es porque son muchos los factores críticos (sociales, físicos y psicológicos) que importan y que marcan la diferencia en nuestra capacidad para entender los resultados de la práctica del compartir cama. Siempre he dicho que nunca deberíamos subestimar factores como cuánto saben las madres y los padres sobre la seguridad de compartir cama y cuánto significa la práctica para ellos.

Especialmente en los primeros estudios epidemiológicos realizados en Irlanda, Escocia, Australia, Nueva Zelanda y la mayor parte de Europa, hubo poca consistencia entre y dentro de los estudios. Todas las variaciones de colecho fueron agrupadas y llamadas de diferentes maneras. La Dra. Helen Ball, experta en sueño infantil en el Reino Unido, dice que, en muchos estudios epidemiológicos, "los datos no fueron comparables entre los estudios o incluso entre los casos y controles en el mismo estudio",[51] haciendo que fuera imposible sacar conclusiones significativas sobre lo que aumenta o no el riesgo de MSIL en una situación en la cual se comparte cama. Por ejemplo, el término "cama de adultos" a menudo incluía sofás peligrosos, sillones, sillas reclinables, camas improvisadas y camas de agua — los cuales se sabe que son entornos de colecho inseguros, pero representan una gran parte de las muertes reportadas relacionadas con la práctica de compartir cama.

Un estudio prominente publicado en la revista *Pediatrics* fue realizado en una población de madres y bebés estadounidenses pobres y en alto riesgo que vivían en Cleveland. Casos que involucraban a mujeres obesas durmiendo en sofás con sus bebés fueron contados en el análisis final como "muertes por compartir cama". Los autores concluyeron que, para pecar de precavidos, se debería evitar compartir cama. El problema es que no se estudiaba la práctica de compartir cama en sí; el estudio se enfocaba en madres que dormían en sofás bajo circunstancias dudosas y muy peligrosas. Los factores de riesgo extra fueron ignorados cuando determinaron por qué el bebé había fallecido en realidad. Otros estudios incluyeron casos en los cuales el bebé había estado durmiendo con uno de sus padres durante algún punto de la noche — incluso durante las últimas dos semanas — ¡pero que en realidad había fallecido en su cuna![52]

El otro gran problema, que raramente se menciona, es cuál es la mejor manera de recopilar datos exactos y veraces sobre cuántos padres están realmente compartiendo cama. Este es un problema especialmente difícil en las sociedades occidentales industrializadas, las cuales han privilegiado históricamente la práctica de que los bebés durmieran en solitario. En el pasado, dormir en solitario ha sido descrito como algo sano y normal, además de algo deseable — incluyendo la consolidación temprana del sueño infantil (dormir durante toda la noche).

Los estudios realizados sobre la práctica de compartir cama subestiman significativamente el número de bebés que lo han practicado y sobrevivieron, en comparación con el número de bebés que compartieron la cama y fallecieron. Este es un conjunto de datos críticos porque los padres que reportan falsamente que no compartieron cama (cuando en realidad sí lo hicieron, y sus bebés sobrevivieron) infla artificialmente la proporción de muertes que ocurren en las camas de los adultos.

Hasta ahora, ningún estudio epidemiológico que yo conozca, ha evaluado previamente cómo los padres interpretaban y respondían a las preguntas sobre el lugar en donde dormía su bebé. A juzgar por otras líneas de investigación realizadas por las Dras. Helen Ball y Kathleen Kendall-Tackett, madres y padres no están revelando, deliberada o inadvertidamente, sus verdaderas prácticas de compartir cama. Muchos padres reportaron[36, 37] que tienen miedo a sufrir represalias o críticas — o, peor aún, tienen miedo de que los separen de sus hijos — si reportan que comparten cama. La Dra. Ball habría omitido el 40% de las familias que compartieron cama en Gran Bretaña si no hubiera grabado el comportamiento en los hogares de

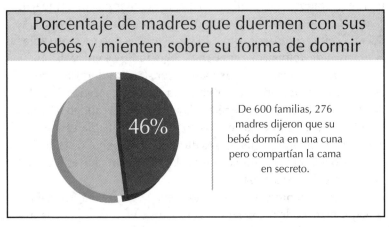

### Porcentaje de madres que duermen con sus bebés y mienten sobre su forma de dormir

46%

De 600 familias, 276 madres dijeron que su bebé dormía en una cuna pero compartían la cama en secreto.

*Fig. 2.2 Una encuesta realizada en Gran Bretaña, encargada por Sarah Ockwell-Smith, del sitio web Gentle Parenting, reveló que el 46% de los padres no les habían dicho a sus proveedores de atención médica que compartían la cama con sus bebés por miedo a ser juzgados.[53]*

los individuos o si no hubiera explorado más profundamente sus respuestas a las preguntas sobre el lugar en donde duerme su bebé.[54]

Este problema es más relevante en los Estados Unidos, en donde la cuestión de compartir cama ha sido presentada solo de forma extremadamente negativa y en donde los padres que lo hacen a menudo son demonizados en los medios de comunicación. El tema es enmarcado en términos de si se debe practicar o no,

## ¿Es malo mentirle al profesional de salud y decirle que no duermo con mi bebé?

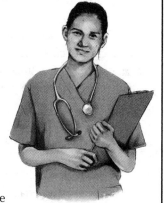

Siempre debemos ser honestos con los profesionales de salud en general, pero es especialmente importante que los padres que comparten cama con su bebé puedan ser sinceros sobre su forma de dormir para que pueda ser registrada de forma más exacta. Al mentir, la ciencia sobre la práctica de compartir camas puede volverse muy sesgada. Con tan pocos ejemplos de familias que practican el colecho de forma segura, se les ha otorgado una licencia a las autoridades de salud pública para asumir la autoridad sobre el asunto. Al no haber indicado que escoges amamadormir y que tu bebé sobrevivió y prosperó, elevas artificialmente las estadísticas a favor de la conclusión de que las cunas son el único lugar seguro para que duerman los bebés.

Si le dices a tu proveedor de atención médica que estás compartiendo cama con tu bebé, probablemente te dirá que estás poniendo en riesgo a tu bebé. Escuchar esto por parte de una persona en quien confías puede ser devastador. Sin embargo, si sigues meticulosamente las prácticas seguras para amamadormir, sabemos que eso no será cierto. Usa la oportunidad para educarlos sobre por qué y cómo estás compartiendo cama con tu bebé, y al menos inicia la conversación.

También, recuerda que, si mientes sobre el hecho de que compartes cama con tu bebé, estás apoyando inconscientemente la idea de que algo está mal con eso. Es posible que debas escuchar un sermón, pero al decirle la verdad a tu proveedor de atención médica puedes legitimar la práctica de amamadormir, tanto para ti como para otros padres que también comparten cama con su bebé.

> Los padres han admitido que es más probable que reporten en dónde les dicen que debe dormir su bebé — en la cuna — en vez del lugar en donde realmente duermen.

sin nada en el medio. Como ya sabemos, la respuesta dada por las autoridades estadounidenses es *simplemente, no lo hagas*. Si bien la mayoría de los bebés duermen en más de un lugar durante la noche, los padres han admitido que es más probable que reporten en dónde les dicen que debe dormir su bebé — en la cuna — en vez del lugar en donde realmente duermen. Cuando se les pregunta, muchos padres que declaran que su bebé duerme en una cuna omiten el hecho de que el bebé solo empieza la noche en su cuna y luego es llevado a la cama de los padres cuando necesita ser alimentado por primera vez o cuando el bebé llora a mitad de la noche.

Debe resaltarse que los números reportados de casos en los que se comparte cama se ven afectados por la ferocidad con la cual las autoridades médicas y civiles han atacado y amenazado a las familias que comparten camas. En algunas comunidades, los profesionales de salud pública han amenazado con declarar a los padres que comparten cama como "padres no aptos". El desprecio demostrado por algunos profesionales de la salud y por quienes están involucrados en el proceso judicial inhibe la predisposición de los padres para admitir que comparten cama, incluso a miembros de su propia familia.

---

## Interpretando las investigaciones sobre los riesgos de compartir cama: una conversación con el epidemiólogo, Dr. Peter Blair

He tenido la fortuna y el privilegio de ser amigo, colega y colaborador del Dr. Peter Blair, a quien conocí a través de su mentor, el Dr. Peter Fleming. Tengo la suerte de poder decir que el Dr. Fleming también es uno de mis colaboradores y un buen amigo mío, además de ser un investigador de clase mundial — fue galardonado por la reina de Gran Bretaña por sus investigaciones de vanguardia sobre el

SMSL. A inicios de los años 90, después de publicar mi monografía sobre el SMSL en 1986, el Dr. Fleming me invitó a su laboratorio en el Hospital St. Michaels en la Universidad de Bristol. Me pidió que presentara mi hipótesis basada en la evolución sobre cómo el sueño en solitario y la alimentación con fórmula contribuyen al SMSL. Fue allí donde conocí al Dr. Blair, quien se ha convertido en uno de los principales investigadores del SMSL y epidemiólogos en el mundo.

Como epidemiólogo, el Dr. Blair tiene experiencia de primera mano en la recopilación y análisis de datos sobre las causas y la distribución de las muertes relacionadas con el sueño. Por eso, él es la mejor persona para ayudarnos a descifrar lo que los estudios epidemiólogos, con todas sus dificultades, nos dicen realmente sobre los riesgos asociados con la práctica de compartir cama. Aquí vamos a explorar sus comentarios y experiencias más importantes. ¡La sección de abajo es lo que el Dr. Blair compartió conmigo y tengo el privilegio de poder usar sus palabras para asegurarme de transmitirlas de forma adecuada!

De acuerdo con el Dr. Blair, antes de las campañas Back to Sleep® de la década de los 90, la evidencia que enlazaba la práctica de compartir cama con el SMSL era muy ambivalente. Después de estas campañas, observamos una caída dramática en los fallecimientos relacionados con el SMSL en general. Sin embargo, parecía que el riesgo de fallecer al compartir cama aumentaba entre las mujeres que fumaron durante o después de sus embarazos. Los estudios también indicaban un aumento significativo en el riesgo cuando las madres o los padres consumían alcohol o drogas antes de compartir cama. Además, había un alto riesgo cuando los padres dormían en sofás o en sillas. Pero, en estos estudios, el riesgo de los casos en los que se compartía cama con no-fumadores que dormían en una cama normal para adultos parecía ser insignificante.[55]

Tanto el Dr. Blair como el Dr. Fleming interpretaron inicialmente estos hallazgos como algo que posiblemente era único entre las poblaciones inglesas e irlandesas hasta que examinaron los datos provenientes de los Estados Unidos. Según lo reportado por el Dr. Blair, la información de 24 estados entre el 2004 y el 2012 mostró que ocurrieron 889 muertes en sofás con un padre durmiendo sobre la misma superficie. Una cuarta parte de estas muertes fue clasificada como SMSL y el resto como "no definida" o como AEAS (técnicamente llamadas ASSB – ver el Glosario para obtener más información).

Es en este punto que el Dr. Blair empezó a preguntarse

si realmente había riesgos del SMSL asociados con el acto de compartir cama en ausencia de factores peligrosos. Para responder esto, el Dr. Blair, el Dr. Fleming y su equipo de investigación junto con investigadores que dirigieron estudios epidemiológicos en otros países, recurrieron a datos de estudios que se enfocaron más específicamente en entornos peligrosos. Esto condujo a dos análisis agrupados diferentes, uno dirigido por el Dr. Bob Carpenter[56] y otro por el Dr. Blair.[57] Los análisis llegaron a conclusiones opuestas.

El Dr. Carpenter encontró un aumento en el riesgo de SMSL asociado con la práctica de compartir cama, incluso en ausencia de cualquier factor peligroso, mientras que los Dres. Blair y Fleming no encontraron ningún riesgo en ausencia de factores peligrosos. Creando aún mayor confusión, el equipo de investigación del Dr. Blair también encontró, por primera vez, un efecto positivo y protector en contra del SMSL cuando se compartía la cama con bebés de tres meses o más.

> Si bien hay un riesgo significativo asociado con la cama compartida y el tabaquismo materno, compartir cama no fue un riesgo significativo de MSIL entre los no fumadores.

Debido a esta discrepancia, los estudios fueron revisados por el Dr. Robert Platt, un estadístico independiente contratado por la AAP. El Dr. Platt presentó sus hallazgos en una conferencia internacional sobre el SMSL en Uruguay en el año 2016, la cual el Dr. Blair ayudó a organizar. El análisis de Platt encontró en los estudios lo que es conocido como "sesgo del observador", una debilidad que afecta todos los estudios de observación. Su conclusión principal fue que estos dos estudios decían básicamente lo mismo. ¿Cómo es eso posible y qué podría explicar estos resultados opuestos?

El Dr. Blair y el Dr. Fleming y muchos otros investigadores tenían serias dudas sobre el análisis de Carpenter. Ellos cuestionaron las conjeturas hechas y la forma en la que datos faltantes de estudios enteros fueron "imputados". Esto significa que estos datos fueron construidos estadísticamente por medio de cálculos o algoritmos complejos. La imputación de datos normalmente se usa para factores recopilados dentro de un estudio, no para estudios enteros que no incluían el factor desde el inicio. La afirmación de que hubo un riesgo significativo de SMSL asociado con la práctica de compartir cama con mujeres no fumadoras lactantes fue determinado usando solamente datos imputados. Ya que los datos imputados son inferidos en lugar de ser recopilados, es muy fácil que estén equivocados.

Para el análisis del Dr. Carpenter, este problema fue exacerbado por el hecho de que hasta el 60% de los datos fueron inferidos. Si bien la imputación de datos puede ser apropiada cuando hace falta información sobre los cofactores, el Dr. Blair hace hincapié en que los límites se llevan al máximo cuando los resultados de los estudios dependen de un número significativo de variables faltantes que deben ser estimadas.

Principalmente, lo que faltó en el análisis fueron preguntas sobre el consumo de alcohol y de drogas, los cuales sabemos que son factores extremadamente importantes que afectan la seguridad al compartir cama. Estos factores en particular están basados en índices que pueden variar según el estudio o la cultura, haciendo que se ponga en duda la validez de los datos imputados— y por tanto la validez del análisis y las conclusiones del Dr. Carpenter —.

En contraste, el análisis del Dr. Blair tenía datos fidedignos de cada uno de los estudios usados, incluyendo datos sobre el consumo de alcohol por parte de las madres y de los padres, y no tuvieron que realizar ningún cálculo de imputación. Pero esta no era la principal preocupación que el Dr. Blair tenía sobre el otro análisis. Al leer el estudio del Dr. Carpenter, el Dr. Blair vio que el equipo de investigación encontró un riesgo ajustado de 5.1, lo que significaría que, compartir cama, incluso sin ningún peligro adicional, representa un riesgo de fallecimiento cinco veces más grande en comparación con dormir en una cuna. Pero ellos matizaron esta estadística alarmante diciendo que estos cocientes ajustados de riesgo comparaban la práctica de compartir cama con una situación en donde "no había ningún otro factor de riesgo presente y el grupo de riesgo base eran bebés de sexo femenino, amamantadas, que dormían boca arriba cerca de la cama de los padres no fumadores, sin ningún otro factor de riesgo".

El Dr. Blair señala que los cálculos del Dr. Carpenter de un riesgo ajustado son hechos contra un "grupo de referencia idealizado en donde CUALQUIER factor de riesgo estaría obviamente inflado". La práctica de compartir cama estaba siendo comparada con un grupo con un riesgo extremadamente bajo en lugar de hacerlo con un grupo que representara lo normal en la población. En otras palabras, el Dr. Carpenter no cuantificó este riesgo usando los grupos de referencia normalmente reconocidos de personas que no comparten cama. El Dr. Blair añadió: "Podríamos hacer esto con nuestros propios datos y no solo para la práctica de compartir cama, pero sería imposible interpretar su significado".[50]

El Dr. Blair sostiene que, al usar un grupo de referencia idealizado, el investigador no puede distinguir entre lo que realmente es un aumento en el riesgo, proveniente de la práctica de compartir cama, y lo que es percibido como un aumento en el riesgo, proveniente de una brecha relativamente más amplia entre el riesgo de compartir cama y un riesgo base excepcionalmente bajo.

En su estudio, el equipo de investigación del Dr. Blair no encontró un riesgo significativo "incluso cuando lo limitamos a los bebés más pequeños y ajustamos otros factores en el modelo". Por lo tanto, el artículo de investigación del Dr. Blair es el único estudio que, a la fecha, ha cuantificado realmente el riesgo de SMSL asociado con la práctica de compartir cama en ausencia de peligros. El riesgo al que llegaron es de alrededor de 1.0, lo cual básicamente significa que compartir cama no es realmente un riesgo, pero tampoco es protector. Sin embargo, el riesgo asociado con la práctica de compartir cama con fumadores fue cuatro veces más grande que cuando era compartida con personas que no son fumadores. Cuando el alcohol o los sofás están involucrados, el riesgo se multiplica 18 veces, una orden de magnitud mayor a cualquier otro factor de riesgo de SMSL.

Otro estudio epidemiológico fue publicado recientemente por el Dr. Ed Mitchell en la *Revista Médica de Nueva Zelanda* (*New Zealand Medical Journal*). El Dr. Blair reflexiona: "Lo leí y, según entiendo, no pareciera que hayan preguntado por el consumo de alcohol (tal vez porque era culturalmente sensible), pero sí encontraron una interactividad significativa entre la práctica de compartir cama y el tabaquismo materno".[50] Esto significa que la combinación de la práctica y el tabaquismo materno causa un aumento en el riesgo de MSIL. También encontraron que, si bien hay un riesgo significativo asociado con la práctica de compartir cama y el tabaquismo materno, el compartir cama no fue un riesgo significativo de MSIL entre los no fumadores, lo cual es consistente con el estudio del Dr. Blair.

Independientemente de los problemas estadísticos asociados con los datos sobre quienes comparten cama, las camas de adultos deben ser seguras y es necesario tomar precauciones para remover los factores de riesgo del SMSL y el AEAS (ver la Parte 4) en los ambientes en donde se comparte cama. Para los bebés de menos de tres meses que no son amamantados, podría haber un aumento (no concluyente) en el riesgo, aunque no es comparable con algunos de los otros riesgos planteados por el tabaquismo y el consumo de alcohol.

Pero ¿y las situaciones en donde las madres y los padres no fuman o beben? ¿Qué pasa con los bebés que son amamantados y que no son prematuros ni están por debajo del peso apropiado?

El riesgo relativo de fallecimiento para los bebés que nacieron a término, que tienen un peso normal y que duermen en una cama configurada de forma segura con una mamá que los amamanta es mucho más pequeño que el de los bebés que duermen en una cuna en otra habitación. Para los bebés que tienen más de tres meses, no hay un aumento detectable en el riesgo de SMSL entre las familias que comparten cama en ausencia de otros peligros.[17, 56]

Esto se puede ver claramente en los datos sobre muertes en camas compartidas que fueron reportadas principalmente entre los pueblos originarios de Alaska. Las políticas de la División de Salud Pública de Alaska difieren de las recomendaciones de la AAP, ya que declararon públicamente que "los bebés pueden compartir de forma segura una cama para dormir si esto ocurre con un cuidador que no fume y que no esté ebrio o drogado, en un colchón estándar para adultos que no sea de agua". Muchas madres en Alaska reportan que comparten la cama frecuentemente bajo estas condiciones seguras.

Los Dres. Margaret Blabey y Bradford D. Gessner examinaron 13 años de muertes infantiles en Alaska que ocurrieron al compartir cama "para evaluar la contribución de los factores de riesgo conocidos". Como fue explicado en su investigación, ellos "examinaron registros demográficos, registros médicos, reportes de autopsias y reportes del personal de emergencias" relacionados con la mayoría de las muertes de bebés entre 1992 y 2004. Aproximadamente el 13% de las muertes (126 bebés) ocurrieron al compartir cama, pero el 99% de ellas tuvieron al menos un factor de riesgo modificable, incluyendo el tabaquismo materno o el consumo de marihuana, dormir con una persona ebria y los bebés durmiendo en posición prona (boca abajo). En otras palabras, "casi todas las muertes relacionadas con las camas compartidas ocurrieron en conjunto con varios factores de riesgo...; esto sugiere que compartir cama por sí solo no aumenta el riesgo de muertes infantiles".[58] Si se eliminaran los factores modificables y, especialmente si la lactancia materna estuviera involucrada, podría predecir que se demostrará que el amamadormir es la forma más segura de compartir cama.

❭

## Muertes por compartir cama, racismo estructural y pobreza

No hay duda de que, en general, los afroamericanos se enfrentan a más estresores en sus vidas diarias que muchos otros grupos raciales. Esto no es solo porque tienen menos control y acceso a recursos financieros, debido a generaciones de desigualdad, sino que también por la constante violencia estructural, social y psicológica del racismo y de la discriminación general.

Las tasas de MSIL generalmente aumentan en paralelo con el racismo, la pobreza y la marginalización, especialmente en áreas urbanas y entre las personas de pueblos originarios como los nativos americanos. Sin embargo, estos efectos no se presentaron de igual manera entre los grupos minoritarios. Debido a que las personas de los pueblos originarios y los afroamericanos, en particular, se enfrentan a una marginación sociocultural y económica más severa, casi todos los estudios demuestran impactos negativos para la salud y el bienestar de las personas en estos grupos. Esto incluye aumentos significativos en las enfermedades infantiles y en la mortalidad incluso antes de considerar elementos relacionados con la forma de dormir.

Una encuesta realizada en una edición de *Pediatrics* en el 2005 encontró que la prevalencia de la práctica de compartir cama entre los niños afroamericanos era cinco veces mayor que entre los niños blancos en los Estados Unidos. Mientras que las familias afroamericanas encabezan las listas de familias que comparten cama, los hogares asiáticos e hispanos también reportan índices más altos que los hogares blancos.[59] Mientras las familias afroamericanas experimentaron tasas de MSIL y SMSL más altas que el promedio, los hogares asiáticos e hispanos experimentaron tasas de MSIL y SMSL más bajas que el promedio, lo cual significa que el compartir cama no es el factor decisivo.

Las historias que son publicadas en los medios de comunicación locales sobre los fallecimientos relacionados con compartir cama, raramente, si acaso, exploran el contexto social más amplio. Este contexto incluye el alto porcentaje de bebés afroamericanos que nacieron de forma prematura (un factor de riesgo para el SMSL) y la existencia de otros factores de riesgo que casi siempre están asociados con las muertes en camas compartidas en estas comunidades. Por ejemplo, en los Estados Unidos, las madres afroamericanas inician la lactancia materna a un porcentaje 20% más baja que las madres blancas. Una vez más, incluso antes de que las condiciones para dormir entren en escena, estos bebés tienen un mayor riesgo de fallecer. Para las familias afroamericanas pobres que viven en ciudades grandes como Chicago, Cleveland, el Distrito de Columbia y St. Louis, el impacto de estos factores de riesgo es aún más pronunciado. No es de extrañar que el número más alto de muertes infantiles atribuidas a la práctica de compartir camas ocurre en los lugares en donde los afroamericanos viven en gran pobreza.[48, 58]

En particular, las tasas bajas de lactancia materna contribuyen significativamente a la probabilidad de la muerte infantil. Un estudio publicado por la Dra. Renata Forste[60] encontró que la lactancia materna explica las diferencias raciales en la mortalidad infantil "al menos igual de bien que el bajo peso al nacer". Ella y sus colegas escriben: "Los bebés que son amamantados tienen 80% menos probabilidades de morir antes [del año de edad] que quienes nunca fueron amamantados, incluso tomando en cuenta el bajo peso al

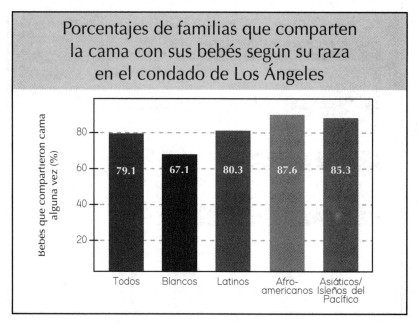

Fig. 2.3 Estos porcentajes provienen de las respuestas de 6,246 madres en el condado de Los Ángeles. Las respuestas fueron recopiladas por el Proyecto de Mamás y Bebés de Los Ángeles (LAMB) en el 2007.

nacer" y "por cada 100 muertes en el grupo alimentado con fórmula, hubo 20 muertes en el grupo amamantado... el grupo con fórmula con 100 muertes tuvo cinco veces más muertes, o un incremento del 500% en mortalidad". Esta es una estadística verdaderamente extraordinaria que llama a las instituciones de salud locales y nacionales a dirigir campañas que promuevan la lactancia materna, especialmente en las comunidades afroamericanas, de forma tan estridente como han promovido la campaña en contra de la cama compartida.

Trabajos de investigación han demostrado que hay una relación entre la pobreza y las tasas altas de mortalidad infantil. Estas muertes se deben no solo a los riesgos de la alimentación con fórmula, sino que también a otros factores contextuales, incluyendo que otros niños duerman junto al bebé, compartir una cama pequeña o estrecha, que la cama sea colocada cerca de una pared o mueble en donde

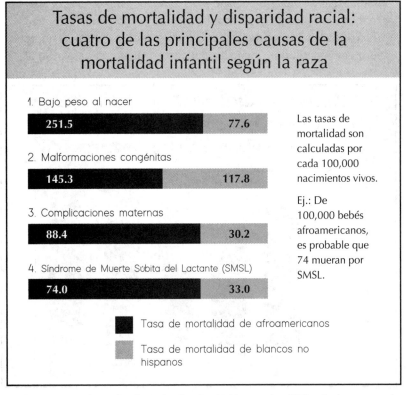

### Tasas de mortalidad y disparidad racial: cuatro de las principales causas de la mortalidad infantil según la raza

1. Bajo peso al nacer

251.5 | 77.6

2. Malformaciones congénitas

145.3 | 117.8

3. Complicaciones maternas

88.4 | 30.2

4. Síndrome de Muerte Súbita del Lactante (SMSL)

74.0 | 33.0

Las tasas de mortalidad son calculadas por cada 100,000 nacimientos vivos.

Ej.: De 100,000 bebés afroamericanos, es probable que 74 mueran por SMSL.

■ Tasa de mortalidad de afroamericanos

■ Tasa de mortalidad de blancos no hispanos

*Fig. 2.4 Un estudio realizado en los Estados Unidos por los CDC calcularon tasas de mortalidad basadas en el número total de bebés que nacieron y el número total de muertes infantiles que ocurrieron en el año 2014.*

el bebé podría quedar atrapado, dormir con un adulto masculino con quien no se tiene relación, y bajo peso al nacer. Todo esto se suma para producir un entorno menos estable y menos seguro para dormir. Desafortunadamente, las autoridades sanitarias y civiles no han estado dispuestas a abordar las razones sociales por las cuales desenlaces negativos están asociados con la práctica de compartir cama en estas poblaciones o por qué las tasas de SMSL pueden ser pronosticadas por el código postal. Las comunidades más pobres tienen un número desproporcional de muertes en camas compartidas en comparación con las comunidades blancas y otros subgrupos que duermen de la misma manera.

Recuerda que hay una gran diferencia entre compartir cama de forma electiva o caótica. La forma electiva de compartir cama, lo que yo recomiendo y promuevo, implica que se tome la decisión informada para poder cuidar y alimentar al bebé, conociendo los factores de riesgo y sabiendo cómo evitarlos. En este escenario, podemos esperar que la práctica de compartir cama reduzca el riesgo de SMSL.

Por el otro lado, compartir cama de forma caótica es cuando se realiza por necesidad en vez de como una técnica intencional de crianza. En este caso, los padres duermen con sus bebés porque sienten que no tienen otra opción debido a circunstancias como la falta de camas o cunas en la casa, la presencia de roedores o muchos otros factores. Las familias que comparten la cama de forma caótica también tienden a tener menos conocimiento sobre los factores de riesgo del SMSL o del AEAS, tales como el fumar, las drogas, el alcohol, las camas inseguras o tener otros niños en la cama con un bebé.

Desafortunadamente, la pobreza y sus estresores asociados hacen más probable que las familias que viven bajo estas condiciones compartan cama de forma caótica, que se traduce en números relativamente más altos de muertes en camas compartidas en comparación con las familias que eligen activamente hacerlo (las cuales normalmente están en grupos socioeconómicos más altos). Es un hecho lamentable que las dificultades socioeconómicas puedan afectar la seguridad de tu hijo cuando duerme, pero eso no significa que no se pueda preparar el entorno para que sea más seguro para las familias con un estado socioeconómico más bajo por medio de la educación y de recomendaciones apropiadas por parte de los profesionales de salud.

Para estos profesionales, al decidir si apoyar o no la forma y disposición para dormir de una familia, es importante considerar sus intenciones y circunstancias generales. En muchos casos, el problema no es compartir cama, sino la forma en la que se lo hace.

De nuevo, debo resaltar que es una tragedia que existan estas desigualdades entre y dentro de grupos de personas que viven en el mismo país, ya sea en lo que respecta a las camas compartidas, a nacimientos prematuros o a bebés con bajo peso al nacer, lo cual representa hasta el 40% de los nacimientos de afroamericanos. Sin embargo, usar estadísticas derivadas de familias en situaciones socioeconómicas bajas para llegar a conclusiones sobre toda la práctica de compartir cama no es apropiado. En lugar de eso, los datos señalan la necesidad de abordar los peligros que afectan directamente a los hogares pobres. Esto podría incluir simplemente esforzarse más por comunicar, durante las visitas de cuidado prenatal a las madres afroamericanas embarazadas, la importancia

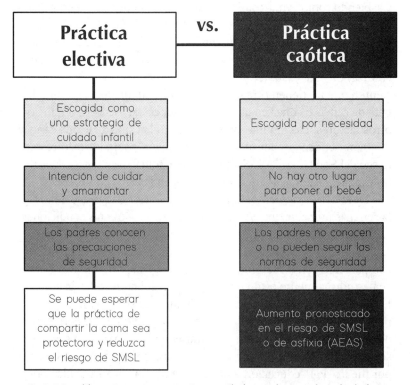

*Fig 2.5 Las diferencias entre compartir cama de forma electiva y hacerlo de forma caótica están ilustradas arriba. El compartir cama de forma caótica se presenta más a menudo en las familias provenientes de grupos socioeconómicos bajos y tiene más probabilidades de resultar en MSIL.*

crítica de amamantar. Por muchas razones que exploraremos en el Capítulo 6, simplemente escoger la lactancia materna puede aumentar de gran manera la seguridad de la práctica de compartir cama, reduciendo el riesgo de lesiones o asfixias.[34]

---

)

---

# Los riesgos de compartir cama en una perspectiva más amplia

En mayo de 2018, Michaeleen Doucleff, de National Public Radio (NPR), me entrevistó sobre el amamadormir. La pregunta en la cual se enfocó fue: *¿Los médicos están exagerando los riesgos asociados con la práctica de compartir cama?*

No hay duda de que el colecho en la misma superficie puede aumentar el riesgo de fallecimiento para un bebé, especialmente cuando hay tabaquismo y otros peligros para la seguridad. Doucleff y sus colegas nos dieron permiso para compartir la gráfica en la Figura 2.6. La gráfica fue publicada originalmente en el sitio web de NPR, lo cual pone en perspectiva las probabilidades de que un bebé (o cualquiera de nosotros) fallezca en diferentes situaciones.

Puedes ver en la gráfica que ellos encontraron que la probabilidad de que un bebé de "bajo riesgo" fallezca en la cama de sus padres es de 1 en 16,000, mientras que la probabilidad de que un bebé fallezca en una cuna junto a la cama de sus padres sería de aproximadamente 1 en 48,000. Es considerado como un bebé de bajo riesgo a un bebé sano que nació a término y que vive en un hogar estable en donde no se fuma. Lo que no es incluido en el cálculo de estas probabilidades es un bebé y una madre imaginarios hubieran estado compartiendo cama en el contexto del amamadormir. Basados en los datos de las tasas de mortalidad de bebés alimentados con fórmula y de aquellos amamantados, probablemente este número imaginario de muertes infantiles habría sido mucho más bajo.[61]

Lo que tal vez es más interesante es que las probabilidades de que una persona sea golpeada por un rayo son de 1 en 13,000, las probabilidades de morir en un accidente de automóvil son de 1 en 9,100, de morir ahogado son de 1 en 4,400 y de desarrollar una alergia al maní son de 1 en 50. Todos estos casos tienen probabilidades mucho, mucho más altas de causar muertes que el amamadormir o incluso que el compartir una cama sin amamantar. Para entender mejor las probabilidades de un fallecimiento, tener una perspectiva más amplia siempre es útil. Algunas veces es muy sorprendente ver los riesgos a los cuales les prestamos atención y los riesgos que

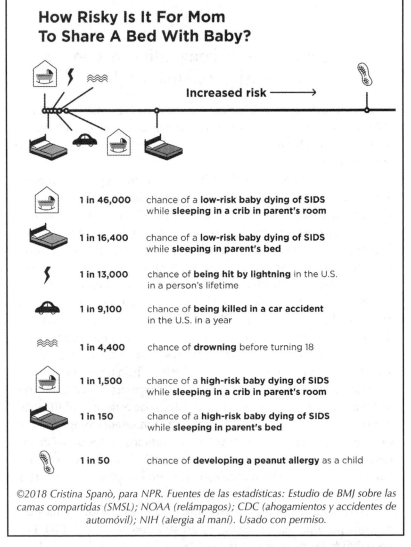

## How Risky Is It For Mom To Share A Bed With Baby?

Increased risk ⟶

| | | |
|---|---|---|
| 1 in 46,000 | chance of a **low-risk baby dying of SIDS** while **sleeping in a crib in parent's room** |
| 1 in 16,400 | chance of a **low-risk baby dying of SIDS** while **sleeping in parent's bed** |
| 1 in 13,000 | chance of **being hit by lightning** in the U.S. in a person's lifetime |
| 1 in 9,100 | chance of **being killed in a car accident** in the U.S. in a year |
| 1 in 4,400 | chance of **drowning** before turning 18 |
| 1 in 1,500 | chance of a **high-risk baby dying of SIDS** while **sleeping in a crib in parent's room** |
| 1 in 150 | chance of a **high-risk baby dying of SIDS** while **sleeping in parent's bed** |
| 1 in 50 | chance of **developing a peanut allergy** as a child |

*©2018 Cristina Spanò, para NPR. Fuentes de las estadísticas: Estudio de BMJ sobre las camas compartidas (SMSL); NOAA (relámpagos); CDC (ahogamientos y accidentes de automóvil); NIH (alergia al maní). Usado con permiso.*

*Fig. 2.6 El riesgo de SMSL es calculado para una bebé de 2 meses con ascendencia europea. La bebé de bajo riesgo tuvo un peso promedio al nacer y tiene una madre de 30 años que no fuma ni bebe. La bebé de alto riesgo tuvo un bajo peso al nacer y sus padres fuman. Su madre tiene 21 años y toma más de dos bebidas alcohólicas de forma regular.*

solemos ignorar o que percibimos de formas muy diferentes.

Esto es lo que sabemos. Las madres han practicado el colecho con sus bebés a lo largo de la historia de la humanidad y se ha demostrado que fue evolutivamente beneficioso que lo hicieran. La mayoría de los países que tienen tasas de SMSL mucho más bajas que los Estados Unidos comparten cama regularmente en superficies firmes, con tasas bajas de tabaquismo entre los adultos y con tasas altas de lactancia materna. En otras palabras, ellos amamaduermen de forma segura. El colecho es una tradición en al menos el 70% de todas las culturas documentadas y es algo universal en las culturas modernas de cazadores y recolectores. La mayoría de las culturas en el mundo piensan que forzar a los bebés a dormir separados de sus madres es un acto de crueldad o de abuso infantil.[62]

> Algunas veces es muy sorprendente ver los riesgos a los cuales les prestamos atención y los riesgos que solemos ignorar o que percibimos de formas muy diferentes.

Cada vez más y más familias en los Estados Unidos están tomando la decisión de practicar el colecho. Más de la mitad (61.4%) reportan alguna forma de colecho y más de un tercio lo hacen "raramente o algunas veces".[63] Desde 1993, la práctica de compartir camas en los Estados Unidos ha crecido desde aproximadamente el 6% de los padres hasta el 24%, en el 2015. Conforme se eleva el porcentaje de familias que practican el colecho, los profesionales de la salud deben estar listos para contemplar tener conversaciones empáticas de apoyo con los padres sobre la práctica, de modo que puedan ser instruidos sobre cómo hacerlo de forma segura.

En Nueva Zelanda, las recomendaciones están personalizadas para cada familia y sus circunstancias específicas, y ahora han experimentado una reducción del 30% en mortalidades desde el 2010.[64] No están simplemente prohibiéndoles a los padres que practiquen el colecho — han descubierto que muchos ignoran la recomendación — sino que están enseñándoles a hacerlo de forma segura. El Reino Unido también ha tenido un enfoque similar y ha visto una gran disminución en el SMSL durante las últimas décadas. De acuerdo con el Dr. Blair, "nosotros [en el Reino Unido] reconocemos que las familias comparten cama de forma intencional y no intencional, e intentamos no criticar; no lo desaconsejamos estrictamente. Podemos discutirlo de forma abierta con las madres y los padres y aconsejarlos cuando no es una buena idea. Este enfoque fue revisado por nuestro Instituto Nacional de Excelencia en la Salud y el Cuidado (NICE) en Inglaterra en el 2014 y la recomendación fue continuar con nuestro enfoque, proporcionando conversaciones bidireccionales y respetuosas con los padres".[50]

Las madres y los padres son responsables del cuidado de un niño y se deben respetar sus circunstancias y sus metas. Educarlos, para que así puedan tomar decisiones informadas, debería ser el papel de quienes asesoran y aconsejan a las familias.

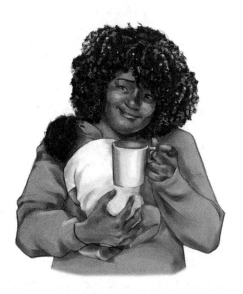

CAPÍTULO 5

# "¡Nunca practiques el colecho!"

## Compartir cama y la Academia Americana de Pediatría

La Academia Americana de Pediatría (AAP) fue fundada en 1931 por 35 pediatras, con el propósito de promover "la salud física, mental y social y el bienestar óptimo de todos los bebés, niños, adolescentes y adultos jóvenes".[65] Inicialmente, la AAP no recomendaba contundentemente la lactancia materna; el consejo solo empezó a "recomendarla encarecidamente" en 1978, cuando el Comité de Nutrición emitió una declaración sobre la lactancia materna en conjunto con el Comité de Nutrición de la Sociedad Pediátrica Canadiense. Desde ese entonces, la AAP ha promovido progresivamente la lactancia materna, el contacto piel con piel y las habitaciones compartidas, pero ha decidido aconsejar rigurosamente que no se debe compartir cama de ninguna manera.

En el año 1994, la AAP lanzó la campaña Back to Sleep®, con el apoyo y el financiamiento del Instituto Nacional de Salud Infantil y Desarrollo Humano (NICHD), la cual promovía la posición supina para dormir (sobre la espalda), en lugar de la posición prona (sobre el estómago). Esta campaña estuvo inspirada en estudios epidemiológicos que se realizaron en Nueva Zelanda, dirigidos por el Dr. Ed Mitchell, y en Gran Bretaña, dirigidos por el Dr. Fleming, con el Dr. Blair como estadístico. A ella se le atribuye una disminución de más del 50% en la tasa de muertes por SMSL en el 2010, así como una disminución en el número de bebés que duermen en la posición prona, del 83% al 27%. Cuando sus políticas provienen de un lugar responsable y sin prejuicios, la AAP tiene un gran potencial para ayudar a las familias a estar seguras y sanas.

Además de su influencia en los medios de comunicación, la AAP promueve sus políticas a nivel local, estatal y federal, lo cual la convierte en una voz destacada que le da forma al cuidado pediátrico en cada una de sus etapas. Sus miembros hacen lobby en el congreso, monitorean la legislación y forman coaliciones para promover su mensaje. La AAP gastó más de $700,000 en el 2017 haciendo lobby en el congreso por diferentes causas como la nutrición infantil y el aumento en la ayuda para resolver la crisis de agua en Flint, Michigan.

Lamentablemente, con el apoyo de ciertas organizaciones de SMSL, la AAP ha liderado la cruzada en contra de compartir cama con un bebé.[66] Cuando escuchas que las recomendaciones de la Academia Americana de Pediatría están en contra de esta práctica, tal vez te imagines a cientos de médicos que han investigado el SMSL compartiendo ideas, opiniones e interpretaciones de datos, pero esa no es la realidad. El Subcomité de Posiciones Infantiles para Dormir y SMSL, del cual ya hablé brevemente antes, está conformado por 10 a 12 médicos formados a los que se suman diferentes asesores externos cuando es necesario. A mi entender, no hay ninguna diversidad de disciplinas en el subcomité y tampoco cuenta con individuos entrenados en psicobiología, en las ciencias evolutivas o del desarrollo.

A lo largo de los años, he llegado a conocer a tres o cuatro de los miembros del comité y he tenido una relación respetuosa pero distante con ellos. En cierta época, antes de que mis investigaciones científicas tomaran un camino diferente al del comité, me pedían regularmente que diera clases plenarias en conferencias internacionales sobre el SMSL. Estaba bastante involucrado y me consideraban como un recurso valioso en el mundo de la investigación sobre la prevención de SMSL. Pero, a partir del 2005, se volvió claro que los miembros del subcomité eran insistentes e intransigentes en su creencia de que compartir cama es, por defecto, un entorno peligroso para dormir y que no debe ser promovido. Ya no estaban interesados en mis investigaciones ni en las perspectivas de nadie que se opusiera a su punto de vista. La formulación de recomendaciones de salud pública relacionadas con temas complejos y multifacéticos como este, especialmente si tienen implicaciones en las libertades civiles, no debería ser hecha en pequeños grupos aislados entrenados de la misma manera. La AAP debería haber mantenido sus puertas abiertas para permitir la participación de los diversos grupos que se verían afectados por sus decisiones, incluidos todos los científicos cuyas perspectivas de investigación y disciplinas son relevantes.

A pesar de la falta de consistencia en la información usada para construir su argumento, el mensaje de la AAP en contra de compartir cama tiene un cierto peso, ya que tiene una influencia significativa en la determinación de actitudes culturales y médicas, así como de procesos civiles y legales. Por ejemplo, si bien no tengo conocimiento de que la AAP anime al Departamento de Protección del Menor de los Estados Unidos a amenazar a las familias que comparten cama con quitarles a su bebé, o de enjuiciar a los padres que pierden a su bebé al compartir cama, tampoco he visto ninguna evidencia de que la AAP u organizaciones similares publiquen declaraciones defendiendo los derechos de dichas familias. Estas organizaciones tienen la responsabilidad de ayudar a proteger a los buenos padres de las amenazas del Departamento de Protección del Menor, o de los cónyuges u de cualquier otra persona que intente usar el cargo de "colecho" o "cama compartida" para quitarles la custodia de sus hijos.

A lo largo de mi carrera, he prestado declaraciones judiciales exitosamente y he testificado bajo juramento en nombre de muchas madres que amamaduermen, madres que duermen con sus hijos pequeños o hijos más grandes y padres que perdieron a un hijo mientras compartían cama con él. Me ha reconfortado saber que en ninguno de esos casos la madre perdió la custodia después de que pude presentar evidencia respaldando el hecho de que ella no estaba lastimando a su niño. De igual manera, me pidieron testificar en varios juicios relacionados con supuestas asfixias. Recientemente testifiqué a favor de un papá cuyo bebé falleció mientras dormía con él en un sofá. Se le acusaba de "llevar a un bebé a la cama", causándole la muerte. Si bien no apruebo el colecho en un sofá, el cargo específico al cual se estaba enfrentando el padre claramente no era apropiado. Al leer todo mi material, el fiscal retiró los cargos a mitad del juicio.

Mi punto es que sería útil, especialmente aquí en los Estados Unidos — en donde madres y padres pueden fácilmente ser maltratados por la policía, la corte y el Departamento de Protección del Menor —, que la AAP emita una declaración clara y convincente diciendo que no es ilegal compartir cama y que aquellos padres que lo hacen siguiendo ciertas pautas de seguridad no son irresponsables.

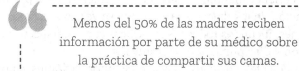

> Menos del 50% de las madres reciben información por parte de su médico sobre la práctica de compartir sus camas.

Esto también involucra recomendarles a los hospitales que no deberían presionar a las madres y a los padres para evitar que compartan cama, sino que deberían involucrarse en la difusión de información de seguridad sobre esta práctica en una forma objetiva y no amenazadora. Aún más importante, los hospitales no deberían prohibir que las asesoras de lactancia compartan información que podría salvar vidas. Ellas están al frente y tienen el mayor contacto con las madres y familias con recién nacidos. Las políticas que previenen que discutan el tema de compartir cama podrían provocar más muertes relacionadas con el sueño, no menos, y podrían poner a miles de asesoras de lactancia y enfermeras en conflicto con sus propios valores éticos, morales y profesionales. Sus trabajos no deberían estar en riesgo por hacer aquello para lo que fueron entrenadas: ayudar a las madres y bebés a estar seguros promoviendo la lactancia materna y el sueño infantil seguro.

El consejo de los médicos hacia los padres también está muy alineado con las recomendaciones de la AAP y los estudios demuestran que las madres confían en el consejo de sus médicos más que en el de las enfermeras, familiares o amigos. Sin embargo, a pesar del marketing negativo, cada vez más madres continúan escogiendo compartir su cama. ¿A qué se debe eso?

Esta desconexión es resultado de que las guías de sueño infantil de la AAP pretenden dar una solución única para todos, y las madres reconocen la deficiencia en la información que están recibiendo. Un estudio longitudinal realizado a lo largo de 23 años descubrió que menos del 50% de las madres reciben información por parte de su médico sobre la práctica de compartir cama y, de las madres que sí reciben la información, el 73% reporta haber recibido consejos negativos.[67] Como resultado, los padres raramente están bien informados sobre las pautas para compartir cama de forma segura.

A pesar de sus esfuerzos por promover prácticas de sueño seguro, el éxito de la AAP en la reducción del SMSL y el MSIL continuará estancado mientras siga descartando el papel significativo de la práctica de compartir cama en la promoción de la lactancia materna y la regulación de la fisiología y el comportamiento infantil, como será discutido en la Parte 3.

Mientras la AAP aboga por que las madres amamanten a sus bebés por al menos un año completo, sus recomendaciones en contra de compartir cama en realidad socavan la capacidad de las madres de lograrlo. El amamadormir es la estrategia usada por muchas de ellas, según sus propios reportes, para cumplir con su meta de amamantar por un período de tiempo extenso. Además, las recomendaciones de la AAP ignoran factores como las personalidades individuales para dormir de los niños, los temperamentos infantiles y la biología subyacente que controla las emociones de los bebés y los padres, la cual es explicada por una perspectiva evolutiva.

En el libro clásico de Brigitte Jordan, *El nacimiento en cuatro culturas* (*Birth in Four Cultures*), ella describió algunos de los problemas y controversias relevantes a lo que ella llamó como

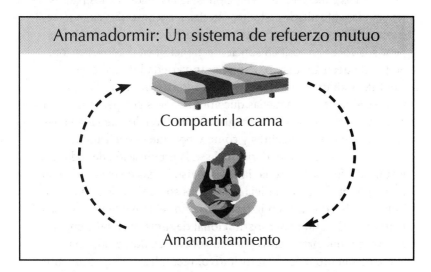

*Fig 2.7 El compartir cama y el amamantamiento se refuerzan mutuamente en la facilidad y continuación de ambas prácticas. Compartir cama hace que sea más fácil y práctico amamantar regularmente y el amamantamiento hace que sea más seguro y práctico compartir cama.*

"conocimiento médico autoritativo". Jordan abordó estos problemas en el contexto del aumento de la "medicalización del parto", como ocurre en las sociedades occidentales industrializadas. El auge del conocimiento médico autoritativo, y sus limitaciones inherentes, establecen el mismo conjunto de restricciones para los científicos de SMSL, incluyéndome a mí mismo y a los colegas que he mencionado hasta ahora, especializados en una gran variedad de disciplinas de la investigación.

Jordan describe el conocimiento médico autoritativo como la validación de una forma de entender la investigación mientras se subestiman o descartan todas las otras interpretaciones. Ella dice: "Quienes rechazan los sistemas de conocimiento autoritativo tienden a ser vistos como retrasados, ignorantes o agitadores ingenuos... El poder de la medicina autoritativa no es que sea correcta, sino que tiene peso". Un resultado del conocimiento médico autoritativo occidental es que la AAP ha controlado exitosamente el discurso sobre el cuidado infantil.

El punto de vista de la AAP es que siempre es peligroso compartir cama, por lo que descartan la validez de los instintos y la intervención materna y las decisiones legítimas tomadas por millones de madres aquí en los Estados Unidos y en el resto del mundo. Las experiencias y emociones de las madres y los padres revelan las dificultades e inconsistencias encontradas cuando se explora la pregunta y la práctica de en dónde dormirán sus bebés, pero sus voces no reciben suficiente atención en la conversación. Se puede decir lo mismo de una gran variedad de hallazgos científicos altamente relevantes, ofrecidos por muchas disciplinas y especialmente por aquellas que abren nuevas perspectivas y dan explicaciones poderosas y enriquecedoras sobre lo que falta en las recomendaciones presentes y cómo y por qué deben cambiar.

Al hacer que su meta principal sea la erradicación de todas las formas de compartir cama, la AAP revisó líneas de evidencia con un sesgo selectivo que refleja los valores sociales occidentales del individualismo y la fe en la tecnología por encima de los cuerpos maternos. Con un poder institucional de difusión y suficientes recursos monetarios, ellos pueden socavar cualquier alternativa al conocimiento médico autoritativo, reemplazándolo solamente con su propio conocimiento que, supuestamente está basado en evidencias, pero que realmente no cumple con los estándares de la Medicina Basada en Evidencia.

# Cómo las recomendaciones actuales ignoran la medicina basada en evidencia

*"La medicina basada en evidencia no es una medicina de 'libro de recetas'...
Cualquier directiva externa debe ser integrada con la experiencia clínica individual
al decidir si y cómo se ajusta al estado clínico, situación y preferencias del paciente".*

—DR. DAVID L. SACKETT[68]

Como periodista, H.L. Mencken dijo: "Siempre hay una solución bastante conocida para cada problema humano: una solución clara, plausible y equivocada".[69] Si alguna vez ha habido una oración que describa mejor lo que ha sucedido en el debate de la cama compartida, es esta.

Ya he hablado sobre cómo el pensamiento actual sobre el colecho refleja solamente un segmento pequeño de la evidencia disponible en muchos campos de estudio diferentes. Aquí explicaré por qué he sido tan crítico del proceso por medio del cual organizaciones como la AAP y el Instituto Nacional de Salud Infantil y Desarrollo Humano (NICHD) han formulado sus recomendaciones para el sueño seguro.

Ante todo, como ya lo discutimos en el Capítulo 4, ellos han violado los principios básicos de la Medicina Basada en Evidencia (MBE), empezando por su fallo de no preguntar lo que los pacientes quieren, piensan y necesitan. El Dr. David Sackett, conocido como el padre de la MBE, definió esta práctica como la integración de "una identificación considerada y el uso compasivo de los predicamentos, derechos y preferencias de los pacientes individuales al tomar decisiones clínicas sobre su cuidado", basado en "la mejor evidencia clínica externa disponible".[68]

De acuerdo con el mismo Dr. Sackett, el enfoque de la MBE es todo menos una medicina que va de arriba hacia abajo. De hecho, es todo lo contrario, ya que comienza con cómo piensan los pacientes y cómo expresan o valoran ciertas ideas sobre su salud y la salud de sus hijos. De acuerdo con el Dr. Sackett y sus colegas, la perspectiva del paciente y sus interpretaciones de los hallazgos científicos o de los debates son primordiales. El Comité para la Calidad de la Atención Médica en América del Instituto de Medicina de los Estados Unidos también recalcó en su publicación del 2001 que, para una práctica efectiva basada en evidencias, los valores del paciente "deben ser integrados a las decisiones clínicas".[70]

La MBE requiere criterios clínicos individuales a ser determinados por los profesionales médicos que trabajan directamente con las familias.

El Dr. Sackett dice: "Es este experto quien decide si la evidencia externa aplica para el paciente individual y, si es así, cómo debería ser integrada en una decisión clínica".[68] Los profesionales de atención médica individual deberían ser quienes determinen caso por caso, por medio de conversaciones con sus pacientes, en qué grado las recomendaciones estándar son apropiadas para ellos.

Cuando se hagan recomendaciones amplias de salud pública, se debe prestar atención a las circunstancias que cambian la pertinencia de una práctica, procedimiento o tratamiento. El Dr. Sackett y sus colegas aclaran que "la evidencia clínica externa puede informar, pero nunca puede reemplazar a la experiencia clínica individual", lo cual significa que las recomendaciones generales de salud pública no deberían ser presentadas como una única regla estricta. Esto es importante para maximizar el cumplimiento de la recomendación. Las madres y los padres tienen más probabilidades de seguir las indicaciones si pueden hacerlo de forma que funcione para su familia.

Más aún, de acuerdo con los principios de la MBE, los hallazgos epidemiológicos no deberían ser convertidos inmediatamente en mensajes de salud pública de gran envergadura. Primero, se deben evaluar las hipótesis que expliquen los patrones en los datos. Esto es especialmente cierto cuando los estudios revelan inconsistencias en los mismos, lo cual es una forma de decir que el mismo comportamiento puede tener resultados muy diferentes dependiendo de la presencia o ausencia de ciertos cofactores.

Sabiendo que la seguridad de la práctica de compartir cama depende completamente de dichos cofactores, se debería haber tenido un cuidado extra para evaluar cualquier hipótesis relevante minuciosamente antes de dar recomendaciones. Ese no fue el caso. La AAP y el NICHD siguen ignorando el hecho de que hay muchos factores modificables que contribuyen a la seguridad de las camas compartidas y, en cambio, eligen condenar todas las formas de la práctica, como si todas tuvieran el mismo nivel de riesgo.

Buscar el consenso e invitar a todos los científicos relevantes a ser parte de la conversación también es una parte central de la Medicina Basada en Evidencia. Como ya sabemos, la AAP y el NICHD no han buscado hacerlo, ignorando las discrepancias con investigaciones científicas legítimas en campos relacionados que no son parte de la medicina. Los 30 años que he pasado realizando investigaciones antropológicas y fisiológicas dedicadas a este tema han sido descartados en muchas ocasiones. Las asesoras de lactancia también han sido excluidas de jugar cualquier papel continuo y significativo en la formulación de las recomendaciones. Ellas son los primeros puntos de contacto para millones de madres que amamantan en todo el mundo, con una mirada única y con un entendimiento profundo de los desafíos prácticos a los cuales se enfrentan las familias. Debido a ello, debería darse más importancia a sus puntos de vista.

Pongámoslo de esta manera: hacer recomendaciones apropiadas sobre las formas de dormir con base en la práctica de la MBE significaría dos cosas. Primero, se esperaría que todos los médicos entiendan las circunstancias únicas a las cuales se enfrenta cada familia y que consideren las necesidades y los deseos de las madres y de los padres antes de hacerles recomendaciones específicas. Segundo, las recomendaciones de la AAP y del NICHD estarían basadas en las investigaciones más modernas y completas que estuvieran disponibles, y no solo en estudios epidemiológicos o en investigaciones que no identifiquen todos los cofactores peligrosos relevantes para entender el riesgo de compartir cama.

Finalmente, los representantes de la AAP han afirmado durante años que ellos no pueden apoyar la práctica de compartir camas porque simplemente no saben cómo hacer que sea segura. Sin embargo, a mi entender, la AAP y el NICHD nunca han solicitado financiamiento ni han asignado fondos de investigación a estudios para responder esta pregunta. Supongo que primero tendrían que apreciar y valorar un comportamiento antes de invertir el tiempo y el dinero en su investigación. Pero los padres sí valoran el amamadormir y la práctica no va a desaparecer en el corto plazo. Ya sabemos cuáles son las preguntas más importantes y creo que las instituciones médicas influyentes son las responsables de guiar el camino para responderlas con estudios actuales y completos, en lugar de continuar diciendo *"no sabemos"*.

Considerando su indiferencia por los principios comprobados de la MBE, no es de extrañar que, durante 20 años, estas instituciones no han convencido a las madres que amamaduermen ni a millones de otras familias que compartir cama de alguna manera debilita la salud de sus hijos.

❯

# Lo que las autoridades sanitarias y las autoridades civiles podrían decirte

*"No duermas con tu bebé ni lo pongas en una cama con adultos. El único lugar seguro para que un bebé duerma es en una cuna que cumpla con los estándares de seguridad actuales y que tenga un colchón firme y bien ajustado".*

—ANN BROWN, EXPRESIDENTE DE CPSC[71]

En 1999, la Presidenta de la Comisión para la Seguridad de los Productos para Consumidores de los Estados Unidos, Ann Brown, convocó a varios medios de comunicación a una conferencia de prensa con los autores de un estudio recién publicado sobre bebés que fallecieron por una aparente asfixia accidental.[72] Este estudio contó las muertes que ocurrieron en una gran variedad de formas para dormir, incluyendo bebés durmiendo solos en una cama de adultos, junto a otras personas, solos en una cuna o junto a adultos en sillas, sillas reclinables o camas de agua. Los lugares y las circunstancias de las muertes no fueron discutidos durante la conferencia de prensa. Si bien la gran mayoría de las muertes estudiadas ocurrieron cuando los bebés dormían solos, la intención de la conferencia no fue señalar la realidad de lo peligroso que es para los bebés dormir lejos de la supervisión de un cuidador. En cambio, estaba enfocada exclusivamente en los bebés que fallecieron en camas de adultos y la meta era advertir a los padres contra toda forma de compartir cama. El programa incluía un video en el que se comparaba a un padre con un rodillo de amasar, inerte e inmóvil, acostado de forma pasiva sobre un bebé mientras el narrador advertía en tono severo: *Asfixiar a tu bebé toma tan solo diez segundos.*

Al estudio le hacían falta datos y no definía claramente las muertes por asfixia. También le hacía falta información necesaria para entender el riesgo relativo de cada lugar para dormir incluido en el estudio, tanto en comparación con los demás, como con el número total de bebés cuyos padres practicaron cada una de las formas de dormir. Sin embargo, los autores concluyeron que compartir cama era aún más peligroso para los bebés que dormir en solitario. En ese momento, esa conclusión fue ampliamente criticada ya que no se habían presentado datos adecuados para llegar a ella.

Desde el año 1999, cuando Ann Brown convocó su conferencia

de prensa, los mensajes en contra de la práctica de compartir cama se han vuelto cada vez más claros y amenazadores: Dormir con tu bebé es peligroso y no debería ser permitido en ninguna circunstancia. En mayo de 2002, la Comisión para la Seguridad de los Productos para Consumidores de los Estados Unidos (CPSC) publicó un comunicado de prensa reforzando el mensaje anti-colecho. La Asociación de Fabricantes de Productos Infantiles (en otras palabras, la industria de las cunas) ofreció su conferencia como un foro para que CPSC hiciera su anuncio y ofreció ayudar a financiar la promoción continua de la idea a los médicos y a las tiendas.[73] La industria de las cunas fue aún más allá y proporcionó folletos sobre el "Sueño seguro" a las jugueterías y otros establecimientos, creando un video para ser distribuido ampliamente en los medios de comunicación, asegurando una "educación" continua sobre el tema para los médicos.[66]

"Compartir cama de un adulto con un bebé no es 'genial', ni es un indicador de crianza con educación",[74] dijo Marian Sokol, Presidenta de la Alianza SMSL después de la muerte en el 2005 de un bebé que compartía cama con su madre adolescente, quien había consumido 18 latas de cerveza antes de acostarse.

En el año 2008, la directora del Consejo Interinstitucional sobre el Abuso y Negligencia Infantil del condado de Los Ángeles, Deanne Tilton Durfee, dijo: "Conocemos el valor de tener a tu hijo en brazos, de abrazarlo y de amarlo. Pero, si te llevas al bebé a tu cama y te duermes, estás cometiendo un acto que podría ser letal".[75]

Los portavoces dirían algo así como: *Ningún adulto responsable que desee lo mejor para su bebé dormiría en la cama con él.* Sin embargo, con millones de madres de muchos países occidentales durmiendo en la misma superficie que sus bebés, o hay más madres "irresponsables" de lo esperado o las madres responsables simplemente rechazan las afirmaciones de que no se puede compartir cama de forma segura.

Pero aun así, este mensaje singular, sin matices e inflexible, continúa siendo enviado a millones de padres de quienes se espera que sigan las normas o se enfrenten a consecuencias en la sociedad — desde recibir la etiqueta de "malos padres" a consecuencias legales más tangibles y aterradoras.

Por supuesto, la meta es noble: eliminar la muerte infantil durante el sueño. Pero intentar quitarles a los padres una libertad civil fundamental y un atributo que define a la especie no es la forma de hacerlo. ¿Quién le dio permiso al comité para intentar erradicar algo que es tan importante para los seres humanos? El lugar en donde duerme un bebé no es un problema médico en sí, sino un problema relacional. Para muchas madres y muchos padres, refleja cómo quieren proteger, comunicar y expresar su amor por sus bebés. Al igual que la mayoría de las campañas generalizadas de marketing, los métodos usados para cumplir con esta meta son extremos y genéricos y ciertamente no están personalizados para satisfacer las necesidades de las familias individuales. La declaración de Sokol de que las madres son "ignorantes" si comparten su cama es absolutamente inapropiada. Y, para que conste, nunca he conocido a una madre que comparta cama con la idea de ser "genial", como lo sugiere Sokol. El comentario de Tilton Durfee de que los padres

> 66 El lugar en donde duerme un bebé no es un problema médico en sí, sino un problema relacional. 99

que se llevan a su bebé a la cama están cometiendo un acto "letal" también es totalmente inapropiado debido a su amenaza implícita.

Ciertamente, estos comentarios no muestran ninguna consideración por el derecho inherente de los padres a interpretar estudios y evidencias por sí mismos, así como su derecho a tomar una decisión educada y considerada sobre la práctica de compartir cama.[37] En el mejor de los casos, las expresiones públicas bien intencionadas simplemente están equivocadas y, por si fuera poco, son evidentemente condescendientes. Ellas mismas son — usando la descripción de Sokol — respuestas "ignorantes", tanto porque no toman en cuenta otras líneas de evidencia que las refutan como porque no resuenan con las experiencias de las familias en todo el mundo.

En el 2011, la ciudad de Milwaukee lanzó una campaña anti-colecho usando fotos de bebés durmiendo en camas de adultos junto con cuchillos de aspecto malvado (ver el Apéndice V). El texto sobre imágenes declara: "Tener a tu bebé durmiendo junto a ti puede ser así de peligroso".[76] Las autoridades sanitarias de Milwaukee les decían a los padres que dormir en la misma cama que su bebé era tan peligroso como dejar que durmiera junto a un cuchillo de carnicero. Christie Haskell escribió para *The Stir*: "Antes de que nadie insista con que esta campaña es brillante... piensen en un biberón con fórmula etiquetado como veneno. Lo que se presenta aquí no es diferente".[77]

Ese mismo año, menos de dos meses después del lanzamiento inicial de la campaña, dos bebés más fallecieron en Milwaukee en accidentes relacionados con el sueño. La prensa rápidamente etiquetó estas tragedias como el mismo tipo de "muertes de colecho" inevitables que la campaña estaba intentando — y aparentemente fracasando — prevenir. La verdad es que ambos bebés habían estado durmiendo con varios otros niños en entornos caóticos e inseguros. No estaban durmiendo bajo la protección de una madre sobria que los amamantaba en un entorno deliberadamente preparado para compartir cama, libres de cualquier otro peligro. Ambas formas de dormir pueden considerarse colecho o camas compartidas, pero la naturaleza insegura de una manera de practicarlo no significa que otras maneras diferentes sean también inseguras.

Si bien la causa de la muerte de estos bebés no hace que la situación sea menos terrible, sí dice algo sobre la tergiversación de los hechos en estos tipos de campañas y la simplificación común excesiva de un problema extremadamente complejo. De acuerdo con un ensayo sobre este incidente escrito por la Dra. Kathleen Kendall-Tackett, "la triste lección que podemos aprender de estos casos es que los 'mensajes simples' pueden acaparar los titulares. Pero, a final de cuentas, les hace falta credibilidad y no comunican lo que los padres necesitan saber para mantener seguros a sus bebés mientras duermen".[78]

Hoy en día, las campañas de sueño seguro en todo el país continúan usando imágenes y consignas que pretenden asustar a las madres y a los padres con recién nacidos para que cumplan con su recomendación. Sin lugar a dudas, ya has visto algunas de estas campañas (si no las has visto, mira el Apéndice V). Esto incluye pósteres que muestran la cabecera de la cama de un adulto, editada sombríamente para verse como una lápida, con las palabras: "El año pasado, este fue el último lugar en donde muchos bebés fueron a descansar". Como si el impacto de estas campañas no fuera suficiente, el acrónimo "ABC", desarrollado por las campañas *Safe to Sleep* a pequeña escala, ha sido inculcado en las mentes de los padres de recién nacidos. "A solas, boca arriba, cuna". Dos de estas tres pautas están enfocadas específicamente para detener las prácticas de colecho. Con un mensaje tan claro y unilateral, parecería que las muertes por colecho deberían estar disminuyendo. Pero, desafortunadamente, ese no es el caso.

La campaña Back to Sleep® de la AAP en 1994 tuvo mucho éxito, lo cual llevó a una reducción significativa en las tasas de MSIL. Entonces, cuando la AAP volcó su atención sobre las camas compartidas y etiquetó esta práctica como "peligrosa", otras autoridades de salud se les unieron rápidamente. Grandes organizaciones en los Estados Unidos, incluyendo el Grupo de Trabajo Federal SMSL/MSIL, los Centros para el Control y Prevención de Enfermedades (CDC), el Instituto Nacional de Salud Infantil y Desarrollo Humano Eunice Kennedy Shriver (NICHD), el Instituto Americano para el SMSL, la Red de Seguridad para Niños (CSN) y la Sociedad de la Acción Nacional para Promover el Sueño Seguro (NAPPSS) siguieron el ejemplo de la AAP, condenando unánimemente la práctica de compartir cama, esperando poder así reducir las muertes relacionadas con la forma de dormir. Sin embargo, esta vez, las campañas parecieron tener el efecto opuesto a lo que pretendían estos grupos.

Las muertes por asfixia accidental, las cuales más a menudo eran atribuidas al colecho o, más específicamente, al hecho de compartir cama, empezaron a aumentar. La tasa de mortalidad aumentó en el 2015, con 23.1 muertes por cada 100,000 bebés,[79] incluso si compartir cama había sido incluido de forma no oficial como un peligro de seguridad en las discusiones de la AAP desde el año 2000. En teoría, después de 15 años de compañas en contra de las camas compartidas, la tasa de mortalidad debería haber disminuido. Pero, en lugar de eso, estaba aumentando. Claramente, algo no tenía sentido.

Los mensajes en contra de las camas compartidas no han podido detener ninguna de las formas de esta práctica, sean seguras o peligrosas, y tampoco han podido reducir las muertes de bebés a pesar de ser reforzados ferozmente por todas las principales agencias y autoridades de salud infantiles. De hecho, estudios recientes muestran que las amenazas y los mensajes negativos de gran alcance están dando origen a nuevos peligros.

────────── ❯ ──────────

## Por qué el mensaje no funciona

Imagínate a una madre exhausta. Son las dos de la mañana y ella se acaba de despertar — otra vez — porque su bebé está llorando y está hambriento. Ella se quita las sábanas de encima y sale de la cama para ir hasta la cuna. Levanta al bebé para amamantarlo, pero está tan cansada que le cuesta mantenerse en pie.

Esta madre tiene dos opciones. Puede acostarse en la cama para amamantar o puede sentarse en un sofá o en una silla. Incluso estando tan cansada, ella recuerda el mensaje: No debes compartir tu cama. Compartir cama con tu bebé es peligroso. Piensa, de nuevo, en la forma en la que Deanne Tilton Durfee condenó a los padres que "se llevan a su bebé a la cama".

En lugar de llevarse al bebé a su cama, la madre decide sentarse en el sofá por tan solo un momento. Ella se dice a sí misma que pondrá al bebé en la cuna otra vez tan pronto como haya terminado de alimentarlo y luego se irá a dormir. Unos minutos después, se recuesta en el sofá y sus párpados empiezan a cerrarse...

Es bien sabido y ha sido probado claramente que dormirse en un sofá o en una silla reclinable con un bebé tiene muchas más probabilidades de tener consecuencias fatales que dormir en una cama. Incluso la AAP está de acuerdo en que los sofás son una superficie más peligrosa para dormir que las camas. Su recomendación dice que las madres deberían acostarse en la cama para amamantar durante la noche en lugar de sentarse en un sofá en donde el riesgo es mucho mayor si llegaran a dormirse.

Pero pareciera ser una suposición lógica que es más probable que una madre se duerma mientras amamanta en la cama que cuando está sentada en un sofá. Independientemente de si esa suposición es cierta, el mensaje que envían las autoridades está tan opuesto a la práctica de dormir en la cama con un bebé que muchas madres pueden pensar que es más seguro alimentar a sus bebés por la noche en un sofá o en una silla reclinable.

Las muertes de bebés causadas por quedarse la madre dormida en un sofá, en una silla o en una silla reclinable están agrupadas bajo el término general de "muertes relacionadas con el colecho" o, algunas veces, "muertes por compartir cama", cuando claramente no lo son. Las autoridades de salud usan esos números después como "evidencia" de los peligros de compartir cama, sin hacer las distinciones necesarias sobre en dónde y cómo sucedieron las muertes, en cambio, echan todo en la misma bolsa. Irónicamente, mientras más presionan las autoridades en contra de la práctica de compartir cama, más miedo le tienen los padres, y mayores son sus probabilidades de quedarse dormidos con sus bebés en lugares peligrosos. Un estudio realizado a una población durante 20 años por el Dr. Peter Blair y sus colegas determinó que, conforme disminuían los casos de SMSL, había un aumento notable en el número de muertes causadas al dormir con un bebé en el sofá.[80] Incluso si una madre sigue la recomendación de evitar el sofá y acostarse en la cama para alimentar a su bebé en la noche, ¿qué se supone que haga en caso de quedarse dormida allí? Si busca consejos de parte de cualquier autoridad de salud pública, descubrirá que la única forma de hacer que su bebé esté seguro es no quedarse dormida.

Imagínate esta sugerencia: En sus instrucciones sobre el "Sueño seguro", el Departamento de Servicios Infantiles y Familiares de Illinois dice: "Si amamantas en la cama, ponte de pie para consolar a tu bebé para que vuelva a dormirse y luego ponlo en la cuna otra vez cuando esté dormido".[81]

¿Estar de pie en un pasillo o habitación para dormir a tu bebé? Si en verdad creen que eso va a pasar, necesitan tomar un curso sobre la biología del comportamiento humano. Creo que no hace falta decir que esa no es una regla aceptable para los padres.

En un estudio del 2010 sobre los lugares para dormir en la noche, el 70% de las madres que alimentaron a sus bebés en la cama dijeron que era muy probable que se queden dormidas allí.[37] La consultora de lactancia, Linda J. Smith, lo explica mejor: "Las madres tienen sueño y su cansancio domina al sentido común..."[82] Los consejos profesionales que sugieren ponerse de pie o quedarse despierto en la cama no entienden ni respetan el poder de la biología, el cual algunas veces puede ser abrumador. La idea es que las madres se queden dormidas estando junto a sus bebés. Y, por eso, lo hacen.

El Dr. Blair dice: "Puedo ver por qué un mensaje tan simple como el de no compartir cama podría ser una estrategia tentadora. Reducir los factores principales de riesgo que afectan su seguridad, los cuales normalmente son el consumo de cigarrillos y de alcohol, no es una tarea fácil. Si se le da poco valor cultural a la práctica o si se cree que no hay otras ventajas perceptibles, esa podría ser la estrategia que oponga menos resistencia".[50] Habiendo dicho eso, de acuerdo con las madres mismas y a juzgar por los millones de madres que eligen amamadormir, ahora se está dando un gran cambio cultural.

A pesar de las tácticas para crear miedo y de los mensajes negativos, muchas familias, amamanten o no, escogen de manera intencional compartir cama con sus bebés. Mirando en retrospectiva al estudio realizado en el 2010 sobre el lugar en donde los bebés duermen,[37] el porcentaje de familias que comparten la cama durante el primer año de un bebé fueron de hasta el 62%, y las madres que amamantaban de forma exclusiva eran las más propensas a compartir cama de forma consistente. Aproximadamente el 69% de las madres que comparten la cama con sus bebés y que participaron en la encuesta dijeron que esa era la única forma de dormir que funcionaba para su familia.

Un ensayo clínico aleatorizado y controlado que fue publicado por la AAP en el año 2016 estudió los mensajes reforzados dirigidos a madres afroamericanas para disuadirlas de compartir cama con sus bebés. Incluso en las condiciones del ensayo, el porcentaje de familias que compartían cama, de hecho, subió ligeramente en lugar de bajar significativamente.[83] De forma similar, un estudio diferente llevado a cabo entre madres estadounidenses en riesgo encontró que, incluso con pleno conocimiento de la definición de la AAP del sueño seguro, el 100% de las madres rechazaron o no siguieron sus recomendaciones.[84]

Las investigaciones revelan cada vez más una respuesta ubicua a la pregunta: *"¿Por qué compartes la cama con tu bebé?"*. Lo que la mayor parte de las madres dicen es: *para dormir más*. Incluso en vista de que se necesitan más esfuerzos de parte de los cuidadores que comparten cama con los bebés, especialmente las que amamantan, las madres aún comparten cama para reducir el cansancio, administrar mejor su suministro de leche y ayudar a sus bebés a descansar, así como para crear un vínculo más fuerte con ellos.[16, 36] El Dr. Blair dice: "Es claro que muchas madres estadounidenses y europeas conocen el valor de compartir cama, no solo por las razones prácticas como el poder dormir más y el administrar su suministro de leche, sino también debido a razones emocionales".[50]

Un trabajador social en Oficina de Servicios para los Niños y la Familia de Nueva York (OCFS) — quien se describe a sí mismo como un "defensor" de las políticas estatales sobre el sueño infantil seguro — ofreció comentarios para una historia que mi colega, el Dr. Lee Gettler, y yo escribimos para *Mothering Magazine* en el año 2010.[85] El empleado, quien usó el nombre P. Angie, estaba un poco arrepentido de su papel en la campaña del estado en contra de la práctica de compartir cama.

La campaña, llamada entonces "Los bebés duermen más seguros solos" (la OCFS ahora usa el mensaje popular de "El ABC del sueño seguro"), aseguraba que todas las formas de compartir cama eran extremadamente peligrosas. Angie dijo: "Este enfoque generalizado no está en sintonía con la creencia común en los servicios sociales de que todas las familias son únicas y presentan diferentes situaciones y fortalezas".

Incluso con la perspectiva de esta persona al interior de la OCFS, era claro que hay una gran variedad de problemas endémicos a las recomendaciones en contra de compartir cama. La educación es una estrategia más efectiva que simplemente "pedirle a mamá, a papá y al bebé que dejen de compartir cama, compren una cuna y cambien toda su rutina para dormir", lo cual Angie sugiere que es "altamente invasivo y es una solicitud que probablemente será ignorada o será seguida solo en apariencia— por ejemplo, cuando las familias compran la cuna y no la usan". Los padres pueden aprender acciones relativamente simples pero importantes sobre la seguridad de compartir cama que pueden hacer una gran diferencia. El trabajador social que mencioné dijo que: "Los cambios que son menos bruscos preservan la integridad de la familia y tienen más probabilidades de ser seguidos".

Tal vez es por eso que los comentarios, advertencias y mensajes negativos no han tenido éxito. Todos ellos fallan porque quienes están preparando los mensajes no aprecian la razón por la cual las madres comparten cama o los poderosos mecanismos emocionales y biológicos que hacen que dormir con sus bebés (especialmente si están amamantando) sea legítimo, algunas veces necesario y a menudo deseable.

Creo que las personas que escogen compartir cama intencionalmente lo hacen porque es lo mejor para su familia y ningún médico podrá convencerlos de lo contrario.

En resumen, creo que es razonable decir que el mensaje actual de la campaña Safe to Sleep no está llegando a su objetivo. Entonces, es el momento perfecto para que la práctica del colecho seguro, la cual está aumentando en popularidad, se convierta en una parte integral de un conjunto más empático y completo de recomendaciones basadas en evidencias. Esto podría convertir el "debate de la cama compartida" en un diálogo de doble sentido que puede llevarse a cabo entre todos los científicos interesados y, aún más importante, entre los profesionales médicos y las familias a quienes atienden.[1]

# Parte 3

Todo lo que necesitas saber
sobre el colecho

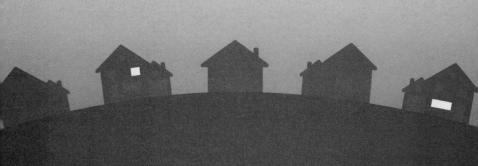

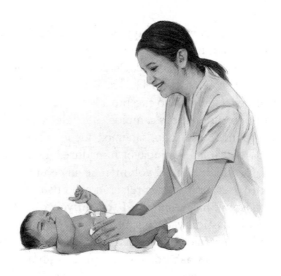

## CAPÍTULO 6
# La ciencia detrás del colecho

### ¿Qué hace que el amamadormir sea seguro?

El apoyo que le doy al colecho o, más específicamente, al *breastsleeping*, es decir al amamadormir, como la forma más segura y natural en la que un bebé humano puede dormir surge de mi investigación sobre cómo y por qué ocurre, lo que significa para las madres, cómo funciona biológicamente y su historia evolutiva.[11, 16, 33] Al igual que las papilas gustativas en los seres humanos, que nos recompensan por comer lo que es extremadamente crucial para la supervivencia (grasa, sal y azúcar), una observación de la biología y la psicología de los bebés y los padres humanos revela la existencia de poderosos factores fisiológicos y sociales que nos motivan y recompensan por practicar el colecho. Esto explica por qué las madres y los padres sienten la necesidad de tocar y dormir cerca de sus bebés.[31, 86, 87]

Los bebés generalmente tienen una opinión sobre el lugar en donde duermen — y, por algún motivo, no se muestran muy de acuerdo con las declaraciones sobre lo peligroso que puede ser dormir junto a sus madres o lo importante que es que aprendan a ser independientes —. El cuerpo de una madre es el único ambiente al cual el bebé está realmente adaptado y para el cual incluso la tecnología occidental moderna aún no ha producido un sustituto. El médico y neurocientífico, Dr. Nils Bergman, describe el cuerpo de la madre como el "hábitat" del bebé;[88] nada de lo que un bebé pueda o no pueda hacer tiene sentido excepto a la luz de esta información. A pesar de los dramáticos cambios culturales y tecnológicos en el occidente industrializado, sabemos que los bebés humanos siguen siendo el primate con mayor inmadurez neurológica al nacer, con tan solo el 25% del volumen de su cerebro adulto.[24] Esta inmadurez cerebral guarda relación con el subdesarrollo de sus sistemas inmune, respiratorio, cognitivo y digestivo, sus habilidades para masticar y su control sobre el movimiento o las vocalizaciones. En el nacimiento, los reflejos de nuestra especie dominan sobre nuestra habilidad para formar opiniones y tomar decisiones. Es durante esos primeros meses de vida que los seres humanos estamos más próximos a la expresión directa y universal de nuestros instintos genéticos ya que, por supuesto, los bebés no están conscientes de ninguna cultura en particular. Vemos las mismas respuestas corporales al amamadormir en todo el mundo y un instinto universal de parte de los bebés por obtener contacto cercano de su cuidador.

El *breastsleeping* o amamadormir es un impulso biológico, tanto gracias a la necesidad del bebé de recibir nutrición en forma de leche materna como por su necesidad inherente de tener contacto físico. Estar cerca de su madre o de su cuidador ayuda a captar los sentidos del bebé, lo cual ofrece efectos reguladores importantes que protegen al bebé y compensan su extrema vulnerabilidad.[28, 32, 33, 35, 47]

Las respuestas neurológicas de los bebés al calor materno, a los olores (como el de la leche de su madre), a movimientos

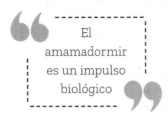

El amamadormir es un impulso biológico

y al contacto reducen su llanto y regulan positivamente la respiración, la temperatura corporal, la absorción de calorías, los niveles de hormonas del estrés, el estado inmunológico y la oxigenación. En resumen, pareciera que los hace felices. Entonces, a menos que sea practicado de forma peligrosa (ver el Capítulo 8), dormir junto a la madre, ya sea en la misma superficie o en una diferente, es sobrecogedoramente bueno para los bebés y es lo que sus cuerpos fueron diseñados para experimentar. Pero entonces, ¿qué es lo que hace que el colecho sea no solo beneficioso, sino que también seguro? Debido a su inmadurez y a la necesidad de estar cerca de un cuidador, los bebés humanos han desarrollado estrategias para protegerse. Como fue discutido hace muchos años por el psicólogo británico John Bowlby en su formulación clásica del concepto de apego materno-infantil, el vínculo social que se desarrolla entre una madre y su bebé es el resultado de reflejos y atributos infantiles evolucionados que reducen el riesgo de abandono materno. Entre ellos se encuentran los comportamientos diseñados para obtener el cuidado que necesitan para sobrevivir — evocando lo que los investigadores del comportamiento animal conocen como la "respuesta de ternura" debido a las características que nos atraen a los bebés y que hacen que queramos responderles y protegerlos —. Estos comportamientos incluyen cuando los bebés se mueven con entusiasmo al ver a alguien conocido y mirarlos o sonreírles, y, con el tiempo, seguir, sujetar y moverse hacia sus cuidadores.[89] La antropóloga Sarah Blaffer Hrdy propone que los bebés desarrollaron características físicas como las mejillas redondas, la gordura, ojos grandes y redondos, voces dulces y otras características "tiernas" para que las madres invirtieran, cuidaran y se apegaran a ellos.[23]

Los bebés también tienen adaptaciones más prácticas para la supervivencia. Ya que los bebés humanos no pueden regular su temperatura corporal temblando, han tenido que evolucionar formas para protegerse contra el frío. El instinto de usar el cuerpo de la madre para mantenerse calientes es una de ellas, pero los bebés humanos también nacen con aislamiento térmico en forma de aproximadamente 9-15% de grasa corporal, el cual es un porcentaje más alto que en cualquier otro primate. Además, el tejido graso marrón que produce energía está distribuido en el cuello, espalda y hombros del recién nacido, y podría haber evolucionado para mantener calóricamente al bebé entre el momento de su nacimiento y cuando la leche materna está disponible.

Los bebés también han desarrollado la habilidad de reaccionar y alertar a sus cuidadores en situaciones peligrosas. Contrariamente a lo que podrías inferir de los mensajes contra las camas compartidas, los bebés no se quedan acostados ni se mantienen quietos cuando algo está mal o cuando algo los está dañando. Un experimento realizado en los 70 registró cómo reaccionaban los recién nacidos sanos a una obstrucción en sus vías respiratorias. Si bien el procedimiento es éticamente problemático, indica claramente que incluso los recién nacidos que tienen tan solo un día de edad no son solo masas protoplasmáticas que están acostadas esperando ser sofocadas por alguien.

De acuerdo con los investigadores, "la mayoría de los bebés responden abriendo sus bocas... y empujando con la lengua o bostezando. Cuando esto demuestra no ser efectivo para deshacerse del estímulo, empiezan los movimientos más vigorosos, los cuales involucran mover la cabeza de un lado a otro, retracción de la cabeza, arquear la espalda como medida evasiva y, por último, usar la cabeza para golpear al estímulo. Las respuestas frecuentes de la boca y la cabeza ocurren simultáneamente". Los investigadores concluyeron que era muy fácil para los bebés liberarse de los bloqueos peligrosos "debido al vigor de las respuestas defensivas de los bebés recién nacidos".[90]

Esta descripción ciertamente es dramática, pero a pesar de ser incómoda de leer, demuestra de forma exacta que un recién nacido normal tiene la capacidad de al menos informar a un compañero sobrio de colecho o con quien amamaduerme cuando algo está mal.

La legendaria investigadora del SMSL, Dra. Marie Valdes-Dapena, quien estudió a decenas de miles de bebés que murieron de SMSL dijo: "Un adulto que duerme normalmente será despertado por la lucha de un bebé que esté acostado debajo antes de que haya asfixia, a menos que, por supuesto, el adulto esté ebrio o bajo la influencia de las drogas".[91] Ella sugiere que las madres están diseñadas para responder a dichas reacciones dramáticas de los bebés o incluso a señales menos dramáticas. Las madres y los padres están más que biológicamente preparados para responder de forma apropiada e inmediata a cualquier señal de molestia, siempre que estén sobrios y comprometidos. Creo que es ofensivo cuando los profesionales médicos intentan decir que una madre — sin importar quién es o cuáles son sus circunstancias — representa un riesgo inherente para su bebé meramente por acostarse en la misma superficie para dormir.

Reconozco que la mayoría de las madres con recién nacidos en el mundo están al menos muy, muy cansadas. Sin embargo, esto no se traduce en que las madres sean automáticamente incapaces de detectar la presencia de sus bebés junto a ellas en la cama o que no puedan evitar acostarse encima de ellos por accidente.

Demos uno o dos pasos hacia atrás. La mayor protección de nuestra especie, la cual coevolucionó con el sueño mismo, es poder despertarnos rápidamente. Los seres humanos nos mantenemos altamente sintonizados, sensibles y listos para reaccionar al ambiente nocturno cuando dormimos. Hemos evolucionado la habilidad de evacuar un lugar para dormir cuando es necesario, de responder a ruidos, olores y movimientos inesperados, y de enfrentarnos a un gran número de ataques de parte de micro y macro depredadores. Para nuestros más antiguos antepasados, estos depredadores incluían a arañas venenosas, escarabajos, serpientes, águilas, hienas, leopardos, chacales o gatos con dientes de sable, en contra de los cuales nuestra única defensa era la anticipación, el esconderse y nuestras acciones colectivas sociales para alejarlos.

En los primeros momentos de la evolución, hace más de 1-1.5 millones de años y antes del descubrimiento y control del fuego, nuestros ancestros humanos que caminaban erguidos probablemente no dormían sobre el suelo. En lugar de eso, se habrían anidado junto con sus bebés en los árboles por las noches para ser menos vulnerables frente a los depredadores nocturnos. Al igual que los bebés de la actualidad, estos primeros bebés ancestrales nacían relativamente inmaduros, sin músculos para aferrarse a los pechos de sus madres. Esto significaba que las madres necesitaban, más que nunca, sostener firmemente a sus bebés durante la noche para evitar que se cayeran de los árboles o de viviendas inestables en acantilados. Esto hizo que fuera crítico que los bebés y los adultos desarrollaran un nivel de conciencia durante el sueño y un alto grado de habilidades maternas para monitorear el sueño.[38, 47, 54]

> Las madres pueden despertarse rápidamente en respuesta a lo que un bebé está haciendo o no haciendo.

Nuestros estudios conductuales y fisiológicos realizados con madres y bebés contemporáneos que comparten cama registraron exactamente eso. Las madres pueden despertarse rápidamente en respuesta a lo que un bebé está haciendo o no está haciendo y viceversa (los bebés se despiertan debido a lo que su madre está haciendo). Encontramos que las madres que amamaduermen y sus bebés son altamente sensibles al despertar del otro. Del patrón total de despertares de las madres y bebés, encontramos en un estudio que aproximadamente el 40% de los breves despertares de un bebé ocurrieron más o menos dos segundos después de que su madre se despertara. Del número total de despertares maternos, más del 60%

ocurrió más o menos dos segundos después de que se despertara su bebé, lo cual refleja un alto grado de sensibilidad durante el sueño, incluso cuando las madres estaban en su etapa más profunda.[33, 87]

No es de sorprender que el colecho también aumenta significativamente el número total de veces en las que un bebé se despierta durante la noche. El bebé tiene mucha práctica despertándose por los movimientos, despertares, sonidos externos y contacto de su madre. Este aumento en despertares podría ayudar a fortalecer la habilidad para despertarse con rapidez, la cual podría ser útil si el suministro de oxígeno del bebé disminuyera después de una pausa en la respiración. Para quienes amamaduermen, el olor de la leche materna cerca también contribuye a la tendencia del bebé de permanecer en una etapa de sueño ligero por un período más largo de tiempo.[8, 11, 87]

En comparación con los bebés que duermen en solitario o que son alimentados con fórmula, los bebés que amamaduermen pasan más tiempo en la etapa 1 y en la etapa 2 del sueño, en lugar de las

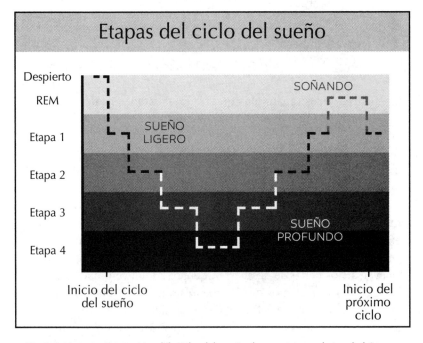

*Fig 3.1 Una representación del ciclo del sueño humano normal. Los bebés que amamaduermen pasan más tiempo en las etapas 1 y 2 del sueño en comparación con los bebés que duermen en solitario. Los bebés en las etapas más ligeras del sueño se despiertan más fácilmente en caso de apneas o de deficiencias en el despertar.*

etapas 3 y 4, las cuales son más profundas. Se cree que el sueño ligero es más apropiado fisiológicamente para los bebés más jóvenes. Es más fácil que los bebés se despierten en las etapas de sueño ligero que en las etapas de sueño profundo, lo cual también puede ser útil cuando los bebés experimentan pausas en la respiración (apneas) u otros peligros. La duración más corta en el sueño profundo incluso puede ayudar a proteger a los bebés que nacen con deficiencias para despertarse, lo cual se sospecha que está involucrado con el SMSL.[8, 11, 19, 46]

Además de alterar la arquitectura del sueño de la madre y el bebé, el colecho — especialmente en forma de amamadormir — proporciona "mecanismos regulatorios escondidos" que no son observados fácilmente. De acuerdo con una investigación del Dr. Myron Hofer, psiquiatra y experto en psicobiología del desarrollo, estos mecanismos existen específicamente para compensar por los

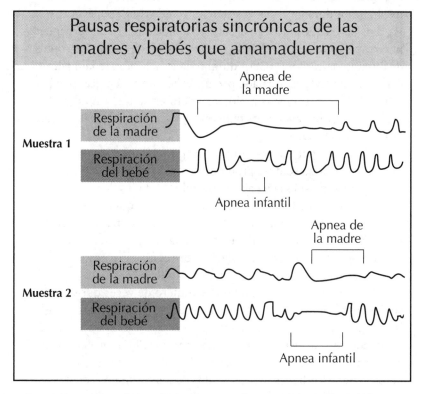

Fig. 3.2 *Las pausas en la respiración (apneas) y despertar de las madres y bebés que comparten la cama tienden a ocurrir al mismo tiempo o con 2 segundos de diferencia. Esto puede ser visto en trazados poligráficos de un estudio en el que trabajé con la Dra. Sarah Mosko, publicado en 1990.*

sistemas biológicos inmaduros de los mamíferos recién nacidos, ayudándoles a hacer una transición exitosa a la vida fuera del útero.[92] Por ejemplo, piensa en la respiración. Trabajos realizados por una científica bioconductual, la Dra. Evelyn B. Thoman de la Universidad de Connecticut, demostraron que los bebés humanos son extremadamente sensibles a los movimientos y sonidos de sus compañeros de respiración. Ella y su colega hicieron un estudio con recién nacidos propensos a apneas que fueron colocados junto a osos de peluche mecánicos que "respiraban" artificialmente. Los osos tenían bombas de aire insertadas en sus pechos, las cuales estaban programadas para subir y bajar a la frecuencia óptima de respiración para cada bebé en particular. En promedio, los bebés tenían 60% menos episodios en los que dejaban de respirar cuando estaban acostados junto a esos osos de peluche que respiraban.[93] Otro estudio demostró que otros mamíferos, como los gatos, también modifican sus patrones respiratorios durante el sueño según los sonidos que escuchan.[94]

Los bebés que practican el colecho también podrían experimentar una respiración regular debido a la expulsión de pequeños soplos de dióxido de carbono ($CO_2$) durante la exhalación de la madre. Cuando este $CO_2$ es inhalado por un bebé que está cerca, puede desencadenar respuestas mejoradas del nervio que impulsa al diafragma, estimulando a los pulmones para liberarse o exhalar para deshacerse del $CO_2$.

Además, tener compañeros de respiración que son seres humanos vivos no solo les proporciona a los bebés estímulos de movimientos de subida y bajada y sonidos audibles de respiración (como los osos de peluche que respiran), sino que también proporcionan estos soplos de $CO_2$ que promueven una respiración más estable. La exhalación que acaricia las mejillas del bebé también podría ser otro posible "factor regulatorio escondido" que estimula al bebé a continuar respirando.[93, 95]

Por medio de un aumento en el número de veces que el bebé se despierta, la regulación de la respiración y los períodos más largos de tiempo que pasan en las etapas más ligeras de sueño, el amamadormir protege naturalmente contra el SMSL. Irónicamente, estos son los mismos efectos asociados con el uso de chupetes, pero no tiene los beneficios agregados de los estímulos sensoriales.

Los panelistas de la AAP opuestos a compartir cama dicen que, después de que se establece el amamantamiento, las madres deberían usar chupetes como una posible forma de prevenir el SMSL. Sin embargo, a mi entender, nunca se ha confirmado si quedarse dormido al pecho ofrece la misma protección que dormirse usando un chupete.

Sería bueno si todos pudieran tener tanta fe en lo que el cuerpo de una madre puede contribuir a la salud de un bebé como la tienen en el poder de las imitaciones de pezones. Me atrevo a conjeturar que la lactancia con un pecho real, en lugar del uso de un chupete, debería ser todo lo que se necesita para proteger a un bebé contra el SMSL, además de ofrecer otros tipos de estímulos sensoriales que también son importantes para el desarrollo sano.

Estoy seguro de que ya te resulta claro que uno de los resultados más importantes de compartir cama es la promoción de la lactancia materna. Sabemos que la leche materna ofrece un conjunto completo de beneficios para la salud, tanto de la madre como del bebé, incluyendo influencias positivas en el crecimiento del cerebro y en la protección en contra de numerosas enfermedades, como el SMSL y algunos tipos de cáncer en los niños (ver el Capítulo 7: Los beneficios del colecho). Pero junto con estos beneficios protectores para la salud también hay diferencias clave en la forma en la que duermen las díadas madre-bebé que amamantan en comparación con quienes son alimentados con biberón. Quienes practican la lactancia materna desarrollan hábitos condicionados de seguridad y una acentuada sensibilidad mutua que protegen contra el riesgo de aplastar al bebé.

Me preocupa más la seguridad de las díadas de madres y bebés que comparten cama mientras los bebés son alimentados con biberón, ya que no muestran el mismo grado de sensibilidad mutua condicionada que quienes amamantan, y tampoco muestran las mismas diferencias drásticas en la arquitectura general del sueño, tales como más sueño en etapa ligera.[19] Los comportamientos y respuestas de las madres que amamaduermen y sus bebés inclinan la balanza de la evaluación del riesgo hacia considerarlo aceptablemente seguro, al menos en las mentes de quienes estudian el amamadormir y están interesados en analizar por qué los resultados de las camas compartidas pueden variar tanto.[16, 33, 47]

Por ejemplo, las madres que amamantan prácticamente siempre ponen a sus bebés en la posición más segura para dormir — sobre sus espaldas —, sin necesidad de instrucciones. Dormir boca arriba es la única forma en la que un bebé que es amamantado puede llegar al seno. En comparación con las díadas con alimentación a biberón, las madres que amamaduermen tienden a usar una posición universal de lado, con el bebé a nivel de mitad del pecho, bajo el tríceps y con las piernas por debajo de los pies del bebé. Su posicionamiento instintivo convierte el cuerpo de la madre en una barrera protectora, con los brazos y piernas orientados hacia adentro impidiendo que la madre ruede sobre el bebé. Las madres y bebés que amamaduermen también pasan la mayor parte de la noche uno frente al otro, en una posición que se presta a oportunidades de interacción social y de comunicación, lo cual podría mejorar

## Diferencias características entre los bebés que son amamantados y los alimentados con fórmula

| Orientación promedio hacia la madre | Fórmula | Amamantados |
|---|---|---|
| Madre viendo al bebé (parte de la noche) | 59% | 73% |
| Bebé viendo a la madre (parte de la noche) | 46% | 65% |
| Cara a cara (parte de la noche) | 32% | 47% |
| **Posiciones promedio de los bebés al dormir** | | |
| Bebé boca arriba (parte de la noche) | 83% | 40% |
| Bebé de lado (parte de la noche) | 6% | 54% |
| Bebé boca abajo (parte de la noche) | 0% | 0% |
| **Altura del bebé en la cama con respecto a la madre** | | |
| Rostro del bebé junto al rostro o barbilla de la madre | 71% | 0% |
| Rostro del bebé junto al pecho de la madre | 29% | 100% |
| **Frecuencia promedio de alimentación** | | |
| Número de episodios (por noche) | 1 | 2.5 |
| Tiempo total de alimentación (por noche) | 9 minutos | 31 minutos |
| **Frecuencia de despertares** | | |
| Veces en que la mamá se despertó (por noche) | 0–4 | 3-5 |
| Veces en que el bebé se despertó (por noche) | 0-3 | 2-5 |
| Veces en que ambos se despertaron (por noche) | 0-2 | 1–4 |

*Fig. 3.3 Un estudio dirigido por la Dra. Helen Ball compara el comportamiento y las posiciones al dormir que afectan la seguridad nocturna de las madres-bebés que comparten la cama, basado en si el bebé es amamantado o no.*

el desarrollo cognitivo. Debido al aumento en la sensibilidad del cuerpo de la madre y el aroma de la leche materna, los bebés que son amamantados tienden a permanecer en esta posición segura en lugar de alejarse a lugares que podrían ser más peligrosos en la cama. La Dra. Helen Ball podría haber sido la primera persona en hacer una observación sobre las posiciones de las madres y bebés, y en decir que esta posición para amamadormir es universal. Siendo directora del Centro de Infancia y Sueño de la Universidad de Durham en Gran Bretaña, la Dra. Ball estudió específicamente las diferencias entre díadas madre-bebé con alimentación con biberón y con lactancia materna. De acuerdo con sus investigaciones, las madres que alimentan con fórmula o biberón tienden a poner a su bebé cerca de su rostro, más cerca o encima de almohadas que podrían ser un peligro de asfixia.[96, 97, 98]

La Dra. Ball también señaló que las madres y bebés que amamaduermen tienden a despertarse más rápidamente en respuesta a los movimientos del otro que las madres y bebés que comparten la cama pero que no amamantan. Mis propias investigaciones también demostraron claramente este aumento en la sensibilidad, incluso al comparar díadas que amamantan y comparten cama de forma consistente con otras díadas que amamantan y que solo comparten cama durante parte del tiempo.[11, 19, 99]

Uno de nuestros estudios encontró que el intervalo promedio entre amamantamientos de las madres que amamaduermen rutinariamente es de aproximadamente una hora y media, lo cual es aproximadamente la duración del ciclo del sueño humano.[100] Esto respalda la posibilidad de que las necesidades nutricionales de los bebés que amamantan hayan influido en la evolución de la duración promedio del ciclo del sueño humano, para que así las madres pudieran completar sus ciclos de sueño aproximadamente al mismo tiempo que sus bebés necesitaran alimentarse de nuevo. Esta especulación podría ser evaluada viendo a otros mamíferos, comparando la composición de la leche y las calorías totales por comida con las características y duración promedio de su ciclo de sueño adulto.

Por los mismos motivos que hacen que sea más seguro compartir cama para las díadas madre-bebé que amamantan, también es mejor que los bebés que amamaduermen lo hagan entre la madre y el borde de la cama, en lugar de entre la madre y cualquier otro adulto que esté compartiendo la superficie para dormir. Los bebés que amamaduermen no tienen las mismas sensibilidades hacia el padre que no los amamanta o a cualquier otro adulto que podría estar en la cama. Las características fisiológicas y conductuales generales que acompañan el amamadormir, consideradas junto con la larga historia de habilidades evolucionadas del cuidado nocturno de la humanidad, explican por qué no funciona decirles a los padres que nunca duerman con sus bebés. Si un gusto evolucionado por las grasas y azúcares se equipara con nuestro impulso biológico por compartir cama, entonces intentar detener esta práctica es como sugerir que nadie coma grasa ni azúcar. Las grasas y azúcares en exceso pueden causar obesidad o muerte debido a ataques cardíacos, diabetes o cáncer, pero, obviamente, esa no es toda la historia. Nuestros cuerpos aún necesitan esas cosas para funcionar y, siempre que tomemos decisiones cuidadosas y consideradas sobre cómo las incorporamos en nuestras vidas, ellas pueden contribuir enormemente a nuestra salud y a nuestra satisfacción en general.

———————— ❱ ————————

## Por qué el colecho es importante para la lactancia materna y al alimentar con fórmula o biberón

Debido a la composición baja en calorías de la leche materna, la cual es genéticamente adecuada para los intestinos subdesarrollados de los bebés humanos, los bebés deben comer frecuentemente durante todo el día, incluyendo la noche. La antropóloga, Dra. Carol Worthman, de la Universidad Emory, siguió a madres y bebés bosquimanos ¡Kung del Kalahari durante el día, cuando las madres recogían nueces y bayas. Ella descubrió que estos bebés que eran porteados consistentemente tomaban leche materna cada 13 minutos, por unos minutos a la vez.[101] Si bien la mayoría de las madres en las sociedades occidentales no pueden cargar a sus bebés todo el día, mantener a los bebés cerca de ellas en la noche puede ayudar a satisfacer sus necesidades nutricionales y emocionales.

Para aquellas madres que sienten como si se estuvieran perdiendo aspectos esenciales de la maternidad, el colecho podría ayudar a contrarrestar estas inquietudes. Como me lo expresó una madre, pasar las noches junto a su bebé le ayudó a "validar su papel como madre amorosa". Esto podría ser particularmente útil para las madres y los padres que pasan muchas horas del día lejos de sus bebés mientras están en el trabajo.[16, 36] El hecho de que los empleadores en los Estados Unidos casi no ofrecen ninguna licencia de maternidad significa que la mayoría de las madres estadounidenses con recién

> ❝ Las madres que amamantan a sus bebés a menudo reportan que muy pocas veces necesitan despertarse cuando el bebé tiene hambre. ❞

nacidos deben regresar a trabajar antes del tiempo que se necesita para cumplir con las recomendaciones óptimas de la lactancia materna. Esto podría explicar, en parte, lo que ha causado tal cambio cultural hacia una mayor práctica del colecho. Aproximadamente el 81% de las madres estadounidenses dejan el hospital amamantando

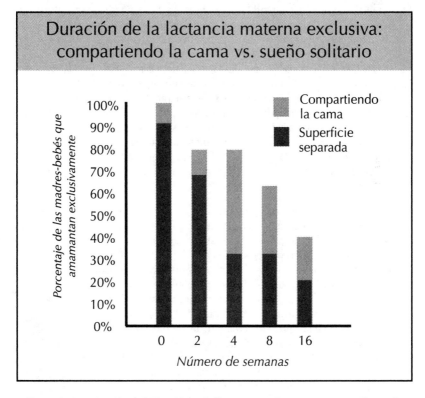

**Duración de la lactancia materna exclusiva: compartiendo la cama vs. sueño solitario**

*Porcentaje de las madres-bebés que amamantan exclusivamente*

Compartiendo la cama

Superficie separada

*Número de semanas*

*Fig. 3.4 La investigación de la Dra. Helen Ball muestra aquí que, en comparación con las madres que duermen solas, las madres que amamaduermen tienen más probabilidades de amamantar a sus bebés durante una mayor cantidad de semanas y tienen más probabilidades de cumplir con sus metas de lactancia.*

# ¿Puedes amamadormir si alimentas de forma mixta?

La alimentación mixta involucra darle a tu bebé fórmula en conjunto con leche directamente de tu pecho, leche extraída (embotellada usando un sacaleches) o leche materna de donadores. Si bien la lactancia materna exclusiva desde el pecho es la mejor opción para cualquier bebé, hay muchas razones por las cuales una madre podría considerar la alimentación mixta, incluyendo riesgos para la salud, dolor, infección, enfermedad o un suministro insuficiente de leche. Sin importar cuál sea tu motivo, es importante señalar que cuanto más amamantes, más seguro estará tu bebé. Que un bebé reciba incluso una cantidad pequeña de leche materna cada vez que se alimenta debería ser una razón para celebrar y espero que te sientas muy bien por ello.

La seguridad de compartir cama cuando se proporciona alimentación mixta es una pregunta que nunca ha sido estudiada adecuadamente, por lo que tenemos pocos datos sobre el asunto. Mis conocimientos en la materia me llevan a pensar que la lactancia materna parcial y la lactancia materna exclusiva están ambas vinculadas con una disminución en el riesgo de SMSL en todas las edades. No conozco ningún estudio a gran escala realizado con una población que aclare este problema directamente, pero puedes revisar un estudio realizado en 1998 por Kathryn G. Dewey si quieres obtener una perspectiva relacionada.[102] Teniendo eso en mente, los estudios que sí tenemos muestran que el riesgo de SMSL se reduce a la mitad cuando se amamanta de forma exclusiva al mes de edad, pero cuando los bebés son amamantados parcialmente no sabemos aún en qué grado compartir cama es seguro.[103] Generalmente recomendaría compartir cama con tu bebé solo si tu bebé estuviera siendo amamantado exclusivamente, directamente de tu pecho durante el primer mes de vida, pero no diría que es imposible ofrecer un entorno lo suficientemente seguro como para amamadormir mientras se proporciona alimentación mixta.

Si alimentas a tu bebé con biberón parte del tiempo, incluso si lo haces con leche materna extraída o con leche materna de donadores, debes saber que podría haber ciertas señales establecidas por la lactancia materna exclusiva que podrías perderte. Mientras los bebés que son alimentados con biberón y reciben leche materna podrían dormir en etapas de sueño más seguras y ligeras que los bebés que son alimentados con fórmula, amamantar directamente con el pecho afecta aún más los patrones para activación y la sensibilidad de las mamás y los bebés.[8] La lactancia materna directa también cambia el lugar y la forma en la que un bebé es puesto junto a la madre,[99] pero esta información es fácil de aprender. Si has establecido la lactancia materna exclusiva por un mes y estás planeando cambiar a alimentación mixta, diría que te corresponde a ti decidir si consideras que continuar amamadurmiendo es lo suficientemente seguro.

e incluso las madres que nunca tuvieron la intención de compartir cama pronto descubren lo fácil que es amamantar y lo satisfechas que se sienten cuando sus bebés duermen junto a ellas.

Nuestros estudios intensivos de laboratorio revelan que los bebés que son amamantados y que comparten una habitación con sus madres tienden a amamantar más a menudo y por períodos más largos de tiempo que los bebés que son amamantados pero que duermen en habitaciones separadas.[12]

Las madres que amamaduermen con sus bebés a menudo reportan que casi no necesitan despertarse cuando su bebé tiene hambre, o que necesitan despertarse solo por unos minutos para ayudar a que el bebé se prenda al pecho. El bebé se alimenta según lo necesita y la mamá continúa durmiendo con un conocimiento subconsciente de lo que está haciendo el bebé.

Según la declaración de las políticas de la Academia Americana de Pediatría, en la sección sobre la lactancia materna, los bebés no deberían tener que llorar para que los cuidadores sepan que tienen hambre. La AAP y otros científicos de lactancia están de acuerdo en que "llorar es un indicador tardío de hambre".[104] La mejor forma, o tal vez la única forma, de saber que tu bebé tiene hambre antes de empezar a llorar es estando lo suficientemente cerca para escuchar sus sonidos y sentir su contoneo, los movimientos de sus brazos y sus señales faciales, las cuales actúan como invitaciones no verbales para ser amamantados.

Un estudio realizado por la Dra. Helen Ball en Gran Bretaña demuestra que la mayor conveniencia de amamantar mientras se comparte cama promueve un mayor compromiso con la lactancia materna por un mayor número de meses, lo cual resulta en beneficios de salud a largo plazo para los bebés y las madres por igual.[16]

Sin embargo, no todas las madres escogen o son capaces de amamantar. Las madres que alimentan a sus bebés con leche materna en un biberón en lugar de con el pecho aún pueden ofrecer la misma protección inmunológica y beneficios para la salud de sus bebés — y mientras más leche materna reciba el bebé, mejor. Cualquier cantidad de leche materna es mejor que ninguna. Si bien generalmente no recomiendo compartir cama con bebés que son alimentados con biberón, las madres que comparten su habitación y alimentan a sus bebés con biberón y leche materna aún alimentan a sus bebés más a menudo que las familias que duermen en habitaciones separadas. Esto le da al bebé más nutrición, le permite ganar peso de forma saludable y le ofrece anticuerpos naturales.[102, 105]

Si una madre no puede ofrecer nada de leche materna, no debería compartir cama, pero compartir la habitación aún ofrece algunas ventajas. Estas incluyen más frecuencia de alimentación con fórmula, lo cual aumenta las oportunidades de revisar al bebé durante la noche. Compartir la habitación ofrece una protección significativa añadida en contra del SMSL, independientemente de si el bebé está amamantando o no, o de si está recibiendo leche materna. Si bien debo repetir que la alimentación con fórmula en sí es un factor de riesgo para el SMSL, me atrevo a suponer que compartir la habitación puede mitigar — aunque sea levemente — los peligros de no amamantar.

Mas allá de los beneficios para la salud del aumento en el tiempo de alimentación, el colecho es importante porque tanto los bebés que son alimentados con biberón como los que son amamantados responden de forma positiva al contacto y al sonido de los movimientos y la respiración de sus padres. La presencia de su cuidador los tranquiliza y los afecta fisiológicamente. Cuanto más cerca estén los padres y los bebés, más aprenden a interpretar y responder a las señales del otro y mejor es su comunicación. Esto es especialmente importante para los bebés que son alimentados con biberón que podrían perderse parte del contacto frecuente y el apego intenso que se lleva a cabo durante el amamantamiento.

Lo que quiero decir es que, independientemente del método de alimentación, todos los bebés pueden beneficiarse emocional y psicológicamente al sentir y reaccionar a la atención, contacto y proximidad de sus padres. Las madres y los padres también se benefician de esta cercanía, construyendo un apego más fuerte hacia su bebé — y viceversa —, ya sea que el bebé esté en una superficie separada o en la misma superficie. Varios estudios demuestran que el apego y la sensibilidad materna, así como los vínculos emocionales, mejoran al aumentar el tiempo en el que el bebé es sostenido físicamente y cargado, tanto de día como de noche.[96, 106] Esto es algo que se puede lograr tanto a través de la lactancia materna como de la alimentación con fórmula o biberón.[86]

Si bien el contacto piel con piel puede ocurrir durante períodos en los cuales el bebé está despierto durante la noche, probablemente lo mejor para la mayor parte de las familias que alimentan con biberón (con leche materna, fórmula o una mezcla de ambos) es practicar el colecho, poniendo al bebé junto a la cama en una superficie diferente, en lugar de ponerlo en la misma cama. Sin embargo, como siempre, tú estás en la mejor posición para determinar exactamente qué tan sensible y responsiva puedes ser con tu bebé. Idealmente, deberías poder discutir esta decisión con un pediatra informado y objetivo que esté dispuesto a considerar tus valores personales antes de darte su recomendación. Por ahora, esto parece tristemente improbable dada la naturaleza polémica del debate sobre compartir cama, y la posición tan incómoda en la que los pediatras se encuentran si están en desacuerdo con la AAP.

————— ❱ —————

## Compartiendo cama con los papás

Los seres humanos son una de las pocas especies de mamíferos en las cuales los padres están fuertemente dedicados a sus hijos y ayudan a las madres a cuidarlos. De hecho, solo el 5% de todos los mamíferos tienen machos que participan directa o indirectamente en el cuidado de sus crías.[107] Debido a que los machos generalmente no son considerados los cuidadores principales en el mundo mamífero, incluyendo en las estructuras de las familias occidentales tradicionales, se ha prestado poca atención a lo que los padres podrían contribuir al cuidado de sus bebés en el contexto de las camas compartidas, con la mayoría de la atención enfocada en la relación entre madres y bebés.

> El colecho podría facilitar la participación de un padre en el cuidado nocturno del bebé.

Se sabe incluso menos sobre la capacidad de un padre de responder de formas similares a las de una madre que amamaduerme.

Sin embargo, el Dr. Lee T. Gettler, mi colega en la Universidad de Notre Dame, publicó un estudio que caracterizó la singularidad de la fisiología reproductora masculina evolucionada en comparación con la mayoría de los primates, describiendo en qué forma los padres podrían haber llegado a jugar un papel importante en la contribución a la supervivencia y el bienestar de sus hijos.

Históricamente, el hecho de que los hombres ayudaran a cargar a sus bebés podría haber reducido las altas demandas puestas sobre las madres, lo cual podría haber disminuido el intervalo entre partos. Esto podría ser lo que hizo posible que las familias sustentaran a dos hijos completamente dependientes al mismo tiempo, la cual es una adaptación humana única.[108]

Después de esta investigación, el Dr. Gettler y sus colegas produjeron una serie de estudios empíricos[100, 108, 109, 110, 111, 112, 113] que examinaron ampliamente los cambios en la neuroendocrinología masculina humana. Específicamente, estudiaron los cambios en los niveles de hormonas cuando los hombres pasaban de salir con alguien, a estar en una relación con una mujer, a tener su primer hijo y pasar tiempo jugando o compartiendo cama con ellos.

Primero demostraron que, a medida que el estado reproductivo de los machos humanos pasa de estar solteros o "saliendo con alguien" a "estar en una relación con una mujer", su nivel de testosterona disminuye significativamente,[113] al igual que cuando se convierten en padres[109] y cuando pasan más tiempo jugando con sus hijos.[110, 112, 113]

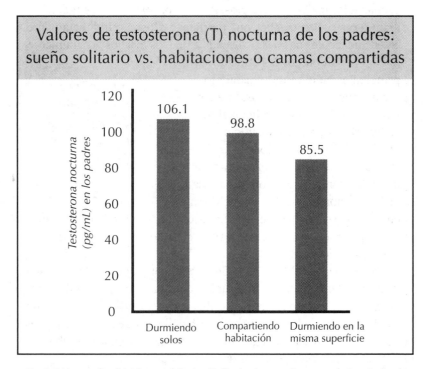

Fig. 3.5 Un estudio dirigido por el Dr. Lee T. Gettler (y por mí) muestra bajos niveles de testosterona nocturna en los padres que comparten la cama, lo cual podría promover mejores prácticas de cuidado infantil.

# ¿Debería compartir cama con mi bebé si mi pareja no es el padre del bebé?

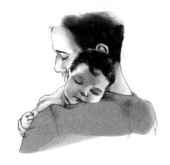

Hay al menos un estudio que ha demostrado un aumento en el riesgo de que un bebé fallezca al compartir cama con un adulto que no es parte de su familia en la cama. El estudio fue llamado el Estudio de Mortalidad Infantil de Chicago, realizado por la Dra. Fern Hauck. Allí se llegó a la conclusión de que "compartir cama fue un riesgo solamente cuando el bebé estaba durmiendo con personas que no eran sus padres".[46] Sin embargo, el grupo que fue estudiado demostró varios de los otros factores de riesgo presentes en muchas de las muertes infantiles.

Acá hay unas ideas adicionales. Si esta pareja, que no es parte de la familia, considera que el bebé que amamaduerme es su responsabilidad en la misma forma en que lo piensa la madre, entonces el amamadormir debería ser tan seguro como lo sería si el padre biológico o un padre adoptivo estuviera compartiendo cama. Al intentar determinar esto, las cuestiones con las que hay que lidiar incluyen el tipo de relación que esta pareja, hombre o mujer, tiene tanto con la madre como con el bebé, qué es lo que significa el acto de compartir cama para ellos y en qué grado aceptan la responsabilidad por la seguridad del bebé. En esta situación, lo mejor podría ser tener cautela manteniendo al bebé en una superficie separada junto a la cama, o solo poniendo al bebé en la cama cuando la madre está amamantando. Si escoges compartir tu cama con tu bebé, es posible que el bebé esté más seguro durmiendo solo junto a la madre y no entre ambos adultos. Pero es necesario hacer más investigaciones sobre este tema. Tal y como están las cosas, no hay una respuesta simple de "sí" o "no" a la pregunta de si es seguro hacerlo.

Ciertamente, tanto el compromiso y como el grado de protección que una persona siente hacia un bebé cambia la forma en la que duerme un adulto, afectando sus despertares para poder responder adecuadamente a las necesidades del bebé. La lactancia materna hace que esto sea más efectivo para las madres, pero eso no significa que una pareja amorosa y comprometida no pueda demostrar vigilancia durante el sueño si decide hacerlo y si se encuentra comprometida emocionalmente con la salud y el bienestar del bebé.

Sin embargo, para ser más explícito, los adultos que no tienen relación de sangre podrían no sentirse responsables por la seguridad del bebé en la misma forma que un padre biológico o adoptivo. Esto es entendible, pero en las situaciones en la que esto sea cierto, yo no recomendaría compartir cama. En lugar de eso, lo mejor sería poner al bebé junto a la cama en una superficie separada.

En este punto, varios estudios han encontrado que los padres que están involucrados con su familia tienen niveles más bajos de testosterona que hombres sin pareja y sin hijos.[100] Los datos cruzados entre especies demuestran que los niveles altos de testosterona pueden, y a menudo lo hacen, interferir con la inversión paterna, lo cual lleva a un menor crecimiento de los hijos y a una menor supervivencia. La evidencia proveniente de estudios del comportamiento y la socioendocrinología de los machos humanos sugiere que los hombres con niveles más bajos de testosterona probablemente son más sensibles y receptivos a las necesidades de los niños. Niveles más bajos de testosterona podrían mejorar el cuidado paterno diurno y el colecho en la noche, ayudando en las respuestas de los padres a sus hijos en ambos casos, lo cual contribuye a una mejor salud y desarrollo de los niños.[106, 113]

Un trabajo de investigación con padres realizado en Gran Cebú, en las Filipinas, en el año 2011, el cual fue dirigido por el Dr. Gettler, encontró que los padres que dormían cerca de sus hijos sobre la misma superficie tenían mayores reducciones en los niveles de testosterona durante el día y niveles más bajos por la noche, en comparación con los padres que dormían lejos de sus hijos.[100] Estos resultados fueron los primeros en demostrar que la testosterona es más baja entre los padres que comparten cama en comparación con los padres que duermen en solitario, y sugiere que el colecho podría causar que los niveles de testosterona bajen y permanezcan relativamente bajos. Los hallazgos también sugieren que los padres que comparten cama podrían mantener niveles más bajos de testosterona una vez que los bebés pasan a ser niños pequeños y aún después, mientras que los niveles en los padres que duermen solos podrían aumentar.

La experiencia de dormir con sus bebés también podría ayudar a aliviar algunos de los efectos del distanciamiento que sienten los padres, por estar fuera de la relación de la lactancia materna. El colecho podría facilitar la participación de un padre en el cuidado nocturno del bebé.[106, 113] Si comparten cama, ambos padres deberían estar de acuerdo y sentirse cómodos con la decisión. Cada una de las personas que comparte cama debe aceptar que tiene el mismo nivel de responsabilidad por el bebé y debe estar consciente de que el bebé está presente en la cama. Como fue dicho previamente, en la mayoría de los casos, el bebé solo debería dormir junto con la madre que está amamantando, no entre ambos adultos.

Ciertamente, nunca podría decir con seguridad que un padre

que sea el cuidador principal no podría entrenarse a sí mismo, igual que la madre, para ser aceptablemente sensible al bebé. Este es otro buen ejemplo de una pregunta que nunca ha sido explorada completamente. Probablemente no recibiremos una respuesta hasta que el gobierno y las organizaciones cívicas decidan asignar fondos para investigar la seguridad al compartir cama.

Hasta donde yo sé, solo dos estudios hasta la fecha[15, 99] han ofrecido información específica sobre el comportamiento de los padres en un contexto de camas compartidas. Pero sí tenemos algunos datos preliminares de un pequeño estudio que realicé junto con el Dr. Gettler y nuestro estudiante de pregrado, Michael Paluzzi. Este estudio, presentado en el año 2013, usó grabaciones infrarrojas de las interacciones entre la mamá, el papá y el bebé mientras dormían en la misma cama. El estudio se enfocó en las similitudes y las diferencias en los patrones de vigilia, el tiempo que se pasaba en contacto con el bebé y las orientaciones de los cuerpos de las madres y los padres que participaron.

Después de revisar grabaciones de diez minutos tomadas cada hora a lo largo de la noche, nos sorprendió lo que descubrimos. Los padres y las madres demostraron patrones similares al despertarse en respuesta a sus bebés. Un padre respondería usualmente después de la madre, a menudo levantando la cabeza para ver lo que está pasando con el bebé, poniendo su brazo sobre la madre para tocar al bebé o tocando brevemente a la madre o al bebé de forma transitoria con su mano.

Si es respaldado por estudios futuros, estos resultados podrían ser usados para ayudarnos a entender cómo estos intercambios nocturnos tan importantes entre los padres y sus bebés podrían influir mutuamente en sus fisiologías subyacentes,[108] posiblemente facilitando un cuidado más cariñoso o más paciencia hacia sus bebés de parte de los padres que comparten cama.

Sin embargo, los padres no pasaron tanto tiempo en contacto físico con sus bebés, especialmente en comparación con las madres que amamantan. En general, observamos que las madres estuvieron en contacto con sus bebés en un promedio del 56% de las observaciones y los padres solo estuvieron en contacto con sus bebés por aproximadamente el 12% del tiempo grabado.

Ellos tampoco estuvieron frente a sus bebés tanto tiempo durante la noche. Mientras que los padres estaban de frente a sus bebés el 41% del tiempo — un porcentaje significativo de nuestras observaciones — las madres estaban de frente a sus bebés más frecuentemente, un 73% del tiempo. Hablando de lo que los padres hacen o no hacen al dormir con sus bebés, un estudiante de la Dra. Helen Ball también realizó un pequeño estudio sobre el asunto. En su tesis para su maestría en la Universidad de Durham en Gran Bretaña, Steve Leech estudió a padres y madres que dormían con bebés de hasta las 12 semanas de edad.[114] Durante tres noches consecutivas, los bebés alternaron al azar entre compartir cama y dormir en una superficie separada junto a la cama, en una cuna o catre. Leech monitoreó y registró la temperatura, frecuencia respiratoria y niveles de saturación de oxígeno (porcentaje de oxígeno en la sangre del bebé) de cada bebé a lo largo de la noche. Las madres y padres también usaron monitores para registrar sus frecuencias respiratorias y niveles de oxígeno. Se colocaron cámaras infrarrojas encima de las familias para filmar su comportamiento nocturno.

Basándose principalmente en los patrones de movimiento, Leech pudo identificar de manera aproximada cuando cada persona estaba despierta, cuando estaba en medio de un sueño REM (sueño de Movimientos Oculares Rápidos) o cuando estaba experimentando las otras etapas del sueño, las cuales son llamadas de forma colectiva NREM (sin Movimientos Oculares Rápidos) o sueño tranquilo. En mis propios estudios, una polisomnografía más completa (grabación de las ondas cerebrales, niveles de oxígeno, frecuencia cardíaca y movimientos oculares y corporales) pudo distinguir las etapas del sueño dentro del NREM, como las etapas 1-2 (sueño ligero) y las etapas 3-4 (sueño profundo).[97]

En este pequeño estudio, las madres que amamantaban y que compartían cama estuvieron menos tiempo despiertas en las noches en las que compartían la cama que cuando los bebés dormían junto a ellas en una cuna, mientras que los bebés pasaron menos tiempo en sueño tranquilo en las noches en que compartieron la cama. Los bebés que compartieron cama de forma regular parecieron experimentar más interrupciones o fragmentación en su sueño normal cuando durmieron en la cuna que cuando durmieron junto a sus madres en la cama.

Independientemente de si el padre estaba o no en la cama, las madres mostraron un grado más alto de sincronía en el estado del sueño, lo cual significa que la madre y el bebé compartieron más tiempo en el mismo estado de sueño (despiertos, en la etapa REM o en sueño tranquilo) cuando el bebé estaba en la misma cama y no en una cuna. Además, tanto las madres como los bebés se despertaron más veces en general y compartieron más despertares inducidos por el otro cuando el bebé estaba compartiendo cama. Estos hallazgos en general concuerdan con nuestros estudios fisiológicos más detallados.[97]

En contraste, no se encontró ninguna sincronía en etapas del sueño entre el papá y el bebé cuando el bebé estaba durmiendo en la cama o cerca de la cama e independientemente de si compartían la cama regularmente o de si dormían junto a la cama regularmente. A diferencia de nuestro pequeño estudio con los padres aquí en los Estados Unidos, el despertar de los padres en este estudio no se vio afectado por el lugar en donde estaba el bebé. Pero es interesante que la ausencia de los padres en la cama sí parecía tener un efecto. Mientras los padres estaban ausentes, los bebés se despertaron más veces y tuvieron menos REM, mientras que algunas madres experimentaron menos REM y una madre se despertó por menos tiempo, pero tuvo más REM y durmió más en general.

Es difícil explicar por qué los padres estadounidenses en mi estudio del 2013 con el Dr. Gettler parecían estar más conscientes de lo que estaba sucediendo en la cama, pasando más tiempo despiertos e interactuando más con sus bebés que en el estudio de Leech. Sin embargo, sería irresponsable llegar a conclusiones firmes basadas en cualquiera de los estudios porque los tamaños de las muestras son muy pequeños.

Podríamos señalar que una encuesta realizada en Gran Bretaña y publicada en *Sleep Health* en el 2004 encontró que la mitad de los papás encuestados, ya sea que compartieran cama regular o irregularmente, admitieron simular estar dormidos para evitar atender a sus hijos en la noche. Algo me dice que podría haber una diferencia cultural que afecta la respuesta paterna a los bebés que practican el colecho en Gran Bretaña, en comparación con los Estados Unidos, pero dejaré que las madres de nuestras dos sociedades decidan si esa es una posibilidad.

---

IV NdT: Si bien REM (*Rapid Eye Movement*) y NREM (*non-Rapid Eye Movement*) son siglas en inglés, son denominaciones muy usadas en la literatura del sueño en idioma español y son más frecuentes que las siglas en español MOR (sueño de Movimientos Oculares Rápidos) y NMOR (sin Movimientos Oculares Rápidos).

Habiendo dicho eso, es difícil para mí decirles a otros hombres que simplemente no se puede demostrar el mismo grado de sensibilidad que una mujer que amamaduerme. Estoy seguro de que incluso a mi esposa no le gustaría esa afirmación, después de ver el comportamiento activo y sensible que tuve con nuestro bebé en 1978. Cuando él se despertaba y quería amamantarse, normalmente era yo quien se despertaba inmediatamente, lo sacaba de su moisés junto a nuestra cama y lo ponía a amamantar, poniéndolo de nuevo allí cuando terminaba. Recuerda que, en este punto, yo aún no había investigado la práctica de compartir cama — y nadie más lo había hecho tampoco — por lo que solo estábamos amamadurmiendo episódicamente. Si hubiéramos sabido lo que sabemos ahora, ciertamente habríamos tenido a nuestro hijo en la cama con nosotros de forma más consistente.

Vale la pena recordarte que, aparte de nunca dejar que un bebé duerma lejos de la presencia de un adulto comprometido, hasta que el bebé no tenga al menos 6 a 12 meses, no le doy ninguna recomendación específica a nadie sobre si debería compartir cama, amamadormir o practicar alguna otra forma de colecho. El lugar en donde un bebé duerme refleja quiénes somos, nuestras personalidades, nuestras historias individuales, nuestro acceso a recursos, nuestras emociones y nuestras propias necesidades. No conozco las circunstancias particulares de cada familia, cuánto saben sobre las precauciones de seguridad o lo que significa compartir cama para ellos. Lo que recomiendo es considerar todas las posibles elecciones e informarse tanto como sea posible, combinando lo que aprendas con lo que crees que funcionará mejor para ti, para tu bebé y para tu familia.[115, 116]

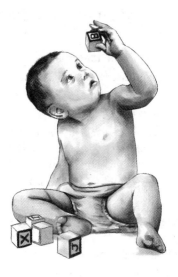

CAPÍTULO 7

# Los beneficios del colecho

## Los efectos positivos de la lactancia materna

Sabemos que el *breastsleeping* o amamadormir e incluso compartir habitaciones tiende a aumentar la frecuencia y la duración de la lactancia materna, pero ¿por qué es eso tan importante? Para empezar, la lactancia materna le da la oportunidad a tu recién nacido de aprender y practicar señales de comunicación. Estas señales crean un vínculo entre tú y tu bebé que puede protegerlo mejor durante sus despertares mientras comparten la cama por la noche.

Esta es parte de la razón por la cual compartir cama es realizado de forma más segura por las díadas de madres-bebés que practican la lactancia materna — ya que están condicionadas a responder cuando el otro se despierta —. Las madres que amamantan exclusivamente además ponen a sus bebés durmiendo cerca de su pecho, una alternativa más segura en comparación con las madres que alimentan a sus bebés con fórmula o que le dan alimentación mixta, que tienden a poner a sus bebés cerca de sus rostros mientras comparten cama.

Generalmente, los bebés también son más felices y están más dispuestos a interactuar con su entorno cuando son amamantados por sus madres.[117]

## Beneficios del amamadormir para los bebés

- **Mayor suministro de leche materna**

  Ya que los bebés amamantan a lo largo de la noche, su succión estimula a sus madres para crear más de la leche necesaria para una nutrición apropiada.

- **Amamantamiento más frecuente**

  Los estudios nos dicen que las tomas más frecuentes reducen el tiempo que los bebés pasan llorando, contribuyendo así a la conservación de energía de tu bebé y a una vigilia más tranquila.

- **Sesiones más largas de amamantamiento**

  Las tomas más prolongadas garantizan que tu bebé reciba suficientes calorías todos los días para proporcionar una nutrición adecuada y una ganancia de peso.

- **Período de lactancia más largo**

  Al amamantar continuamente a lo largo del tiempo, los bebés reciben los beneficios inmunológicos y nutricionales que necesitan para un crecimiento y desarrollo óptimo.

- **Mayor seguridad**

  Los bebés que son amamantados, a diferencia de los que son alimentados con fórmula, son monitoreados constantemente a lo largo de la noche y tienden a estar acostados sobre su espalda en la posición supina recomendada, con sus narices y bocas libres de obstrucciones.

- **Aumento en la duración del sueño infantil**

  Los bebés que duermen solos deben llorar muy fuerte y por el tiempo suficiente como para despertar a sus padres, quienes están durmiendo a varias habitaciones de distancia. Al dormir junto a sus padres, los bebés obtienen un período de descanso más largo y mejor.

- **Menores niveles de estrés**

  Cuando los bebés no tienen que recurrir al llanto ni agitarse para que sus necesidades sean satisfechas, pueden permanecer más calmados y contentos.

- **Regulación de la temperatura**

  Los bebés están más calientes cuando duermen junto a sus mamás y las madres pueden sentir la temperatura de sus bebés y responder agregando una manta si su bebé parece tener frío o removiendo las mantas si su bebé tiene mucho calor.

- **Mayor sensibilidad a la comunicación de la madre**

  Las madres y los bebés que duermen juntos normalmente tienen una mayor y mejor sensibilidad a los olores, movimientos y contacto del otro.

*Fig. 3.6 Una combinación de lactancia materna y de camas compartidas ofrece muchos beneficios para los bebés.*

Hablando en términos biológicos, por supuesto que la leche materna involucra mucho más que tan solo crear vínculos y ser feliz. La leche materna es la mejor y la principal arquitecta del cerebro en desarrollo del bebé, y tal vez por eso los bebés que son amamantados tienen puntuaciones más altas en las pruebas de coeficiente intelectual y en otras pruebas cognitivas que los bebés alimentados con fórmula.[117]

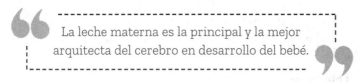

> La leche materna es la principal y la mejor
> arquitecta del cerebro en desarrollo del bebé.

Nuevas y fascinantes investigaciones neurobiológicas sobre el cerebro de los bebés humanos han demostrado que la leche materna aumenta la densidad de "materia blanca" o de células cerebrales que facilitan la comunicación entre células (neurona a neurona).[118]

Un estudio a gran escala comparando la ganancia de peso de los bebés alimentados con leche materna, alimentación mixta y biberón demostró que una ganancia de peso más alta en los primeros meses de vida (lo que significa que es más sana) estuvo asociada con una lactancia materna más frecuente.[105]

La leche materna también contiene inmunoglobulinas y citoquinas, lo cual ayuda a prevenir infecciones que se cree que contribuyen con el SMSL.[103] Múltiples estudios revelan que más lactancia materna se traduce en más protección contra el SMSL.[12, 99, 105] Es por eso que la Academia Americana de Pediatría recomienda ahora que se debe amamantar como medida de prevención contra muchas condiciones y enfermedades.

La lactancia materna frecuente garantiza que los bebés reciban mayores beneficios inmunológicos que los bebés que son alimentados principal o exclusivamente con fórmula. Cuanto más a menudo son amamantados los bebés y cuanta más leche materna se les da, más anticuerpos reciben. Estos son anticuerpos diseñados y producidos por la madre específicamente para luchar contra las bacterias que se encuentran en el entorno doméstico del bebé y para luchar contra cualquier otro virus o bacteria a los cuales la madre y el bebé estén expuestos. Para los recién nacidos, quienes son especialmente vulnerables a enfermedades debido a sus sistemas inmunes inmaduros, estos anticuerpos pueden ofrecer protección vital contra enfermedades infecciosas peligrosas, de rápida acción y posiblemente fatales.[102]

Hasta hace relativamente poco tiempo, no contábamos con evidencias científicas sobre cuántas vidas podría salvar la lactancia materna en los países industrializados. Incluso en un país como

## Beneficios de practicar el colecho en superficies separadas para los padres y bebés alimentados con fórmula

- **Entorno protector al dormir**

  Las madres y los padres que duermen cerca de sus bebés pueden responder rápidamente si el bebé llora, se ahoga, necesita que se liberen sus vías nasales, necesita más o menos calor o si simplemente necesita ser sostenido. Los bebés que practican el colecho tienen más confianza de que sus necesidades serán satisfechas casi inmediatamente.

- **Tranquilidad emocional**

  Los bebés que duermen en superficies separadas reciben el contacto, calor y protección reconfortante de sus madres y padres. Para los padres que trabajan fuera del hogar, esta práctica puede ser un momento maravillosamente reparador para reconectar con el bebé.

- **Seguridad**

  Dependiendo del grado en que la madre desea dormir estando en contacto con su bebé y de su capacidad o habilidad de mantener un entorno seguro para dormir, el colecho lado a lado (en superficies diferentes) y el compartir habitaciones (en lugar de compartir la cama) podría ser la forma más segura y más tranquilizadora para practicar el colecho entre la mamá y el bebé alimentado con biberón.

- **Menos estrés**

  Tu presencia puede ser extremadamente reconfortante para tu bebé si está enfermo o irritable y poder monitorear inmediatamente el estado de tu bebé puede darte tranquilidad durante la noche.

- **Más tiempo para dormir**

  Los bebés que practican el colecho en superficies separadas lloran menos frecuentemente y duermen más, y si estás junto a tu bebé, puedes satisfacer sus necesidades sin tener que salir de la cama e ir a su cuna, lo cual también te ahorra tiempo.

*Fig. 3.7 Si tu bebé no es amamantado, no es tan seguro compartir la cama. Sin embargo, aún hay algunos beneficios al practicar el colecho en superficies separadas.*

los Estados Unidos, en donde las enfermedades infecciosas están en gran parte bajo control debido a nuestras prácticas sanitarias tan estrictas, un estudio epidemiológico reciente demostró que aproximadamente 720 bebés estadounidenses fallecen cada año por enfermedades congénitas o infecciosas, o por complicaciones de enfermedades, debido a que no fueron alimentados con leche materna.[61] Este estudio demuestra claramente que, incluso en una cultura occidental altamente industrializada, el número de vidas infantiles salvadas por la lactancia materna es impresionante.

---------------- ❯ ----------------

## El contacto nocturno es bueno para los bebés

Un bebé que duerme cerca de sus padres, ya sea compartiendo cama o durmiendo en una superficie separada, se beneficia de los recordatorios continuos de la presencia de los cuidadores — inspecciones, contacto, olores, movimiento, calor y, en virtud del aumento en la lactancia materna, el gusto —. Estas sensaciones le dan seguridad emocional al bebé.

Estudiando a bebés en Nueva Zelanda, el equipo de la Dra. Sally Baddock descubrió que los bebés que comparten cama eran tocados por sus madres, más que ser simplemente mirados, casi tres veces más a menudo durante la noche que los bebés que duermen solos, con un promedio de once inspecciones físicas cada noche, en comparación con solo cuatro.[15]

Tanto los bebés que nacen a término como los prematuros se benefician significativamente de la presencia física de sus padres. Los niños que practican el colecho tienen significativamente más probabilidades de establecer un vínculo de apego seguro con ellos, en comparación con los bebés que duermen solos[119], y los bebés que comparten habitación aprenden más rápido debido al mayor número de interacciones sociales y a la comunicación más frecuente que son producidos por el mayor contacto y proximidad. Estudios científicos han demostrado que, cuando los bebés descansan sobre el pecho de su madre o de su padre, disfrutando el contacto directo piel con piel, respiran de forma más regular, usan la energía más eficientemente, crecen más rápido y experimentan menos estrés.[120]

Investigaciones realizadas a inicios de la década del 2000 por los Dres. Sari Goldstein, Imad Makhaul y Helen Ball señalaron que el contacto piel con piel, referido como el método de la madre canguro, hace que los bebés prematuros sean dados de alta antes de las unidades de cuidados intensivos neonatales y produce menos apneas y menos incidentes de bradicardia (períodos con frecuencias cardíacas lentas).[105, 121] Un meta-análisis reciente que combinó muchos estudios reveló que el método de la madre canguro piel con piel redujo la mortalidad entre los bebés prematuros en hasta un 36%, produciendo también una mayor circunferencia de la cabeza, mayores niveles de oxigenación, menores números de casos de sepsis, menos hipoglicemia y menos reingresos al hospital.[47, 122]

Un estudio ya clásico del 2005 realizado por el Dr. Jan Winberg también demostró que el contacto piel con piel con la madre inmediatamente después del parto reguló la temperatura de los bebés, eliminando la necesidad de una incubadora. Asimismo, los bebés que experimentaron contacto piel con piel tuvieron un mejor almacenamiento de energía y niveles más altos de azúcar en la sangre en comparación con los bebés que estaban en una incubadora.[123] Relacionado con esto, un estudio separado descubrió que los bebés prematuros que disfrutaron del cuidado piel con piel retuvieron su temperatura corporal interna por varias horas y que la temperatura del pecho materno se ajustaba a las necesidades de temperatura interna de los bebés.[124]

Se sabe que el contacto materno actúa como un analgésico para los bebés y que cuando los recién nacidos reciben más contacto y son llevados más en brazos, se recuperan rápidamente de la fatiga relacionada con el parto.[125] El contacto físico también facilita el amamantamiento espontáneo y anima a las madres a amamantar por períodos más largos de tiempo en cada toma.[126] Los bebés que disfrutan del contacto piel con piel duermen por períodos más largos de tiempo y parecen menos agitados en general. El contacto cercano también los ayuda a tener frecuencias cardíacas y patrones de respiración más estables, lo cual produce una mayor oxigenación general.[127]

El contacto piel con piel está asociado con un aumento significativo en los niveles de oxitocina de la madre (una hormona liberada durante la lactancia materna y la creación de vínculos sociales), según lo descrito en dos estudios suecos.[128] Esto sugiere que la contracción uterina y la eyección de leche mejorarían para beneficio de la madre y el bebé. También hay un reporte que dice que el contacto piel con piel está asociado con menores niveles de ansiedad en la madre y con una participación más eficiente de las madres en el cuidado de sus bebés recién nacidos.[129] Aparte de la promoción del contacto piel con piel, el colecho también puede proporcionar un ambiente nocturno más protector y estimulante. Si el bienestar de tu bebé se ve amenazado durante el colecho — por ejemplo, si el bebé se está ahogando o le cuesta quitar una manta que está encima de su rostro — tú serás (si estás atenta) capaz de ayudarle de inmediato (ver el Apéndice IV para encontrar ejemplos de posibles respuestas que podrían salvar la vida de los bebés en las familias que comparten la cama). Tu bebé también se beneficia de una respuesta inmediata a sus necesidades.

Cuando los bebés no tienen sus necesidades satisfechas, especialmente antes de que puedan expresarlas de forma verbal, lloran. El llanto evolucionó como una señal de alarma y es la forma en la que los bebés comunican sus necesidades en última instancia. Esta respuesta está reservada para circunstancias críticas que involucran el dolor, el hambre o el temor y es usada para provocar el comportamiento de rescate de las madres. Se sabe muy bien que el llanto disminuye la oxigenación y aumenta la frecuencia cardíaca, lo cual aumenta el cortisol, una hormona del estrés.

Algunos estudios sugieren que los niveles de cortisol que están elevados crónicamente en la primera infancia pueden causar cambios físicos en el cerebro, promoviendo una mayor vulnerabilidad a los trastornos sociales del apego.[86, 96] Como mínimo, la energía perdida llorando podría ser utilizada mejor en el crecimiento o mantenimiento.[130] Los bebés que amamaduermen o que comparten la habitación tienen muchas menos probabilidades de llorar hasta quedarse dormidos o incluso de llorar en absoluto, y por lo tanto evitan la liberación excesiva de esta hormona.

Sin embargo, ahora se anima a muchos padres a usar "técnicas de llanto controlado" para manejar a los bebés y niños pequeños que no pueden quedarse solos, que se despiertan en la noche o que solo se tranquilizan si son cargados o si pueden dormir cerca de los padres. La Asociación Australiana de Salud Mental Infantil está tan preocupada con el uso de dichas técnicas que emitió la siguiente declaración: "... el llanto controlado no es consistente con lo que los bebés necesitan para tener una salud emocional y psicológica óptima, y puede tener consecuencias negativas no deseadas".[131]

Dejar que los bebés lloren hasta quedarse dormidos es un consejo que se les da a los padres con el objetivo de criar hijos que sean autosuficientes, capaces de autoconsolarse y que estén cómodos con la soledad. Esta idea es un constructo social. Es cierto que los niños que practican el colecho tienden a empezar a dormir toda la noche a una edad más tardía que los bebés que son obligados a dormir en solitario— aproximadamente de un año a año y medio después —, pero todos los niños serán capaces tarde o temprano de despertarse y dormirse por sí solos. El entrenamiento para dormir no ofrece ninguna ventaja real y las investigaciones más minuciosas que han sido realizadas hasta ahora, de hecho, llegan a la conclusión opuesta.

Varios estudios demuestran que los bebés que son alimentados con biberón y que son obligados a dormir en solitario tienen un sueño más consolidado. Un estudio comparó el desarrollo del sueño entre los bebés que tuvieron alimentación con biberón y contacto mínimos durante la noche — según lo recomendado por el Dr. Benjamin Spock — y bebés que tuvieron lactancia materna y contacto físico prolongado, según lo recomendado por la organización que apoya la lactancia materna, La Liga Leche.[132]

Entre los bebés alimentados con biberón que recibieron contacto mínimo por la noche, la duración promedio de los episodios de sueño aumentó de seis horas y media a los dos meses a ocho horas a los cuatro meses, y a más de ocho horas durante el segundo año.

En contraste con el sueño consolidado de los bebés que recibieron el cuidado Spock, el sueño de los bebés que fueron amamantados y que posiblemente practicaban colecho estuvo caracterizado por episodios más cortos de sueño y por despertares más frecuentes. A los dos meses de edad, estos bebés durmieron un promedio de cinco horas seguidas durante su episodio de sueño más largo. Los bebés que recibieron contacto mínimo durmieron hasta ocho horas a los cuatro meses, pero los bebés con contacto más alto no durmieron una cantidad significativamente más larga de tiempo que las cinco horas hasta que cumplieron 20 meses.

El tiempo total de sueño nocturno también se desarrolló de forma diferente en los bebés que recibieron contacto. Los bebés de La Liga Leche durmieron un total de 15 horas a los dos meses, 12.5 horas a los cuatro meses y solo un poco más de 11 horas a los dos años. Los bebés con el cuidado Spock continuaron durmiendo de 13 a 14 horas al día durante el período de monitoreo de dos años.[132, 133] El estudio concluyó que los diferentes tipos de alimentación y el contacto mientras se duerme tienen efectos importantes en el desarrollo de los patrones de sueño.

Pero, como repito, todos los niños llegarán a exhibir episodios más largos de sueño en relación con los patrones generales de la familia. Ningún bebé necesita ser entrenado para dormir. Confieso tener sentimientos fuertes sobre esto debido a una experiencia personal. Cuando era un padre joven, antes de saber lo que sé ahora, mi esposa y yo dejamos que nuestro bebé llorara por aproximadamente 15 minutos. Esos siguen siendo los únicos 15 minutos de mi vida que me gustaría poder cambiar. Fue como una tortura para mi pequeño hijo y sus sentimientos de sufrimiento y rechazo no eran para nada necesarios. Cuando abrí la puerta, él estaba de pie, agarrándose del barandal de la cuna, con sus ojos inflamados, llorando e hiperventilando. Lo único que pude ver en su rostro fue amor y alivio al verme, y fue allí que se me rompió el corazón.

Debido a esa experiencia personal, me molesta que alguien que está en una posición de autoridad sugiera que está bien hacer eso y que es lo mejor para un bebé. No es así. Basados en estudios de niños y adultos con daños psicológicos, los investigadores ahora están descubriendo que dejar que los niños lloren sin ofrecerles ningún consuelo puede causar, en casos extremos, un daño duradero en sus cerebros. No tenemos ninguna idea aún sobre los cambios que podrían ocurrir a nivel del ADN.

───────── ❯ ─────────

## Nuevos descubrimientos sobre los efectos duraderos del contacto cercano

Para los bebés mamíferos y especialmente para aquellos que son menos maduros en el momento del nacimiento (como los seres humanos), las primeras experiencias y la privación de contacto y proximidad maternos pueden influir en la actividad de sus genes, lo cual podría afectar su resiliencia psicológica, metabolismo y funcionalidad inmune. Esto sucede por medio de un proceso llamado metilación. Los cambios en el ADN ocurren cuando se agregan carbono e hidrógeno a los genes, como "reguladores de intensidad" que se encienden y apagan, afectando el comportamiento y la fisiología de los bebés. Una de las sorpresas más importantes es que estos cambios inmediatos en la actividad genética también pueden ser transmitidos a las generaciones futuras.

Un experimento famoso realizado con cachorros de ratas, dirigido por el Dr. Michael Meany, demostró que un mayor cuidado materno en forma de un mayor amamantamiento, más lamidas, y mayor aseo por parte de las ratas mamás causó que sus hijos experimentaran menos ansiedad y temor al enfrentarse a situaciones estresantes. Investigadores en la Universidad Brown, dirigidos por el Dr. Barry M. Lester, recientemente plantearon la hipótesis de que podríamos esperar resultados similares en los humanos.[5]

El Dr. Lester quería examinar los lugares de los genes que regulan las reacciones de un bebé al estrés, específicamente el receptor de glucocorticoides que está a cargo de los cambios de cortisol. Los bebés que reciben leche materna de forma exclusiva experimentan más contacto con sus madres y reciben más beneficios para la salud por la leche materna que los bebés que son alimentados con fórmula o que reciben alimentación mixta. Por este motivo, el equipo de investigación del Dr. Lester propuso que se encontrarían más alteraciones en los genes relevantes por medio del proceso de metilación del ADN en los bebés alimentados con fórmula o con alimentación mixta — los cuales son llamados bebés de "bajo contacto" —. Su hipótesis fue que se encontrarían menos alteraciones en los bebés de "alto contacto" alimentados exclusivamente con leche materna, quienes demostrarían, al igual que los cachorros de ratas que recibieron mucho cuidado, una menor respuesta de estrés al ser sometidos a desafíos estresantes.

> Puede haber consecuencias significativas sobre las conductas determinadas por la genética en los seres humanos y en otros mamíferos atribuibles a la naturaleza y calidad del cuidado que reciben cuando son bebés.

Usando muestras pequeñas de tejido de las mejillas y saliva, fueron medidos los niveles de cortisol de los bebés y los cambios en la estructura molecular, antes y después de un experimento que indujera estrés. La prueba de estrés que usaron fue un procedimiento muy conocido llamado el "rostro inmóvil". En esta prueba, la madre pasa dos minutos interactuando felizmente con su bebé, cara a cara. Durante los próximos dos minutos, ella detiene repentinamente cualquier expresión y se queda mirando a su bebé sin sonreír ni mostrar ninguna emoción positiva. Entonces, el bebé intenta "reconquistar" a la madre. Al no poder hacerlo, el bebé normalmente demuestra una gran aflicción y tristeza, y algunos infantes babean o les da hipo, se estiran mientras lloran y miran hacia otro lado.

Los autores del estudio de ADN señalan que la respuesta de los bebés humanos alimentados exclusivamente con leche materna replicó los resultados del experimento realizado con ratas. Parecía que los comportamientos de cuidado materno tenían un efecto específico en el ADN, haciendo que los bebés con bajo contacto reaccionaran más severamente a la prueba del rostro inmóvil que los bebés con alto contacto. El análisis de ADN mostró diferentes genes receptores de glucocorticoides presentes en los bebés de bajo contacto en comparación con los bebés de alto contacto, debido al proceso de metilación. Los investigadores concluyeron que las variaciones en el cuidado materno alteran el genoma subyacente del bebé, lo cual a la vez altera la reactividad al estrés.

La implicación es que puede haber consecuencias significativas sobre las conductas determinadas por la genética en los seres humanos y en otros mamíferos atribuibles a la naturaleza y calidad del cuidado que reciben cuando son bebés. Dichas modificaciones en ciertos sitios en los genes podrían ser pasados a generaciones futuras, pero aún se necesitan muchas investigaciones para verificar para cuántos sitios genómicos esto podría ser cierto o bajo qué circunstancias biológicas esto sucede.

En un estudio similar reciente, dirigido por la Dra. Sarah R. Moore, padres de bebés de cinco semanas llevaron un diario anotando los comportamientos de sus bebés (como cuando dormían, cuando estaban molestos, lloraban o se alimentaban), y la duración del cuidado que involucraba contacto corporal. Después de analizar muestras de ADN de cada bebé, de forma similar al estudio del Dr. Lester, los investigadores concluyeron que la cantidad de contacto recibido por los bebés cuando son cargados y consolados de cerca — el tipo exacto de estimulación proporcionada al amamadormir— puede tener un efecto positivo a nivel molecular.[134]

Este es el primer estudio de su tipo en demostrar tan claramente que la necesidad de contacto de un bebé con su cuidador está profundamente arraigada y que podría tener consecuencias permanentes en las expresiones genéticas. Los investigadores encontraron diferencias consistentes en las actividades de los genes (por medio del mismo proceso de metilación) al comparar a niños de alto y bajo contacto en cinco sitios específicos de ADN.[135] Uno de estos sitios juega un papel importante en el sistema inmune y otro en la calibración del metabolismo. Un comunicado de prensa emitido por la Universidad de Columbia Británica, en donde se realizó la investigación, sugiere que "los niños que experimentaron mayores molestias y recibieron relativamente poco contacto tenían una 'edad epigenética' menor a la esperada, dada su edad real". En otros estudios, una baja edad epigenética está vinculada con malos resultados médicos.[136]

En otra línea de investigación neurobiológica muy diferente, nueva información clave ha sido revelada por investigadores en la Universidad de California, San Francisco. El equipo, dirigido por la Dra. Mercedes F. Paredes, estudió cómo se desarrolla la neuroarquitectura del cerebro de los bebés. Ellos descubrieron algo completamente inesperado y posiblemente único para los seres humanos. Este estudio trascendental, publicado en 2016,[18] tiene implicaciones importantes sobre cómo las primeras experiencias, como el amamadormir, podrían jugar un papel en el desarrollo neurológico de un bebé, posiblemente reduciendo las susceptibilidades a futuros desórdenes mentales o físicos.

Los investigadores descubrieron una masa de miles de células nerviosas jóvenes y no desarrolladas, hasta ahora desconocidas, alineadas en un arco detrás de los ojos de los bebés. Desde el primer día de vida hasta los tres meses de edad, estas neuronas jóvenes se embarcan en un viaje migratorio hacia la corteza prefrontal, ubicada aproximadamente detrás de la frente del bebé. La corteza prefrontal es el centro de la cognición y hace posible lo que se conoce como "funcionamiento ejecutivo", lo cual se refiere a pensamiento más complejo como opiniones, evaluaciones, actividades detener/seguir (*stop/go*), discriminación y resolución de problemas en general.

De acuerdo con este estudio, en qué se convertirán estas neuronas jóvenes y en qué parte del cerebro terminarán pareciera estar influenciado por lo que el bebé está experimentando en su entorno. Esto incluye todos los tipos de estímulos sensoriales e intelectuales, así como las interacciones sociales proporcionadas por los cuidadores. Estas células nerviosas no formadas, en efecto, se diferencian en varios tipos de células nerviosas durante su migración, dependiendo de las experiencias del bebé, incluyendo cuando es cargado, tocado, cuando se le habla y cuando juegan con él. Las interacciones cara a cara construyen lo que algunos conocen como "andamio neurológico" o un cimiento para la inteligencia y la resiliencia, posiblemente ayudando a proteger contra del desarrollo de trastornos mentales.[134] El mayor contacto con el cuerpo de la madre puede hacer que este andamio neurológico sea más estable y efectivo, proporcionando una base sólida para las funciones cognitivas y emocionales del bebé que crecen rápidamente.[19]

De nuevo, si bien no fue parte de su investigación, sabemos que el contacto piel con piel, un aumento en los abrazos y una interacción general entre los padres y el bebé ocurren naturalmente durante el colecho, especialmente al amamadormir, ya que estas prácticas ofrecen mayores oportunidades para obtener la gran cantidad de beneficios asociados con las mismas. Así, en teoría, el colecho debería contribuir a la arquitectura neurológica de un bebé, cambiando los tipos de neuronas que se forman, cuántas neuronas se retienen y en qué parte de la corteza prefrontal terminan.

Estos nuevos descubrimientos nos dejan mucho que aprender, pero sabemos que estudios recientes han hecho sonar una campana de alarma en contra de la privación del contacto y la denegación del cuidado específico de la especie. La falta de contacto durante el día y la noche — un problema contra el cual los bebés no pueden protegerse — podría tener consecuencias no deseadas e irreversibles que podrían ser intergeneracionales.

$$\text{)}$$

## Amamadormir y los cólicos: una nueva teoría sobre el llanto inconsolable

Desde aproximadamente el mes hasta los siete meses de edad, los bebés aprenden a controlar su respiración conscientemente de acuerdo a las vocalizaciones deseadas. En lugar de simplemente respirar y vocalizar de manera refleja, los bebés aprenden a manipular el volumen del aire, la velocidad en que lo libera y a cómo retenerlo— estas manipulaciones serán necesarias para poder hablar más adelante —.

El sistema respiratorio de un bebé podría ser menos estable durante el período entre las 4 y las 14 semanas, cuando los bebés humanos son más susceptibles al SMSL y al llanto inconsolable conocido como cólico. Este es el período en el cual el control de la voz y la respiración empiezan a desarrollarse al mismo tiempo en que se fusionan los mecanismos de respiración del cerebro superior e inferior. El tronco encefálico se conecta con las estructuras corticales superiores, incluyendo aquellas que regulan la proporción de oxígeno a dióxido de carbono, por medio de la integración creciente de vías neuronales complejas. Antes de que este sistema sea dominado y que todas las estructuras neurológicas sean integradas en la forma en la que deberían serlo, es posible que haya inestabilidades en donde puede haber fallas en el control de la respiración, lo cual puede provocar el SMSL (durante el sueño) o cólicos (durante la vigilia). Mis colegas y yo desarrollamos un nuevo modelo comprobable que analiza qué tienen en común estos dos problemas de salud prevalentes en los bebés.[137]

Los humanos tienen dos subsistemas para controlar la respiración — voluntario e involuntario — y un bebé debe aprender a usar ambos al mismo tiempo. Estos subsistemas están controlados por dos tipos diferentes de neuronas en el cerebro del bebé. Las neuronas excitadoras permiten que el bebé empiece a llorar y mantenga el aire subyacente. Las neuronas inhibidoras permiten que el bebé

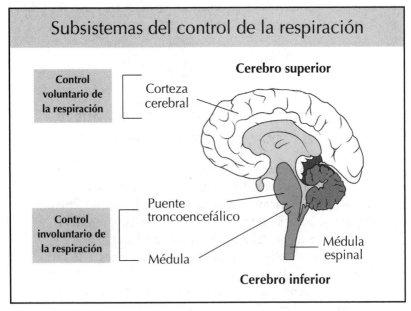

**Subsistemas del control de la respiración**

**Control voluntario de la respiración** — Corteza cerebral

**Cerebro superior**

**Control involuntario de la respiración** — Puente troncoencefálico / Médula

Médula espinal

**Cerebro inferior**

*Fig. 3.8 Los cólicos y algunos casos de SMSL podrían ser causados por la falta de control que los bebés tienen sobre su respiración mientras que los subsistemas voluntarios e involuntarios se integran y desarrollan.*

deje de llorar. Los dos subsistemas de control de la respiración (uno basado en el tronco encefálico y el otro en la corteza) pueden desarrollarse de forma relativamente desincronizada durante el proceso en el cual se convierten funcionalmente en un solo sistema. Un bebé podría tener menos neuronas inhibidoras que neuronas excitadoras antes de que sus tractos nerviosos voluntarios e involuntarios lleguen a estar completamente interconectados.

Nosotros proponemos que el llanto inconsolable puede ser explicado por el hecho de que un bebé tiene la habilidad de iniciar el llanto, pero no de detenerlo. Cuando el bebé se da cuenta de que no puede dejar de llorar, empieza a hacer más de aquello que está intentando detener: llorar. De esta forma, el bebé queda atrapado en un ciclo cruel.

El llanto inconsolable puede representar al bebé no pudiendo separar su voz (voluntario) de su respiración (involuntario), lo que causa que ambos se bloqueen y se produzcan llantos largos y continuos que están fuera del control del bebé. Mi teoría es que igualando el número de neuronas excitadoras e inhibidoras por medio de la estimulación y la práctica es cómo los bebés al final superarían los cólicos.

La otra mitad de este modelo especula que el SMSL podría ser resultado de las transiciones del bebé de entrada o salida al sueño REM (movimientos oculares rápidos, el cual ocurre con los sueños - consulta el Capítulo 6 para obtener más información sobre esto). Cuando entra al sueño REM o sueño "activo", el bebé normalmente pasaría de una respiración involuntaria a una combinación de respiración voluntaria e involuntaria. Al no poder entrar o salir de uno de estos dos sistemas de control de la respiración, el bebé podría quedar atrapado entre ellos y dejar de respirar. Al no poder recibir suficiente oxígeno, el bebé podría fallecer trágicamente por SMSL.[137]

Si tan solo conociéramos una forma fácil y natural para permitir que los bebés mejoraran o aceleraran el control de su respiración... ¿tal vez el amamadormir? Es probable que no podamos prevenir los cólicos o el SMSL, pero la diversidad de intercambios sensoriales y experiencias en un entorno en el que se amamaduerme podría disminuir la falta de sincronización entre los subsistemas o podría acelerar el proceso del desarrollo para crear un control más eficiente de la respiración y la integración de las redes neuronales

voluntarias e involuntarias.
El contacto y la interacción
sensorial con un cuidador les
dan a los bebés la oportunidad
de desarrollar una gran variedad
de habilidades físicas y sociales,
incluyendo el control de la

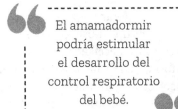

> El amamadormir
> podría estimular
> el desarrollo del
> control respiratorio
> del bebé.

respiración. Recuerda lo sensibles que son los bebés a las señales
respiratorias como la "respiración" de los osos de peluche en el
Capítulo 6. El contacto, escuchar sonidos respiratorios y escuchar a
los padres respirar en relación con el habla ayudan a los bebés a tener
una transición del desarrollo sin problemas. Dichas interacciones
podrían ayudar al bebé a controlar mejor su respiración en relación
con los sonidos que desean hacer, incluyendo cómo quieren llorar.

Un estudio realizado en 1985 encontró que los bebés de seis
semanas lloraron y estuvieron molestos un 43% menos cuando
fueron llevados más en brazos. Quienes realizaron el experimento
propusieron que el hecho de que los bebés no sean porteados
suficientemente en las sociedades occidentales modernas podría
predisponerlos a cólicos.[138] Se cree que los episodios prolongados
de llanto caracterizan el comportamiento de los bebés bajo las
condiciones de cuidado que son típicas en las sociedades occidentales.
Específicamente, se cree que las prácticas de cuidado afectan la
duración de los episodios de llanto y no su frecuencia o su patrón.

En un estudio dirigido por el investigador de salud y desarrollo
infantil, el Dr. Ronald G. Barr, se observó el llanto de los bebés
bosquimanos !Kung o !Kung San. Descubrieron que, debido a que
los bebés eran cargados y amamantados constantemente a lo largo
del día, ellos lloraban significativamente menos que los bebés en
las sociedades más industrializadas. El estudio concluye: "El patrón
máximo en los bebés !Kung San aumenta aún más la evidencia
de que el cuidado afecta específicamente la duración del llanto.
El aumento en el contacto al cargar [a los bebés !Kung]... redujo
sustancialmente la duración general".[139]

Todas las interacciones sensoriales necesarias ocurren mientras
se amamaduerme. Si no puedes llevar en brazos consistentemente
a tu bebé durante el día al igual que los !Kung San, se puede decir
que el amamadormir u otras formas de colecho podrían estimular
el desarrollo del control respiratorio de tu bebé para ayudar a evitar,
resolver o al menos tranquilizar los síntomas de cólico, así como

para prevenir la tragedia del SMSL.

Me gustaría añadir que, si bien mi hipótesis sobre el SMSL y los cólicos refleja algo de la evidencia disponible sobre los mecanismos de control fisiológico, los mecanismos de control circulatorio también son muy importantes (o están estrechamente vinculados). Con esto me refiero al control sobre la presión arterial y la regulación térmica. Para los seres humanos, el control circulatorio puede ser más efectivo y activo durante el sueño REM que en el sueño NREM y, por lo tanto, la transición entre ambos podría ser tan importante o podría inducir tantas complicaciones como con el control respiratorio. El Dr. Peter J. Fleming una vez me dijo que, considerando los hallazgos del Dr. Christian F. Poets[140] y la investigación liderada por el Dr. Robert G. Meny,[141] las muertes inesperadas de bebés parecen ser más consistentes con una falla en el control circulatorio o en su papel integrativo junto con, o en relación a, el control respiratorio. De cualquier manera, como algunos de los estudios de laboratorio del Dr. Fleming y estudios realizados con bebés que comparten cama en Mongolia parecieran sugerir, el control circulatorio durante esta transición en las etapas del sueño podría ser más efectivo en los bebés cuando comparten cama que cuando duermen solos.[142, 143, 144, 145]

───────── ❯ ─────────

# Cómo se pueden beneficiar las madres y los padres cuando amamaduermen

Ten en cuenta que cuando hablamos sobre los beneficios, siempre estamos hablando sobre casos electivos en los que se comparte cama, cuando es realizado de forma segura y cuando las madres y los padres escogen amamadormir por motivos emocionales y relacionales. Ahora hay varios estudios diferentes[16, 127, 146] que se enfocan en por qué los padres deciden practicar el colecho. Aparentemente hay una gran cantidad de motivos para hacerlo, incluyendo que sienten que es simplemente lo correcto.

Una encuesta multicultural realizada a más de 200 familias en los Estados Unidos, Gran Bretaña, Francia, Canadá, Australia y Nueva Zelanda reveló que el temor de no poder llegar rápidamente a donde está el bebé durante un terremoto o incendio, el temor de SMSL, temor de una enfermedad o fiebre repentina o incluso la

## Beneficios del amamadormir para las madres

- **Mayor suministro de leche materna**

  La lactancia materna a demanda a lo largo de la noche ayuda a las madres a establecer y mantener su suministro de leche.

- **Mayor protección contra el cáncer de seno y otros cánceres del sistema reproductivo**

  Compartir la cama aumenta tanto la frecuencia como la duración en meses de la lactancia materna, aumentando los efectos protectores de la lactancia materna contra el cáncer a largo plazo.

- **Pérdida más rápida del exceso de peso después del embarazo**

- **Mayor apego y realización de los padres**

  Especialmente para los padres que trabajan, pasar mayor tiempo con el bebé durante la noche puede ayudarles a estar más apegados y a sentirse más realizados como padres.

- **Confianza de que el bebé está seguro**

  La mayoría de las madres que amamantan y que comparten la cama rutinariamente con sus bebés tienden a acostar a sus bebés sobre sus espaldas y dormir en una posición que evita que el bebé se meta bajo las almohadas o el edredón.

- **Más tiempo para dormir para la madre**

  Los estudios han demostrado que las madres que duermen con sus bebés duermen más y evalúan su sueño de forma más positiva que las madres que duermen lejos de sus bebés.

- **Menores niveles de estrés**

  El mayor contacto con los pezones que ocurre durante el amamantamiento nocturno funciona para aumentar la producción de oxitocina, una hormona que contribuye a la sensación de tranquilidad y bienestar de la madre.

- **Mayor sensibilidad a la comunicación del bebé**

  Las madres pueden responder rápidamente si un bebé quiere ser alimentado, disminuyendo así la ansiedad de que las necesidades del bebé no están siendo satisfechas.

*Fig. 3.9 El amamadormir tiene múltiples beneficios para los bebés, pero la combinación de la lactancia materna y el colecho puede también tener beneficios sorprendentes para las madres.*

inquietud de que el bebé esté solo estaban incluidos entre las razones por las cuales las familias deciden compartir cama. "Tranquilo", "reconfortante", "amoroso" y "protector" son palabras que se presentaron repetidamente en las descripciones que las madres y los padres dieron sobre lo que significa compartir cama para ellos. "Trabajo en una oficina todo el día; el colecho es una forma de conectarme con mi bebé", dijo una madre.

Ver al bebé cuando te despiertas, ver su pecho subir y bajar con cada respiración, escucharlo (incluso si es solo un suspiro o un sonido débil), cubrirlo si se quitó la manta, dejar que se agarre de tu dedo—estas son las acciones que sostienen a los nuevos padres y que les ayudan a demostrarle un cuidado amoroso a esa pequeña vida que tienen frente a sí —.

Si bien muchas madres y muchos padres disfrutan la cercanía y la creación de vínculos que pueden experimentar con su bebé, la razón más prominente para el colecho es que todos pueden dormir más.

Las madres que amamantan y sus bebés descansan más cuando practican el colecho, ya sea que estén amamadurmiendo, usando un dispositivo de colecho o que simplemente tengan la cuna en la misma habitación. Piénsalo — es mucho más fácil para la mamá amamantar a su lado que levantarse y caminar por el pasillo hasta llegar a la otra habitación y luego intentar volver a acostar a un bebé que solo quiere tener contacto con su madre —.

> La razón más común para practicar el colecho es que todos pueden dormir más.

A muchas madres les resulta mucho más fácil cumplir con sus metas de lactancia materna con el colecho ya que amamantan más a menudo y por períodos más largos de tiempo durante el primer año de vida del bebé que las madres que duermen solas.[105]

Los estudios epidemiológicos, de laboratorio y observacionales revelan que, si bien los bebés ciertamente pueden beneficiarse del amamantamiento, las madres también experimentan beneficios de salud a corto y a largo plazo cuando amamantan.

Por ejemplo, la lactancia materna ayuda a que el útero de la madre regrese al tamaño que tenía antes del embarazo, ayuda a la madre a retener hierro y retrasa el regreso de la ovulación, lo cual aumenta el intervalo entre partos. Mientras más cortos son los intervalos entre alimentaciones, más poderoso se vuelve este efecto anticonceptivo, conocido como amenorrea de la lactancia. Aún más importante, la lactancia materna ayuda a proteger a las madres contra varios tipos de cánceres del sistema reproductivo, especialmente el cáncer de seno. La Organización Mundial de la Salud patrocinó un estudio de 5,878 casos de cáncer de seno, comparándolos con 8,216 controles (mujeres que no contrajeron cáncer). Ellos encontraron que, conforme el número de meses de lactancia materna aumentaba, las probabilidades de una mujer de contraer cáncer de seno disminuían, especialmente si la madre amamantaba por entre 15 y 40 meses de su vida. Si lo hacía, la probabilidad de contraer cáncer de seno se reducía a solo el 30 a 40% respecto a las mujeres que nunca amamantaron o que lo hicieron por solo unos meses.[147]

Otro estudio más bien notable describe un pueblo pesquero en Hong Kong en donde las madres que amamantan hacen algo que nosotros podríamos considerar extraño. Ellas amamantan a sus bebés solo de un pecho. Esto podría representar el máximo experimento controlado, ya que ambos senos estuvieron expuestos a los mismos factores ambientales y experiencias fisiológicas con solo una excepción: un seno fue usado para amamantar y el otro no. ¿Adivina qué seno no contrajo cáncer? ¡Sí! El seno que se usó para amamantar parecía estar protegido.[148]

Un estudio realizado en el 2013 por la Dra. Melissa Bartick, profesora asistente en medicina en la Facultad de Medicina de Harvard y en la Alianza de Salud de Cambridge, descubrió que una duración subóptima de la lactancia materna en los Estados Unidos resulta en casi 5,000 casos de cáncer de seno al año en exceso y también está relacionado con casi 14,000 ataques cardíacos y más de 50,000 casos de presión arterial alta anuales en exceso.[149]

## La lactancia materna es lo más económico

La lactancia materna ahorra al menos u$s 300 al mes que de lo contrario serían gastados en biberones, fórmula o costos de alimentación, lo cual ayuda a la familia a ahorrar mucho dinero al año. Es lógico financieramente además de los beneficios para la salud de la madre y el bebé.

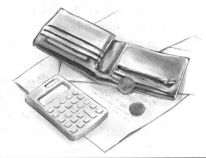

Aparte de los beneficios para la salud que vienen con un amamantamiento más frecuente, hay algunas razones para hacerlo en las que podríamos no haber pensado, como cuando los bebés o alguno de sus padres son ciegos o sordos. Una madre que participó en nuestro estudio y que es ciega de nacimiento escribió: "¿Cómo podría haber cuidado a mi hermoso bebé sin tenerlo acurrucado junto a mí? Hacerlo me hizo sentir realizada como madre y a mi hijo no le importó que yo no pudiera ver. De hecho, gracias a que él estaba tan alegre de tenerme cerca, a menudo me olvidaba que estaba ciega". La madre de un bebé ciego y sordo dijo: "Siempre me sentí un poco mal por el hecho de que [mi hijo] estaba en la oscuridad y no podía oír. Pero desde que renuncié a mis nociones preconcebidas de que era malo que los niños durmiesen en la cama de sus padres, la hora de dormir ha sido mucho más tranquila".[36]

Una madre de dos bebés sordos escribió: "Tengo dos hijos sordos que ahora tienen cinco y ocho años. Ambos durmieron con nosotros hasta el año pasado. Empezamos [a amamadormir] por accidente cuando se hizo mucho más fácil amamantarlos. Cuando descubrimos que el más grande estaba sordo estábamos tan felices de haber tomado esa decisión. Ya que no podían oír de noche... se sentían mucho más cómodos cuando estábamos cerca de ellos".

La tranquilidad es significativa, pero esos no son los únicos beneficios para mamá y papá. El estudio de la Dra. Helen Ball con papás que practican el colecho en Inglaterra, el único estudio de su tipo, encontró que los papás en su muestra al inicio estaban renuentes a compartir cama y luego terminaban pensando que la experiencia en general era "más agradable que molesta". Ella sugiere que el contacto íntimo que los padres pueden tener con los bebés que practican el colecho les ayuda a desarrollar una relación social fuerte con sus bebés que de lo contrario podría retrasarse durante el amamantamiento. La Dra. Ball sugiere que: "El colecho triple podría ayudar a aminorar este efecto [de la relación retrasada] y hacer que los papás que están motivados a hacerlo tengan la oportunidad de experimentar el contacto íntimo y una interacción cercana y prolongada con su bebé recién nacido".[99]

# Parte 4

Cómo practicar el colecho

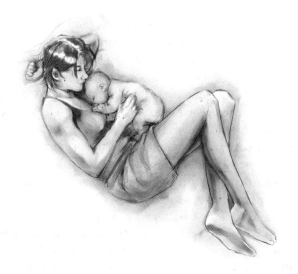

CAPÍTULO 8
# La seguridad es lo primero

## Cómo amamadormir de forma segura

Recuerda que todas las familias tienen sus propias metas, necesidades y filosofías. El lugar en donde duerme un bebé refleja la convergencia única de los valores de cada familia, del método de alimentación del bebé y de las varias características relacionales, psicológicas y emocionales de los padres e hijos. Incluso los factores socioeconómicos son importantes aquí, junto con, por supuesto, el comportamiento y personalidad únicos del bebé. Esta constelación de factores hace que sea imposible incluso para los mismos padres predecir qué forma de dormir será la más satisfactoria y beneficiosa para ellos.

Muchas familias descubren que no es práctico tener una habitación para el bebé, incluso si ya invirtieron mucho tiempo y dinero para preparar un espacio hermoso. Los bebés están diseñados biológicamente para el contacto físico. Más que tener una cuna o una habitación hermosas, los bebés simplemente necesitan estar cerca de sus padres para su seguridad, desarrollo y estabilidad emocional.

Si bien sugiero que todos los padres duerman con sus bebés estando al menos en la misma habitación como mínimo los primeros seis meses de vida, no creo que todas las familias necesariamente deban o necesiten *breastsleep* o amamadormir. Hay muchas otras opciones de colecho en superficies separadas que se pueden explorar y que pueden otorgar beneficios importantes. Sin embargo, si eres el tipo de madre o padre que quiere sentir el calor, seguridad, tranquilidad y protección que viene con el amamadormir, entonces es importante establecer tu entorno para compartir cama en una forma considerada, organizada y segura. Por definición, el amamadormir ocurre en un entorno que está libre de factores de riesgo. Para poder mantener el nivel de seguridad de forma apropiada, debes saber cuáles son los factores de riesgo y cómo evitarlos.

Empecemos por lo básico para crear un entorno seguro para el colecho. Si tienes una pareja, es importante hablar sinceramente sobre cómo se siente cada persona sobre el colecho. También recuerda que las decisiones que tomas durante el embarazo no necesariamente funcionan después de que el bebé nace. Especialmente para los padres primerizos, experimentar el nacimiento de tu bebé, tenerlo en brazos y ver su rostro puede cambiar todo lo que habías decidido.

Si cambias de idea y decides que quieres que tu bebé duerma en la cama contigo, creo que es apropiado que los adultos que compartirán la cama estén de acuerdo en responsabilizarse por el hecho de que el bebé estará allí. Al igual que esos pequeños carteles que dicen "bebé a bordo" en los automóviles, antes de que entres en una cama en donde dormirá un bebé, asegúrate de pensar que hay un "bebé en la cama". Ambos padres deben participar en la respuesta a la presencia del bebé. Es necesario tomar una decisión consciente para poder responder activamente, al igual que un día decides no levantarte de la cama o que te VAS a despertar temprano para no perder tu avión. Dormir con un bebé es más que solo un acto físico, es un acto mental requerido de ambos padres en la cama, incluso si uno responde más frecuentemente al bebé que el otro.

Si tú y tu pareja están de acuerdo en amamadormir, la primera pregunta es: ¿tu colchón es lo suficientemente firme? El Dr. Ronald L. Somers, de la Universidad de Adelaida en Australia, ingenió una forma de descubrirlo, demostrado en un video llamado "Los bebés y las superficies blandas" (Babies and soft surfaces), publicado en su canal de YouTube. El proceso involucra colocar dos cartones de un litro de leche o jugo llenos encima de una pila de 12 discos compactos para ver qué tanto se hunden en el colchón. Si los discos compactos se hunden hasta el punto en que el borde sobresaliente del cartón de leche toca el colchón, eso indica que la cama es demasiado suave y podría ser un peligro de asfixia. Puedes encontrar más detalles y un diagrama visual en la publicación del Dr. Somers del 2012 en la *Revista de Salud Pública de Australia y Nueva Zelanda*.[150] Aparte de la blandura, otra cosa que debes ver es si el colchón está limpio. Por motivos de higiene, debería estar en buenas condiciones. También es bueno revisar la etiqueta para ver si tiene materiales que podrían ser peligrosos.

Independientemente del colchón o la forma de dormir que escojas, siempre debes acostar a tu bebé sobre su espalda para dormir. Esa es la posición natural de la especie para que duerman los bebés y ayuda a facilitar la lactancia materna, ya que un bebé que duerme sobre su estómago no puede sujetarse al pecho fácilmente, si es que puede. Dormir sobre sus espaldas también induce a los bebés a despertarse más a menudo, manteniéndolos en una etapa de sueño más ligero y ayudándoles a despertarse rápidamente después de una apnea. Los investigadores han descubierto que los bebés tienen un riesgo mucho menor de fallecer por SMSL si duermen sobre sus espaldas, en un colchón firme con sábanas bien ajustadas, con sus rostros no obstruidos por almohadas, mantas o animales de peluche, en un ambiente libre de humo.

Si una madre fumó tabaco durante el embarazo o si fuma ahora, debería evitar compartir cama y, en su lugar, debería tener al bebé durmiendo junto a ella en una superficie separada. Si el padre fuma, también es mejor que el bebé duerma junto a la cama en lugar de dormir en la cama. El estudio epidemiológico del Dr. Fleming descubrió que compartir cama con un papá que fuma también eleva el riesgo de SMSL a un nivel problemático.[151]

Fumar o ingerir marihuana también puede representar un riesgo, pero no se han realizado suficientes investigaciones para determinar exactamente su peligrosidad. De acuerdo con un estudio realizado en el año 2018, el principal ingrediente psicoactivo en la marihuana, el THC, puede permanecer en la leche materna por hasta seis días y puede acumularse en la grasa del cuerpo del bebé. Los autores especulan: "Hay inquietudes relacionadas con la acumulación de los diferentes cannabinoides en el bebé que amamanta debido a la eliminación lenta de los almacenes de grasa corporal y a la exposición diaria", pero aún no hay estudios que confirmen si esta acumulación de THC afecta negativamente el desarrollo cerebral o contribuye al SMSL de la misma forma que el humo de tabaco.[152]

Sin embargo, el consumo de cualquier forma de marihuana unas horas antes de ir a dormir sí aumenta el riesgo de MSIL para los bebés que comparten cama ya que altera la conciencia y habilidad de los padres para ser sensibles a las necesidades de sus bebés a lo largo de la noche. Esto es cierto con cualquier droga.

La patóloga, Dra. Claire Thornton, hizo una declaración sobre un bebé que falleció en el 2014 mientras compartía cama con su madre, quien había fumado marihuana antes de llevarse al bebé a la cama. La Dra. Thornton dijo que, si bien el bebé no mostró ninguna señal de heridas accidentales o no accidentales o de infecciones, y que era "imposible decir" si el bebé se había asfixiado, la combinación de la marihuana y el colecho creó "un riesgo incalculablemente alto" de MSIL.[153]

Aparte del problema del tabaquismo, si habitualmente se amamaduerme, es ideal mover la cama al centro de la habitación —lejos de las paredes y de los otros muebles, quitando los marcos de madera o metal y poniendo el somier sobre el suelo con el colchón encima—. Como fue demostrado por la Comisión para la Seguridad de los Productos para Consumidores (CPSC) de los Estados Unidos, el mayor riesgo cuando un bebé duerme en una cama con un adulto no es, como muchos podrían asumir, que un adulto aplaste o se dé vuelta encima del bebé, sino que el bebé quede atrapado entre el colchón y la pared, o entre la pared y un mueble (como una mesa de noche), o en el marco, la cabecera o el pie de la cama.[154]

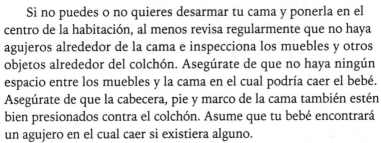

El mayor riesgo cuando un bebé duerme en una cama con un adulto no es, como muchos podrían asumir, que un adulto aplaste o se dé vuelta encima del bebé.

Si no puedes o no quieres desarmar tu cama y ponerla en el centro de la habitación, al menos revisa regularmente que no haya agujeros alrededor de la cama e inspecciona los muebles y otros objetos alrededor del colchón. Asegúrate de que no haya ningún espacio entre los muebles y la cama en el cual podría caer el bebé. Asegúrate de que la cabecera, pie y marco de la cama también estén bien presionados contra el colchón. Asume que tu bebé encontrará un agujero en el cual caer si existiera alguno.

No asumas que es seguro empujar un colchón contra la pared.

Algunos bebés se han asfixiado cuando los padres no notaron que la cama se había alejado de la pared, dejando suficiente espacio para que el bebé quedara atrapado en medio.

Cuando se amamaduerme, también es importante recordar poner el termostato un poco más bajo. Tu propio cuerpo junto al del bebé actúa para mantenerlo caliente; el calor excesivo aumenta las probabilidades del SMSL en los bebés. Las mantas ligeras son mejores y los trajes pequeños para dormir funcionan mejor para tu bebé siempre que sus brazos no estén restringidos. Los bebés siempre deberían poder mover los objetos que obstruyen su nariz o boca. Mantén a tu bebé lejos de edredones o mantas pesadas que podrían caer y cubrir su rostro, y usa almohadas duras y angulares que estén bien empujadas por encima de la cabeza del bebé. También asegúrate de que no haya otros niños ni mascotas en tu cama cuando el bebé esté durmiendo allí.

Si tu pelo es muy largo, deberías amarrarlo de tal forma que no esté cerca del bebé como una cuerda. Sé de una ocasión en la que un bebé quedó tan atrapado en el cabello de su madre que el padre tuvo que cortar el cabello para evitar que el bebé fuera estrangulado. El

## Las consecuencias de compartir la cama de forma peligrosa

**NUNCA COMPARTAS LA CAMA, incluso si amamaduermen, si hay espacio entre la cama y la pared u otros muebles en donde el bebé podría caer y quedar atrapado.**

Asegúrate de que el colchón quede bien ajustado contra la cabecera y el pie de la cama y remueve el marco de la cama si es posible.

Si no tomas las precauciones necesarias, lo siguiente le podría suceder a tu bebé:

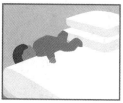

*Atrapado entre la cama y la pared*

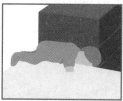

*Atrapado entre la cama y un objeto*

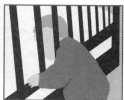

*Atrapado en el pie de la cama*

bebé fue resucitado, pero estuvo muy cerca de morir. También el tema se debe considerar cuidadosamente si alguno de los adultos durmiendo en la cama es obeso. El peso excesivo podría crear una depresión hacia la cual el bebé podría rodar mientras duerme. Un colchón particularmente firme podría compensar esta situación. No hay ninguna regla concreta sobre la obesidad de los padres y compartir cama que pueda ser justificada empíricamente, excepto cuando no hay lactancia materna o cuando otros factores de riesgo estén presentes o predominen, en cuyo caso debería evitarse compartir cama. Estas familias pueden practicar el colecho colocando al bebé sobre una superficie cerca de la cama en lugar de en la cama misma. Un estudio sobre la relación entre la obesidad y el colecho en un sofá (un ambiente de colecho peligroso para cualquiera) muestra un riesgo muy elevado si ambos factores están presentes, pero los datos también documentan otros factores de riesgo independientes.[155]

Si tú o tu pareja se sienten apretados en su cama o si la cama es más pequeña que una *queen* (1,50 m de ancho), entonces es mejor no compartir cama. Deberían tener suficiente espacio como para estar separados. Los nuevos colchones doblados o acolchados parecieran no ser lo suficientemente planos o estables para proteger al bebé al máximo, por lo que lo mejor es evitar dormir con tu bebé en ese tipo de colchones. Nunca compartas cama, incluso si quisieras amamadormir, si duermes en una cama de agua. Espero que algún día las autoridades y los fabricantes empiecen a pensar en muebles de cama cuyo diseño sea más seguro para los bebés.

Para obtener más información sobre la seguridad a la hora de dormir, ve al Capítulo 11.

## La forma apropiada de compartir cama

*Un boceto idealizado de la forma de compartir cama muestra a padres que no fuman, están sobrios, han escogido compartir cama y están amamantando a su bebé. El marco de la cama fue removido completamente y el colchón fue puesto en el centro de la habitación, lejos de las paredes y los muebles. Se usan mantas ligeras y firmes y almohadas cuadradas. No hay niños más grandes, mascotas o animales de peluche en la cama.*

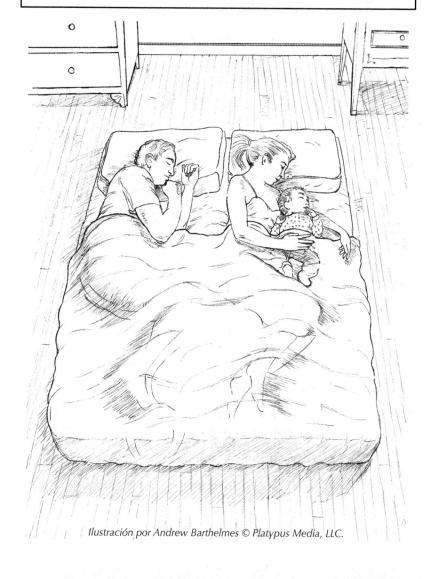

Ilustración por Andrew Barthelmes © Platypus Media, LLC.

## SÍ:

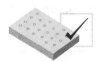

Pregúntale a tu pareja o la persona con quien compartas la cama si se siente cómodo o cómoda con el bebé durmiendo allí y si está dispuesto o dispuesta a compartir la responsabilidad por la seguridad del bebé durante la noche.

Asegúrate de que tu bebé esté durmiendo en una superficie limpia, firme y no acolchada, con bastante espacio para todos los ocupantes. Un colchón en medio de la habitación sin marco es ideal.

Amárrate el cabello largo en un moño o en otro estilo que no pueda enrollarse alrededor del bebé. Para el cabello extremadamente largo, incluso una cola de caballo o trenza podría ser un peligro.

Revisa bien para detectar cualquier espacio o barra que podría causar que el bebé quede atrapado.

Quita los animales de peluche o muñecas, edredones gruesos, almohadas extra o cualquier otro objeto que pueda representar un riesgo de asfixia. Las sábanas ligeras y mantas transpirables son aceptables.

Mantén a las mascotas fuera de la habitación si son capaces de subirse a la cama.

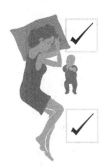

Proporciona un ambiente libre de humo para tu bebé. Si alguien que comparte la cama contigo fuma tabaco (independientemente de en dónde y cuándo fuma), pon a tu bebé a dormir en una superficie separada.

Pon a tu bebé sobre su espalda para dormir. Pon la cabeza del bebé cerca del pecho de la mamá que lo amamanta, no cerca de las almohadas. Cuando amamantes en la cama, asegúrate de que el bebé regrese a su posición después de cada comida.

Pon a tu bebé entre la madre que amamaduerme y el borde de la cama para que el bebé no esté entre dos individuos. Si el segundo adulto está comprometido completamente y con entusiasmo en que el bebé esté allí, y si confía en que puede responder a las necesidades del bebé, esta regla podría flexibilizarse.

Evalúa tu capacidad de responder a tu bebé a lo largo de la noche.

# NO:

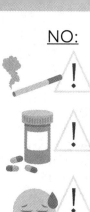

No amamaduermas con tu bebé si tú o tu pareja fuman o si fumaste tabaco durante tu embarazo.

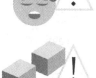

No amamaduermas si alguien que está compartiendo cama ha consumido sedantes, medicamentos, alcohol, marihuana o cualquier sustancia que causa alteración en la consciencia o mayor somnolencia.

No amamaduermas si alguien que está compartiendo cama, especialmente la madre que amamanta, está cansado o enfermo a tal punto que se vuelva difícil responder al bebé.

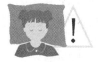

No dejes ningún espacio entre la cama y la pared en donde el bebé podría caer y quedar atrapado. Asegúrate de que el colchón quede bien ajustado contra la cabecera y el pie de la cama y remueve el marco de la cama si es posible.

No amamaduermas si uno de los padres es obeso, a menos que confíen en que el colchón es lo suficientemente firme como para compensar la diferencia de peso.

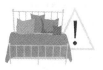

No permitas que los hermanos mayores que no entiendan los riesgos de asfixia duerman en la misma cama con bebés de menos de un año.

No amamaduermas si alguna mascota pudiera subirse a la cama.

No uses ropa de cama gruesa y no permitas que nada cubra el rostro o la cabeza del bebé. Las sábanas y mantas deberían ser porosas, preferiblemente de algodón. Cuando haga frío, usa capas de ropa de cama delgada en lugar de una sola manta más pesada.

No le pongas demasiada ropa al bebé ni pongas el termostato demasiado alto. Si te sientes cómodo o cómoda, tu bebé probablemente lo está también. Recuerda, el contacto corporal cercano aumenta la temperatura corporal.

Nunca dejes tu pelo largo suelto ni uses ropa de cama que tenga cintas o cuerdas. Esas cosas podrían ser un riesgo de estrangulación para el bebé.

Nunca pongas a los bebés solos en una cama para adultos. Los bebés siempre deberían dormir bajo supervisión.

)

# ¿Hay algún riesgo de aplastar a mi bebé?

Sería falso decir que no hay ninguna probabilidad de que un adulto aplaste o se dé la vuelta y quede encima de un bebé, incluso en circunstancias que de lo contrario serían seguras. Sin embargo, sería igual de falso decir que un bebé nunca podría morir accidentalmente al viajar en un automóvil o durante otras actividades comunes y socialmente aceptables. En cada uno de los casos, los peligros son específicos, conocidos y, en su mayoría, pueden ser evitados. En caso del viaje en automóvil, colocar a los bebés de forma correcta en un asiento para bebés aprobado para la seguridad del consumidor y no manejar bajo la influencia de alcohol o estupefacientes hace posible asumir el riesgo relativamente pequeño que impone tal viaje.

Sabemos que dormir con un bebé en un sofá, silla reclinable, silla o cama de agua *siempre* es peligroso, y que cualquier forma de dormir que involucre a un bebé *podría* ser peligrosa, aunque no lo sea inherentemente.

Por defecto, las madres no representan un riesgo para sus bebés, ya sea que estén durmiendo en la misma superficie o junto a su bebé en una superficie separada. Como sabemos gracias a la investigación del Dr. Valdes-Dapena[91] y a los experimentos del Dr. Rosenblith y del Dr. Anderson-Huntington,[90] (ver el capítulo 6), un cuidador comprometido y sobrio puede notar y responder fácilmente al malestar de un bebé en una situación peligrosa. Nuestros propios estudios financiados por el NICHD muestran que las madres que amamaduermen son capaces de sentir, detectar y responder a la proximidad de sus bebés, incluso en las etapas de sueño más profundo. Diría que la presencia de una madre sobria, informada y dedicada — especialmente una que está amamantando — es valiosa en una situación de sueño y no es un riesgo inherente como ha sido representado por las autoridades médicas. Cualquier persona que piense que una madre acostada junto a su bebé siempre es un riesgo inaceptable ha sido engañado para hacerle creer que amamadormir es una patología o un comportamiento anormal cuando, de hecho, es una adaptación fundamental de los humanos que debería ser el estándar.

La evidencia antropológica, comprendida por datos cruzados interculturales, entre especies y evolutivos, sugiere que las madres y los bebés están diseñados para responder a la presencia del otro. Este es un hecho biológico demostrable empíricamente y que está evidenciado en reportes de las mismas madres describiendo cómo su atención e intervenciones podrían haber salvado la vida de sus bebés mientras compartían cama[36] (ver el Apéndice IV). Es cierto que compartir cama es menos estable y requiere una preparación cautelosa, pero eso no lo hace necesariamente peligroso. Me gusta recordarle a la gente que, si el colecho en la misma superficie fuera tan peligroso, entonces los bebés y padres habrían desarrollado alguna alternativa con base biológica o la humanidad se habría extinguido. Como están las cosas, el colecho entre padres y bebés en todas sus formas continúa siendo la forma de dormir preferida para los humanos y otros mamíferos.

> Si el colecho en la misma superficie fuera tan peligroso, entonces los bebés y padres habrían desarrollado alguna alternativa con base biológica o la humanidad se habría extinguido.

En los registros culturales mundiales bien documentados y en los registros sobre los primates no humanos, nunca he encontrado una sola palabra o frase que sugiriera la existencia de casos de Síndrome de la Muerte Súbita del Lactante (SMSL) antes del desarrollo de las sociedades industrializadas. Tampoco he encontrado ningún reporte de sociedades con una organización más simple — como los cazadores y recolectores contemporáneos — que describa a una madre sofocando accidentalmente a su bebé durante el colecho. Es difícil de creer que nunca haya sucedido en estas sociedades, ya que incluso un incidente raro sería probable, pero el SMSL y la asfixia de los bebés parecieran ser un fenómeno que es principalmente familiar para quienes vivimos en países occidentales industrializados. Estos fenómenos tienen una prevalencia particular en los subgrupos culturales que están marginalizados estructural o históricamente o que están empobrecidos debido al racismo y a los traumas intergeneracionales.

En cada lugar donde el amamadormir se expresa en contextos menos industrializados, la práctica continúa proporcionando ventajas nutricionales, inmunológicas, del neurodesarrollo y fisiológicas que son de vital importancia. En nuestras sociedades industrializadas podemos compartir cama y obtener aún estos beneficios, pero, para nosotros, tomar precauciones y continuar informados es mucho más importante. El amamadormir evolucionó y se convirtió en la forma de dormir y alimentarse predominante y más adaptativa para los humanos, pero los muebles modernos y los accesorios para dormir, el consumo de drogas y alcohol, las fórmulas infantiles y la alimentación con biberón, y el tabaquismo no fueron parte de la ecuación durante la mayor parte de la evolución humana. Cuando se hable sobre el riesgo de aplastamiento y cuando determinemos cómo se ve un entorno seguro para amamadormir en un contexto urbano, occidental e industrializado debemos considerar estos factores.

Las sociedades modernas y sus entornos para dormir, más las condiciones físicas y sociales dentro de las cuales se comparte cama — especialmente entre los pobres en áreas urbanas — obligan a los profesionales a tener mucho cuidado cuando discutan el colecho o las camas compartidas. Dado que no conozco las condiciones y circunstancias específicas en las cuales vive cada familia, me aseguro de no recomendar directamente que se comparta cama. Sin embargo, una cosa es hablar explícitamente sobre cuándo no es seguro compartir cama y algo muy diferente es intentar eliminar del todo una experiencia del comportamiento tan importante diciendo que es inevitablemente peligrosa.

A lo largo de mi carrera he argumentado que los profesionales de la salud no tienen el derecho — ni la evidencia — para reunir todas las formas de compartir cama en un solo grupo taxonómico. Una y otra vez, hay explicaciones sobre las muertes de bebés que requieren hacer referencia a la presencia de varios factores de riesgo.[58] Enfatizo que se debe hacer una distinción entre la naturaleza inherentemente protectora y beneficiosa de la relación de colecho entre madre y bebé y las condiciones en las cuales ocurre, las cuales pueden ir de extremadamente seguras a extremadamente peligrosas. Por ejemplo, la condición de la superficie para dormir, el estado mental de los adultos que practican el colecho y las razones que la familia tiene para practicarlo son muy importantes al evaluar la seguridad relativa de cualquier forma de compartir cama.

Como fue mencionado en un capítulo anterior, muchos de los desacuerdos continuos sobre las camas compartidas surgen de los resultados dispares de los estudios epidemiológicos de casos control. Estos estudios subestiman de forma significativa el número de bebés que compartieron cama y sobrevivieron sin ningún incidente. Tampoco son fáciles de comparar ya que contienen una enorme variación en el contexto cultural, definiciones de variables, preguntas incluidas y presencia de factores de riesgo externos.

Hay muchas situaciones dentro de las cuales compartir cama representa demasiados riesgos, pero los estudios que incluyen detalles relevantes de las circunstancias dentro de las cuales los bebés fallecen — como detalles específicos sobre el lugar en donde dormía el bebé o el consumo de alcohol, tabaco o drogas por parte de los padres — han demostrado solamente una diferencia ligeramente elevada o ninguna diferencia en el riesgo compartir cama para los bebés de madres que amamantan, que no fuman y que están sobrias.[156]

En el año 2013, uno de los nombres más grandes en la investigación del SMSL, el Dr. Abraham Bergman, escribió un editorial en respuesta a un artículo de la Dra. Eve Colson, ambos publicados en la *Revista de la Asociación Americana de Medicina* (JAMA).[67] El equipo de investigación de la Dra. Colson reportó que, de 1993 a 2010, la tendencia general de los adultos a cargo de niños en los Estados Unidos que compartían cama con sus bebés había aumentado significativamente. Debido a su creencia de que compartir cama aumenta la mortalidad infantil, los autores pidieron que los pediatras se esforzaran más por desanimar la práctica. El Dr. Bergman consideró que el reporte era "inquietante". En su editorial escribió: "la evidencia que vincula las camas compartidas con el aumento en el riesgo de muertes infantiles es débil y ciertamente no es suficiente para condenar una práctica cultural tan generalizada que tiene sus beneficios propios".[157] El artículo de la Dra. Colson, el cual estuvo enfocado principalmente en el aumento del porcentaje de familias que compartían cama sin ninguna evidencia directa de la seguridad de la práctica, dijo más de lo que se podría decir sobre el riesgo basándose en los datos proporcionados por los autores. Resultó ser una polémica en contra de las camas compartidas en lugar de hacer inferencias sobre por qué los padres podrían estar ignorando las advertencias de la AAP en contra de la práctica. El Dr. Bergman escribió: "... se está volviendo claro para muchos médicos e investigadores que la información no uniforme y no verificable sobre las causas de muerte... llevó a sacar conclusiones sobre las camas compartidas que no están respaldadas por nada".

Si bien hay evidencia de que sí es posible y sí han ocurrido muertes debido a asfixia accidental al aplastar a un bebé, en un enorme número de casos fue bajo condiciones extremadamente

# Escogiendo tu tipo de colecho

*Sigue el diagrama de flujo para descubrir si deberías compartir cama o si deberías explorar las opciones de colecho en superficies separadas. Recuerda, TÚ eres la persona más calificada para determinar qué forma de dormir funcionará para tu bebé. Este diagrama simplemente te enseña a disminuir el riesgo según las investigaciones actuales y te anima a pensar en los riesgos y los posibles beneficios según tus propias circunstancias específicas.*

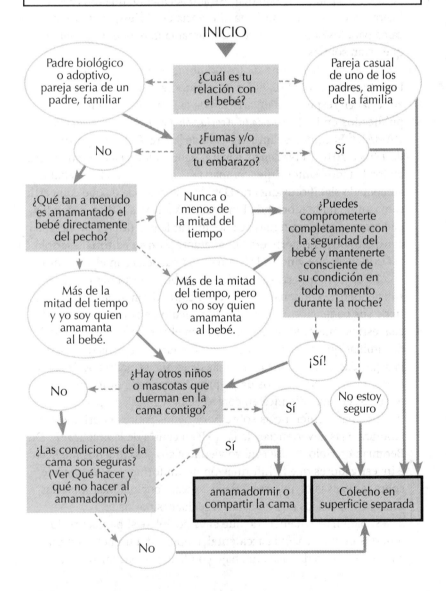

INICIO

Padre biológico o adoptivo, pareja seria de un padre, familiar

¿Cuál es tu relación con el bebé?

Pareja casual de uno de los padres, amigo de la familia

No

¿Fumas y/o fumaste durante tu embarazo?

Sí

¿Qué tan a menudo es amamantado el bebé directamente del pecho?

Nunca o menos de la mitad del tiempo

¿Puedes comprometerte completamente con la seguridad del bebé y mantenerte consciente de su condición en todo momento durante la noche?

Más de la mitad del tiempo y yo soy quien amamanta al bebé.

Más de la mitad del tiempo, pero yo no soy quien amamanta al bebé.

No

¿Hay otros niños o mascotas que duerman en la cama contigo?

¡Sí!

No estoy seguro

Sí

¿Las condiciones de la cama son seguras? (Ver Qué hacer y qué no hacer al amamadormir)

Sí

amamadormir o compartir la cama

Colecho en superficie separada

No

peligrosas para dormir. Esto incluye situaciones en donde los adultos no estaban conscientes de que el bebé estaba en la cama, estaban ebrios o desensibilizados por las drogas, o eran indiferentes a la presencia del bebé. Y, por supuesto, la asfixia es más probable si el adulto y el bebé duermen juntos en un sofá, lo cual es, sin lugar a dudas, la forma más fatal de practicar el colecho.

Por eso es importante establecer tu entorno de colecho de forma segura y organizada (ver "Qué hacer y qué no hacer al amamadormir"). Si otro adulto está en la cama, el segundo adulto debería estar consciente de la presencia del bebé y nunca se debería asumir que el otro adulto sabe que el bebé está allí.

Los niños pequeños o mascotas no deberían tener permitido dormir en la cama de los padres cuando hay un bebé, ya que ellos no son conscientes de los peligros de la asfixia y representan un riesgo de aplastamiento. Tal vez sería incluso más peligroso para un bebé y un niño pequeño dormir juntos y solos en la misma cama.

Finalmente, no es un pensamiento agradable, pero siempre pienso que es importante considerar cómo reaccionarías si un bebé llegara a fallecer de SMSL al dormir junto a ti. ¿Asumirías que tú sofocaste al bebé? ¿O sabrías que no lo hiciste, que el bebé falleció independientemente de tu presencia? Si no estás dispuesto o dispuesta a creer que el SMSL podría ocurrir al compartir cama, al igual que puede ocurrir bajo condiciones de sueño en solitario perfectamente seguras, entonces tal vez lo mejor sería que tu bebé practique el colecho junto a ti en una superficie separada en lugar de en tu cama. Independientemente de lo que decidas, es importante pensar en la posibilidad, sin importar lo remota y poco probable que sea, de que se presentara este escenario. El SMSL puede ocurrir cuando se comparte la cama de forma segura, cuando se amamanta y cuando se cuida al bebé de forma óptima, lo cual hace que valga la pena discutir esta pregunta con tu pareja.

No hay un entorno para que duerman los bebés que esté completamente libre de riesgos, incluso tras eliminar todos los factores peligrosos conocidos. Sin embargo, las madres y los padres tienen el derecho a considerar qué factores de riesgo están presentes y a sopesar dichos riesgos en relación con sus circunstancias individuales para compartir cama — no les compete a las autoridades externas —. Podría ser apropiado recibir orientación de parte de profesionales que investigan estos asuntos, pero las advertencias negativas dictatoriales y los insultos no son útiles. No está bien que las autoridades civiles o médicas hablen como si los padres no fueran capaces de crear un espacio seguro para dormir o de usar información científica para sopesar los posibles riesgos y beneficios de compartir cama en el contexto de su propia familia.

Déjame terminar con algo positivo: amamadormir con madres que no fuman, que tienen el propósito específico de amamantar, cuando todo lo demás es seguro, es la forma más ideal de compartir cama. Tanto la madre como el bebé pueden beneficiarse: el bebé recibe más de la valiosa leche materna y tanto la madre como el bebé pueden dormir más.

〉

## Para quienes deciden amamadormir

Si a estas alturas has tomado la decisión de amamadormir, hay algunas cosas que quiero reiterar. La primera es que hay más factores de riesgo involucrados en la práctica de compartir cama que en las situaciones en las que se practica el colecho en superficies separadas. A diferencia de una cuna que está diseñada para un cuerpo pequeño, compartir cama es menos estable social y estructuralmente. Los factores de riesgo deben ser identificados y evaluados por los padres si deciden que quieren compartir cama con su bebé.

El colecho es discutido generalmente en el contexto del hogar, pero incluso en el hospital, los riesgos deben ser tomados en cuenta. La madre no solo está exhausta y posiblemente aún un poco afectada por los medicamentos usados como anestesia durante el parto, sino que las camas del hospital en general no son seguras para los bebés. La estrechez y altura de las camas junto con la falta de medidas de seguridad para el colecho hacen que sea problemático para las madres entrar y salir del sueño en este momento.

Si bien continúa siendo muy importante que las madres tengan contacto inmediato y continuo con sus bebés para poder optimizar su producción de leche materna, iniciar el apego y empezar con la bajada de leche, quedarse dormida con un bebé puede convertirse rápidamente en un problema de responsabilidad civil para los hospitales.

Cuando hayas regresado a casa, en donde tienes más control sobre su entorno para dormir, es importante para la seguridad de tu hijo que puedas anticipar las posibles amenazas. Por ejemplo, si decides amamadormir en cualquier momento de la noche, ¿qué tan probable es que un hermano u otro adulto esté o se meta en la cama? En dichos casos, estas otras personas que comparten la cama podrían no ser tan diligentes como tú o podrían no tener la capacidad para proteger al bebé mientras duerme. De manera similar, ¿qué tan probable es que una mascota salte a la cama, causando que se muevan las mantas, almohadas o cuerpos, empujándolos accidentalmente y poniendo al bebé en peligro? Al evaluar estos riesgos puedes disminuir la probabilidad de que tu hijo esté en peligro. Puedes eliminar los factores de riesgo (por ejemplo, cerrar la puerta de tu habitación para que tu mascota no pueda entrar o colocar a tu mascota dentro de una jaula en la habitación), pero si no puedes evitar estos riesgos en tu cama, puedes poner a tu bebé a dormir en una superficie separada como una cuna o moisés junto a la cama.

> Hay más factores de riesgo involucrados en la práctica de compartir cama que en las situaciones en las que se practica el colecho en superficies separadas.

Es imposible enfatizar suficientemente que la mayoría de las muertes de bebés en los Estados Unidos que ocurrieron en camas de adultos sucedieron debido a que el bebé quedó atrapado entre el colchón y una cabecera o pie de cama, pared o mesa de noche. Si el amamadormir se vuelve una rutina y si todos los otros factores de riesgo son eliminados, entonces sería mejor que la cama de los adultos fuera colocada en medio de la habitación, lejos de todas las paredes o muebles. El colchón debería estar fuera de su marco y debería estar cubierto con mantas simples y ligeras, sábanas ajustadas y almohadas firmes.

Por favor, recuerda que, si fumaste tabaco durante o después del embarazo, si tú o tu pareja toman cualquier tipo de drogas o alcohol antes de ir a la cama y si tu bebé no es amamantado, entonces el colecho en superficies separadas es la forma más segura de colecho para tu familia.

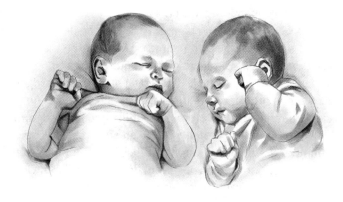

CAPÍTULO 9

# Consideraciones especiales

## Amamadormir con gemelos o con varios bebés

Al igual que con cualquier aspecto del cuidado de gemelos o bebés múltiples, el *breastsleeping* o amamadormir tiene desafíos adicionales. Generalmente recomiendo colocar al menos uno de los bebés en la cuna o moisés después de alimentarlo, durmiendo con uno de los bebés a la vez; colocar a ambos o a todos los bebés en la misma cuna o moisés para que duerman uno junto al otro (ver la próxima sección); o colocar dos o más moisés uno junto al otro.

Si amamaduermes con tus gemelos o con varios bebés de forma regular, es esencial que tengas una cama tamaño *king* (1,60 m de ancho) y una pareja que sea más que solo un participante pasivo y que haya aceptado trabajar contigo para responsabilizarse por saber exactamente en dónde está cada bebé en todo momento.

Si el segundo adulto no está de acuerdo en participar activamente en el cuidado de al menos uno de los varios bebés, pero tú quieres seguir *breastsleeping*, es decir amamadurmiendo, entonces no dejes a un bebé en el espacio entre tú y tu pareja. Pon a todos los bebés frente a ti para que puedas curvar tu cuerpo alrededor de ellos y protegerlos de la otra persona en la cama.

Mantener a tus bebés a cierta distancia el uno del otro también es importante porque es probable que un bebé quiera acercarse a ti y que, en el proceso de hacerlo, se acerque demasiado a su hermano o hermana. Usa solo mantas ligeras para garantizar el libre paso del aire a todos los bebés. Es bueno prepararse para el hecho de que los bebés hambrientos son capaces de confundir la nariz de uno de sus hermanos por un seno ya que, por extraño o gracioso que parezca, si un gemelo chupa la nariz del otro, eso puede deshidratar al segundo rápidamente.

Recomiendo que, si tienes una pareja en la cama que no está interesada en monitorear o en responsabilizarse por ninguno de los bebés, después de cada toma (y también en el caso que no estés amamantando), lo mejor es poner a los bebés en un moisés o cuna para que duerman juntos. La consultora de lactancia Karen Gromada escribió un maravilloso libro sobre cómo criar a varios bebés si te interesa obtener más información.[158]

———————— ❱ ————————

## *Cobbeding*: Gemelos compartiendo cama

Desde un punto de vista científico, esta es un área que rara vez se investiga. El término en inglés para los gemelos que practican el colecho es *cobedding*. Ocurre cuando dos cuerpos de igual tamaño y peso comparten la misma cuna. La forma en la que funciona el *cobedding* y su papel en el desarrollo y seguridad del bebé son muy diferentes a otras formas de colecho que han sido discutidas en la mayor parte de este libro.

Por lo general, los gemelos y los bebés nacidos en partos múltiples están asociados con un riesgo más alto de SMSL, por razones aún desconocidas. Esto hace que sea especialmente crítico responder las preguntas sobre qué entorno para dormir podría protegerlos mejor y cuál podría ponerlos en mayor riesgo. Las preguntas sobre el *cobedding* a menudo surgen en conversaciones sobre partos prematuros, ya que muchos gemelos también nacen de forma prematura. El nacimiento prematuro es la principal causa de hospitalización durante el período neonatal y es responsable de hasta el 75% de las enfermedades y muertes neonatales, por lo cual esta es un área que requiere más estudio.[159]

El desafío de todos los recién nacidos que pasan del vientre a un ambiente exterior es volver a establecer algún tipo de "equilibrio biorrítmico", estabilizando las funciones de los ciclos de sueño-vigilia, los patrones alimenticios, los niveles de química sanguínea y las frecuencias respiratoria y cardíaca. Dos equipos de investigadores han argumentado que los intercambios sensoriales mutuos que son facilitados por el *cobedding* pueden mejorar la capacidad de ambos gemelos de cumplir con esta tarea. Los investigadores descubrieron que, de forma similar a lo que se observa que ocurre en el útero, los gemelos que practican el *cobedding* se acercan, se tocan y se chupan el uno al otro, se sostienen y se abrazan. Estas acciones mejoran

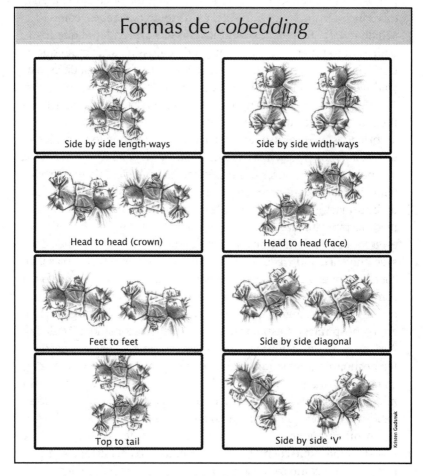

## Formas de *cobedding*

Side by side length-ways

Side by side width-ways

Head to head (crown)

Head to head (face)

Feet to feet

Side by side diagonal

Top to tail

Side by side 'V'

Kristen Gudsnuk

*Fig. 4.1 Dibujo de Kristen Gudsnuk, modelado basado en Ball, H.L. (2006), "Cuidando a bebés gemelos: formas de dormir y sus implicaciones". Evidence-Based Midwifery 4(1),10-16. Cortesía de: Evidence-Based Midwifery.*

la respiración, ayudan a los bebés a usar la energía de forma más eficiente y generalmente reducen los niveles de estrés de los gemelos.

Esto es valioso porque el estrés puede afectar negativamente el crecimiento y el desarrollo; el aumento en la producción de cortisol altera la regulación térmica, la duración del sueño, la respiración y la frecuencia cardíaca de formas negativas.

Estudios realizados por la Dra. Helen Ball demuestran que los gemelos se sonríen el uno al otro y a menudo están despiertos al mismo tiempo, lo cual respalda varios reportes anecdóticos de los padres de gemelos que dicen que sus propios bebés prefieren estar juntos, y que están más calmados y duermen mejor cuando hacen *cobedding*. Dados los desafíos del cuidado de dos bebés, como lo señala la Dra. Ball en sus estudios, no es sorprendente que los padres practiquen cualquier patrón de cuidado conductual que tienda a maximizar su propio sueño y a facilitar la carga de cuidar y alimentar a dos bebés al mismo tiempo.[160, 161, 162]

Hoy en día, las recomendaciones en contra del *cobedding* a menudo ilustran prejuicios culturales en contra del colecho en general. Las autoridades médicas asumen — sin ningún dato que lo respalde — que, si algunos casos en los que un adulto y un bebé comparten cama son peligrosos, entonces dos bebés con cuerpos del mismo tamaño también deben representar una amenaza mutua. Cuando hay una falta de información sobre un tema, las recomendaciones médicas y no médicas rápidamente se construyen sobre la base de generalizaciones, estereotipos e información anecdótica, que luego es transmitida como si se hubiera demostrado como científicamente cierta. En este caso, los conocimientos provenientes de estudios en los que adultos y bebés han compartido cama están siendo aplicados a la pregunta de si es seguro o no que bebés gemelos compartan cuna. Algunas salas de guardería en los hospitales ya están asumiendo que la recomendación de la AAP en contra de compartir cama se aplica también para los gemelos. De hecho, ningún estudio realizado con gemelos fue considerado como base para estas recomendaciones, y hasta ahora no se ha usado ninguna consideración basada en evidencia para justificar las políticas de los hospitales que argumentan en contra del *cobedding*.

A mi entender, la Dra. Helen Ball es una de los pocos investigadores que cuentan con datos empíricos detallados sobre gemelos que comparten cama, incluyendo datos fisiológicos fundamentales que comparan a los bebés que comparten cama con gemelos que duermen separados. Los dibujos del *cobedding* en esta sección están basados en su trabajo original. Recomiendo que leas sus dos estudios detalladamente antes de decidir cómo o si quieres tener a tus gemelos en la misma cama.[160, 161, 162]

———————— ❯ ————————

## Colecho con un bebé adoptado

Dependiendo de sus edades y experiencias, los bebés y niños adoptados pueden tener una mayor necesidad de afecto y contacto. Sin embargo, si son mayores, es posible que no estén acostumbrados a la intimidad. Observa cuidadosamente cómo reacciona tu hijo a ti y responde de acuerdo con ello. Cuando sea posible, es también útil conocer la historia de tu hijo y evaluar qué necesidades o procesos especiales podrían ser necesarios para integrarlo a tu familia y para establecer nuevos vínculos que sean seguros y confiables.

Por supuesto, si adoptaste a un bebé y no a un niño, no hay ninguna diferencia. Independientemente del origen cultural, del lugar de nacimiento o de la etnicidad, todos los bebés tienen las mismas necesidades. Ya que el apego entre cualquiera de nosotros puede mejorar mucho con el contacto, el colecho puede facilitar considerablemente el desarrollo del vínculo entre tú y tu bebé adoptado. Compartir cama sin amamantar a un bebé adoptado debería ser evitado. En su lugar, usar dispositivos de colecho o compartir la habitación podría ser una opción segura y satisfactoria.

Podría ser que las agencias de adopción requieran que los bebés o niños tengan sus propias habitaciones. Si este fuera el caso, no te preocupes, serás como otros millones de padres cuyos cuidados nocturnos y cuyas relaciones con sus hijos no quedarán definidas ni se limitan por los dormitorios que tienen o por el lugar en donde está la cuna.

# ¿Qué puedo hacer para que la hora de dormir sea más fácil para mi bebé prematuro?

No es seguro tener un bebé prematuro pequeño y frágil durmiendo junto a un adulto en una cama diseñada en el mundo occidental. La estrategia que recomiendo para mantenerlo seguro y cerca es hacer que duerma junto a la cama en un dispositivo de colecho (ver el Apéndice II). Algunos dispositivos de colecho como el moisés Cosleeper® de Arm's Reach®* tienen la ventaja de que proporcionan espacio para mantener equipo médico y otras cosas que podrían ser necesarias para el cuidado de bebés prematuros.

Los intercambios sensoriales entre los bebés y sus padres, y el monitoreo de parte de la madre o del padre que ocurre durante el colecho en una superficie separada, acompañado con la lactancia materna y episodios de contacto sostenido de piel con piel estando despiertos es lo mejor que puede recibir tu bebé prematuro. Cuando estén despiertos, tú y tu pareja deberían abrazar y tener tanto contacto con tu bebé como sea posible. El contacto no es solo bueno, es un factor positivo en la regulación de la fisiología inmadura de tu bebé. También, para el bebé, esta es la experiencia sensorial más parecida al vientre de la madre, del cual fue removido prematuramente.

*Debo aclarar aquí que he trabajado como consultor sobre los aspectos de seguridad del Cosleeper® de Arm's Reach® por muchos años. Menciono esta marca porque es la única estructura infantil para dormir sobre la cual conozco el historial de seguridad. Esta cuna en particular, la cual se sujeta a la cama de los padres, hasta ahora tiene un historial de seguridad impecable, ya que no se ha reportado ninguna muerte o lesión en bebés durante los casi 30 años que ha estado en el mercado — lo cual es una hazaña sorprendente —.

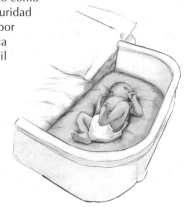

❯

# Practicando el colecho con bebés prematuros o con bajo peso

En casi todos los estudios epidemiológicos que conozco, los bebés que son prematuros o pequeños para su edad gestacional constituyen un número desproporcionado de víctimas del SMSL y víctimas de MSIL en situaciones en las que se comparte cama. Las razones para esto aún son desconocidas y podrían incluir eventos del desarrollo dentro del útero o ataques al sistema nervioso del feto, algunos de los cuales son inducidos por el tabaquismo materno. El amamadormir de forma rutinaria no pareciera contribuir a la supervivencia de estos bebés más frágiles, por lo que es mejor evitarlo. Coloca a tu bebé prematuro o con bajo peso junto a tu cama en una superficie diferente, pero no en la cama contigo. El contacto piel con piel estando despierto es, no obstante, extremadamente protector y se sabe que los intercambios sensoriales con un adulto son clínicamente beneficiosos para los bebés que presentan inconvenientes en el desarrollo. Cuanto más sean tenidos en brazos, porteados y alimentados con leche materna, y cuantas más interacciones físicas tengas con estos bebés especiales, mejor. En varios estudios, los bebés prematuros que recibieron contacto piel con piel mientras el cuidador estaba despierto redujeron su tasa de mortalidad hasta en un 36%.[122] Estos resultados son consistentes con el estudio clásico de la Dra. Tiffany Field sobre los efectos de los masajes diarios de 15 minutos en bebés que nacieron a término. En su estudio, el cual ha sido reproducido varias veces, los bebés masajeados experimentaron un aumento del peso diario promedio que era 47% mayor que el de los bebés no masajeados. Es sorprendente cómo tener en brazos, portear y tocar más a los bebés puede promover su buena salud, como lo he recalcado en este libro.

# Parte 5

Adaptando el colecho a tu vida

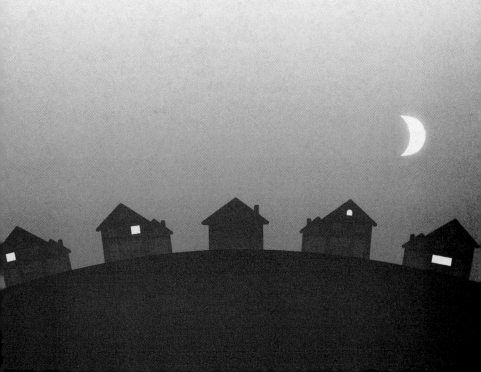

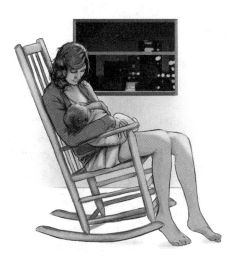

CAPÍTULO 10
# Sueño infantil, prácticas de cuidado nocturno y contexto cultural

En lo que respecta al sueño de sus bebés, ¡los padres que viven en las sociedades industrializadas occidentales (especialmente en los Estados Unidos) pueden fácilmente ser los más obsesionados, los que más han leído, los más educados, los más críticos, los más cansados y los más decepcionados del planeta! Lo absurdo de nuestra obsesión se hace evidente en el libro *Infancia* (*Babyhood*), escrito por Paul Reiser (estrella de la serie *Mad About You*). Si pudiera, le daría un premio Óscar a Reiser por aportar el análisis más divertido y entretenido del desafío moderno de la crianza de los hijos. Él dice:

"Hacer que tu hijo se duerma se convierte en una obsesión tan cegadora... Yo mismo a menudo perdía de vista el cuadro completo: ¿Cuál es la verdadera meta aquí? ¿Que duerman constantemente? ¿Que no estén despiertos nunca? ¿Consciencia cero? Tenemos que aceptar que, en algún momento, los bebés tienen que estar despiertos ¿no? Digo yo, no vinieron al planeta solamente a dormir".

"¿Estamos empeñados en hacer que se duerman para recordar cómo era la vida antes de tener hijos? Porque si es así, entonces dime otra vez, ¿por qué tuvimos un hijo? ¿Solo para que esté ahí acostado, todo tierno y suave? Para eso podríamos haber tenido, no sé, un durazno. Un perro San Bernardo. Un huésped con narcolepsia. ¿O por qué no nos compramos una bata de baño enorme? Las batas son suaves y se quedan ahí acostadas. ¿Por qué no nos conseguimos una y la llamamos Miguel?".

La ironía es que las recomendaciones típicas para que tu hijo o bebé se duerma promueven métodos de crianza que de hecho perpetúan los problemas que los especialistas del sueño luego deben resolver.

Anteriormente en el libro dije que, debido a la convergencia de una gran variedad de factores culturales, sociales, religiosos, económicos e históricos que son únicos para el mundo occidental, las prácticas de cuidado nocturno de los bebés que son recomendadas por los profesionales médicos se fusionaron con los valores e ideologías sociales de la cultura que las produjo.[8, 98, 115, 116] A inicios del siglo XX, la opinión general era que se les debería enseñar a los bebés desde el primer día a dormir toda la noche, a seguir una rutina y a esperar pocas — si es que alguna — intervenciones de los padres por las noches. Por ejemplo, una recomendación común y relativamente reciente ha sido *nunca dejar que un bebé se quede dormido en el pecho*, lo cual contradice directamente la práctica del *breastsleeping* o amamadormir. No ofrece ningún beneficio comprobado para los bebés y refleja claramente una larga historia de recomendaciones de cuidado infantil basadas en ideologías sociales, preferencias personales y mitos populares. Honestamente, no puedo imaginarme a alguien haciendo dicha sugerencia, forzando a los padres a privarse a sí mismos y a sus bebés de un comportamiento humano evolucionado.

De forma similar, los manuales para bebés del mundo occidental de casi un siglo de antigüedad siguen influyendo de algún modo en las ideas modernas sobre el sueño infantil. En 1935, Marianna Wheeler escribió en su libro *El bebé, su cuidado y entrenamiento* (*The Baby, His Care and Training*) que "tener al bebé constantemente en brazos no es bueno para él. Cuanto menos sea alzado, cargado y pasado de una persona a otra, mejor, ya que cuando es joven, sus huesos son blandos y la manipulación constante no tiende a mejorar el desarrollo del bebé ni la contextura de su pequeño cuerpo. El bebé recién nacido debería pasar la mayor parte de su vida en la cama".

Esa misma década, el autor anónimo de *El libro de la maternidad* (*The Motherhood Book*), el cual fue publicado en Londres, dijo: "Se debe entrenar a los bebés desde sus primeros días para dormir regularmente y nunca se los debería despertar en la mitad de la noche para alimentarlos... Y el bebé debería tener su propia habitación desde el principio. Nunca se los debería llevar a la sala de estar por la noche".

En el libro clásico *Cuidado de bebés y niños* (*Baby and Child Care*), el cual fue publicado originalmente en 1946, el Dr. Benjamin Spock les dijo esto a millones de madres: "Sabes más de lo que crees... No tengas miedo de confiar en tu sentido común. ¡Criar a tu hijo no será una tarea complicada si la tomas con calma, confías en tus propios instintos y sigues las instrucciones de tu médico!". Este mensaje predominante, el cual aparentemente tenía la intención de darles confianza a las madres, en realidad crea más incertidumbre cuando sus instintos no coinciden con las instrucciones del médico.

Por supuesto, las recomendaciones dadas por los profesionales en salud y expertos en crianza infantil en el pasado se basaron y fueron posibles gracias a la suposición de que las fórmulas infantiles -o la leche de vaca- en biberón sería el método de alimentación preferido -e incluso considerado superior— y, durante el siglo pasado, de hecho, lo fue.

> Los modelos clínicos tradicionales sobre cómo deberían dormir los bebés humanos son anacrónicos y ya no son relevantes.

Aun así, hoy en día la situación es muy diferente, ya que aproximadamente el 81% de las madres estadounidenses amamantan al momento de salir del hospital. Este número es aún más alto en muchas otras sociedades industrializadas occidentales. Incluso sin considerar que, en algún punto durante los primeros tres meses de vida, es probable que la mayoría de los bebés encuentren la manera de llegar a la cama de sus madres, los bebés que son amamantados demuestran patrones de sueño que son muy diferentes a los de los bebés alimentados con leche artificial. Por lo tanto, los modelos clínicos tradicionales sobre cómo los bebés humanos deberían dormir son anacrónicos y ya no son relevantes.

La imagen y la suposición de que los bebés que duermen solos y son alimentados con biberón — ilustrada por el mantra ineludible de *dormir como un bebé* — son un ícono cultural persistente y muchos profesionales han apostado sus carreras a su validez. Sin embargo, con el resurgimiento de la lactancia materna, se ha vuelto claro que esta imagen cultural representa a un bebé desarticulado del único entorno (en términos de sueño y alimentación) al cual está adaptado: el cuerpo de su madre. Es lo que el autor Richard Dawkins llama un meme cultural — no un chiste viral en internet, para lo que ahora se usa este término, sino una innovación o una idea novedosa que es transmitida de generación en generación, con o sin evidencia empírica —.[163] Desafortunadamente, este meme continúa prevaleciendo en varias manifestaciones profesionales y populares del sueño infantil

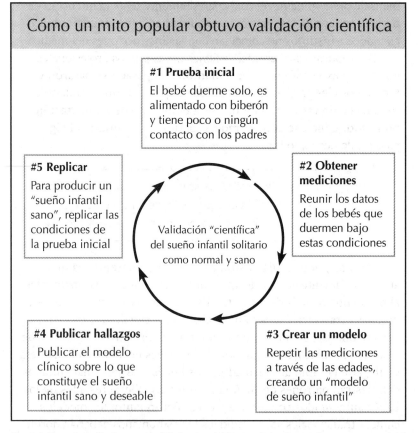

## Cómo un mito popular obtuvo validación científica

**#1 Prueba inicial**
El bebé duerme solo, es alimentado con biberón y tiene poco o ningún contacto con los padres

**#5 Replicar**
Para producir un "sueño infantil sano", replicar las condiciones de la prueba inicial

Validación "científica" del sueño infantil solitario como normal y sano

**#2 Obtener mediciones**
Reunir los datos de los bebés que duermen bajo estas condiciones

**#4 Publicar hallazgos**
Publicar el modelo clínico sobre lo que constituye el sueño infantil sano y deseable

**#3 Crear un modelo**
Repetir las mediciones a través de las edades, creando un "modelo de sueño infantil"

*Fig. 5.1 El sueño solitario y consolidado se volvió estandarizado con base en un modelo defectuoso de cómo debería ser el sueño sano de los bebés — un modelo que ignoró las necesidades biológicas de los bebés —.*

humano normal, haciendo que los padres prácticamente deban arreglárselas por su cuenta para encontrar respuestas al por qué sus bebés, especialmente cuando son amamantados, a menudo se niegan a dormir solos o toda la noche de un tirón.

--------- ❯ ---------

## La construcción social de dormir toda la noche

Ni siguiera la mitad de los bebés duermen verdaderamente toda la noche, o al menos no durante el primer año de vida. Uno de los estudios más cuidadosos y mejor diseñados sobre el problema de cuándo los bebés humanos duermen toda la noche fue recientemente publicado en *Pediatrics* en 2018.[164] Su objetivo era investigar la proporción de bebés que duermen en bloques de seis a ocho horas de los 6 a los 12 meses de edad. El equipo de investigación también estudió estos patrones de sueño en relación con el desarrollo mental y psicomotor, el humor de la madre y la lactancia materna. Encontraron que del 27% al 57% de los bebés de 6 a 12 meses de edad no dormían durante toda la noche. Tampoco encontraron ninguna asociación entre el dormir toda la noche y el desarrollo mental, desarrollo psicomotor o el humor de la madre. Y, aún más importante, para aclarar la relación entre la lactancia materna y el comportamiento del sueño, encontraron que dormir toda la noche estaba asociado con una tasa más baja de lactancia materna.

Los autores concluyeron que todas las madres deberían saber (como lo argumenta mi propio libro) que el desarrollo normal del ciclo de sueño-vigilia ocurre a finales del primer año de vida para la mayoría de los bebés. Esto debería funcionar como una "posible estrategia protectora" para eliminar las preocupaciones maternas asociadas con los bebés que no duermen toda la noche. Por lo tanto, los padres no tienen por qué enfocarse en métodos de entrenamiento para dormir ni en otras intervenciones, ya que no dormir durante toda la noche es, de hecho, más apropiado. Los autores lo ponen de esta manera: "La transición a la maternidad/paternidad es un período vulnerable en la vida y podría ser reconfortante para las madres y los padres saber que, en una cohorte de desarrollo típico, hasta el 36.6% de los bebés no duermen seis horas consecutivas a los seis meses, y hasta el 29.7% no lo hacen a los 12 meses". Si bien esto deberá ser replicado antes de que pruebe algo de forma sustancial, este equipo ciertamente ha arrojado luz sobre evidencia importante sobre la biología normativa de los bebés humanos.

Si bien despertarse por la noche no es una señal de un problema clínico que requiera tratamiento profesional, aún es interesante preguntarse sobre las causas de estos despertares. Si los bebés se despiertan fácilmente, y esta siempre es una descripción relativa, entonces probablemente es biológicamente apropiado e influenciado por el método de alimentación (biberón, pecho o mixto) y el nivel general de comodidad (condición del pañal y/o hambre). Una variedad de estudios científicos indica que las necesidades internas del bebé — alimentarse, encontrar consuelo o respirar — influyen tanto en los despertares nocturnos como el lugar en donde duermen.

Recuerda que los bebés que son amamantados se despiertan mucho más frecuentemente y en intervalos más cortos que los bebés alimentados con biberón. La leche de vaca está diseñada para las tasas de crecimiento del cerebro y el cuerpo de una vaca. Tiene las concentraciones incorrectas de proteínas y micro y macro nutrientes, así como carece de los anticuerpos maternos y otros factores inmunes que protegen en contra de los microbios específicos contra los cuales el bebé humano necesita defensas. Los tipos de proteínas en cada leche también tienen diferentes estructuras moleculares, por lo que, además de no tener una composición química ajustada a la biología del bebé, estos no pueden digerir las proteínas de la leche de vaca tan fácilmente como las de la leche materna. La leche de vaca toma más tiempo en ser procesada por el bebé, lo cual lleva a intervalos más largos de tiempo entre comidas. Sin embargo, la leche materna ofrece la composición correcta y justa para el cerebro infantil en crecimiento, el cual duplica su tamaño en el primer año.

Excluyendo la presencia de problemas neurológicos más serios, finalmente todos los niños dormirán toda la noche y se ajustarán al horario para dormir de su familia. Ningún niño necesita entrenamiento para dormir, ni necesita un curso de llanto controlado o entrenamiento de consuelo controlado, aunque sé que algunos profesionales dicen que, cuanto más pronto aprenda un bebé a autoconsolarse, mejor será para su desarrollo sano. Como lo señalé antes, esta idea realmente lleva a una lactancia materna subóptima y contradice las recomendaciones de la AAP que dicen que, de ser posible, el bebé debe ser amamantando durante un año completo.

Obviamente, muchas circunstancias, incluyendo el acceso a recursos, harán que esto sea posible o no, pero deberíamos evitar agregar barreras adicionales a esta meta — especialmente cuando no hay evidencias de que dormir toda la noche tenga algún efecto sobre el desarrollo mental o psicomotor.

Un profesional podría incluso decir que, de los cuatro a seis meses, el niño debería dormir solo toda la noche, pero como ya sabemos, esta es una versión un poco diferente del mismo meme cultural — una opinión personal sin ninguna validez más allá de lo que podría significar para la persona que la da —. Dormir toda la noche podría ser conveniente para los padres, por lo que ellos deciden usar varios métodos de entrenamiento para dormir para así acelerar el proceso natural de la consolidación del sueño. Pero yo puedo asegurarte que no tiene ningún beneficio positivo para el niño que no se obtenga también a través de su propio desarrollo social y biológico.

> Ningún niño necesita entrenamiento para dormir, ni necesita un curso de llanto controlado o entrenamiento de consuelo controlado.

En mi opinión, el estrés que sienten los bebés durante el entrenamiento para dormir, el cual se refleja en niveles más altos de cortisol, hace que dichas intervenciones no valgan la pena. La profesora de psicología Dra. Wendy Middlemiss y sus colegas monitorearon a 25 madres y a sus bebés al iniciar un programa de entrenamiento para dormir. Durante los primeros tres días, tanto las madres como los bebés tuvieron niveles de cortisol significativamente elevados. Pero una diferencia interesante entre los bebés y sus madres ocurrió en (o cerca de) el tercer día. A primera vista, los bebés dejaron de protestar al aislamiento (dejaron de llorar), pero, aunque los niveles de cortisol de las madres disminuyeron al ver que sus bebés parecían estar contentos, los análisis de la saliva de los bebés contaron una historia muy diferente: los niveles de cortisol de los bebés continuaron siendo tan altos como antes. En otras palabras: si bien parecía que todo estaba bien con los bebés, la cantidad de cortisol en su saliva era significativamente alta. Lo que se veía a simple vista no era lo que los bebés estaban sintiendo realmente.[165]

Además de esto, los hallazgos de la investigación que describen la normalidad de los despertares frecuentes hacen que sea totalmente innecesario someter a un niño pequeño a una experiencia cruel como la del entrenamiento para dormir, especialmente considerando que tiene más probabilidades de fallar que de tener éxito, y que tiene una probabilidad muy alta de crear problemas no deseados.

En el año 2012, el Instituto Nacional para la Investigación de la Salud del Reino Unido invitó a investigadores a diseñar un "paquete de atención primaria de varios componentes" para las madres y los padres de bebés pequeños. Un aspecto del proyecto fue determinar si las intervenciones conductuales que promueven el sueño consolidado para los bebés de seis meses o menos mejoraron la salud de la madre y del bebé. Esto dio lugar a una revisión sistemática de ensayos clínicos, análisis y estudios sobre las estrategias de intervención como la del llanto controlado. La investigación concluyó que "estas estrategias no han demostrado una disminución en el llanto infantil, ni la prevención de problemas del sueño y de la conducta más tarde, en la niñez. Tampoco protegen contra la depresión postnatal". Continuó diciendo que las estrategias de intervención aplicadas antes de los seis meses de edad "corren el riesgo de producir resultados no deseados, incluyendo un aumento en el llanto problemático, cese prematuro del amamantamiento, empeoramiento de la ansiedad maternal y, si el bebé debe dormir durante el día o la noche en una habitación separada de la de su cuidador, un mayor riesgo del Síndrome de la Muerte Súbita del Lactante".[166]

A fin de cuentas, según el estudio, la creencia de que las intervenciones conductuales durante los primeros meses proporcionan algún resultado positivo "es una construcción histórica, pasa por alto los problemas de alimentación y sesga la interpretación de los datos".

Juzgando por su comportamiento, los bebés y los niños están más contentos durmiendo y despertando a su propio ritmo y en compañía de otros, lo cual mejora sus sentimientos de seguridad y de protección.

Obviamente, si la personalidad para dormir de un bebé de manera natural se presta al sueño consolidado a una edad más temprana, entonces los padres podrían beneficiarse y posiblemente dormir más. Sin embargo, forzar a un bebé a consolidar el sueño no le da ninguna ventaja al bebé. Reconozco que las madres y los padres tienen todo el derecho de decidir qué es lo que necesitan o quieren, pero deberíamos ser claros sobre cuáles son los intereses que están siendo atendidos con un entrenamiento para dormir.

> )

# Los llamados "problemas de sueño"

Es difícil determinar exactamente cuántos bebés tienen lo que es considerado un "problema de sueño" en la sociedad occidental, ya que depende de cómo se definan y de quién esté dando la definición. Se dice que más o menos del 40 al 60% de los bebés en el mundo occidental tienen problemas de sueño que deben ser resueltos. Mi opinión es que realmente no hay nada de malo con la mayoría de los bebés, sino que el problema está en el modelo para dormir que se les está imponiendo culturalmente y en el conjunto de expectativas que este produce.

Si bien la mayoría de los bebés no tienen problemas de sueño que deban ser resueltos, sus padres sí los tienen. El problema de los padres es que piensan que algo debe estar mal si su bebé no puede dormir solo o si no puede dormir hasta la mañana. Ellos intentan imponer un modelo de sueño para el cual los bebés no están diseñados, y especialmente no los bebés amamantados. Las culturas occidentales en particular han patologizado los patrones naturales del sueño de los bebés en edad de amamantamiento. El trabajo más importante de un bebé en su primer año de vida es despertarse por la noche para mamar. Es triste que los bebés sean básicamente victimizados simplemente por ser bebés y por llorar cuando nadie está allí para alimentarlos o consolarlos, lo cual es un comportamiento que evolucionó específicamente para llamar al cuidador de cuyo cuerpo el bebé depende para sobrevivir.

Y recuerda esto: los bebés NO desarrollan un sueño maduro de manera lineal. No hay ningún modelo sobre cómo los bebés o niños individuales desarrollan su patrón de sueño. Todos los bebés son diferentes. Pero te ahorrarás mucha decepción si evitas ilusionarte con la idea de que tu bebé o niño pequeño "finalmente está durmiendo toda la noche". Por como son las cosas generalmente, de repente dejará de hacerlo.

Esta es la razón: Conforme maduran los bebés, sus habilidades cognitivas y funcionamiento ejecutivo empiezan a permitirles hacer conexiones entre las causas y los efectos o imaginar las posibles consecuencias negativas o aterradoras de las cosas que ven durante el día, en los libros que les lees o en la televisión. Llegan a ver la posibilidad de que algo o alguien pueda herirlos o de que un animal o

## ¿Empañar o fajar bien a los bebés es una forma segura de dormir?

El propósito de empañar a un bebé es reducir el número de veces en que se despierta en la noche, lo cual espero que hayas aprendido ahora que no es una meta segura para tu bebé, al menos durante los primeros seis meses de vida. Esta práctica impulsa la noción de que queremos que los bebés duerman toda la noche antes de que estén listos para hacerlo, lo cual reduce el amamantamiento y, según al menos un estudio, aumenta el riesgo general de SMSL.[168]

Empañar a los bebés también evita que usen sus brazos, lo cual puede ser peligroso en caso de que algo caiga sobre o en frente de su rostro. Dejarlos sin empañar les permite mover cualquier cosa obstructiva o simplemente tener libres sus brazos para protegerse. Empañar a los bebés es particularmente peligroso si están acostados sobre su estómago o de lado (aunque un bebé siempre debería ser puesto a dormir sobre su espalda). Según cuatro estudios, parece que también se debería considerar la edad del bebé. La evidencia limitada con la que contamos sugiere que el riesgo al empañar a los bebés aumenta con la edad y está asociado con un riesgo doble de SMSL en aquellos que tienen más de seis meses.

personaje animado con grandes dientes afilados pueda "comérselos". Se vuelven tímidos y no están tan dispuestos a dejarse tratar por extraños, lo cual es bueno; o de repente podrían dejar de ser sociables en presencia de otras personas. Incluso podrían volverse más dependientes de lo que lo eran antes. Después de todo, como nos lo recuerda el libro *La evolución de la niñez* (*The Evolution of Childhood*) del Dr. Melvin Konner, es peligroso ser un bebé.[167] Que puedan ser más temerosos es generalmente por su propio bien. Esto es evidencia de que su cerebro se está volviendo más imaginativo, flexible, complejo, intelectual e integrado, y están llegando a entender que el mundo contiene peligros que deben ser evitados.

El hecho de que los bebés den un paso adelante y otro para atrás en su disposición para dormir toda la noche es un proceso natural y apropiado que indica que los sistemas físicos, psicológicos y cognitivos no necesariamente se están desarrollando a la misma velocidad y con los mismos grados de madurez. Esto es un reflejo de que los bebés tienen pensamientos más complejos y que están aprendiendo a evaluar, tomar decisiones y pensar sobre lo que podría pasar, haciendo que sus habilidades y autorregulación varíen aparentemente cada semana, o algunas veces cada día. Por eso es que, conforme tu bebé cumple su primer año, incluso puedes descubrir que necesita estar más cerca de ti que cuando era más pequeño.

Recuerda que todos los seres humanos también tienen sus propias personalidades para dormir y que no hay dos humanos (adultos o bebés) que sean iguales. La mayoría de las veces, los bebés se despiertan porque es lo mejor para ellos, ya que su neurobiología no está diseñada para el sueño continuo y profundo antes de cumplir al menos seis meses. Podría parecer que no se despiertan tan a menudo cuando están junto a sus madres, pero en realidad se despiertan más. Sin embargo, en esos casos, no necesariamente alertan a la madre, ya que se consuelan con el simple intercambio de información sensorial — oliendo su leche, escuchando su respiración y sintiendo sus movimientos y ritmos corporales —.

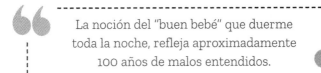

> La noción del "buen bebé" que duerme toda la noche, refleja aproximadamente 100 años de malos entendidos.

La noción del "buen bebé" que duerme toda la noche, refleja aproximadamente 100 años de malos entendidos sobre cómo deberían dormir y cómo duermen nuestros bebés en realidad. Las circunstancias en las cuales evolucionaron los humanos favorecieron a los bebés que se despiertan durante la noche. En el pasado, la separación nocturna de la madre hubiera conducido a una muerte casi segura por parte de los depredadores, por lo que los bebés que lloraban y que recuperaban exitosamente a sus cuidadores perdidos, naturalmente sobrevivirían.

Personalmente, si necesitáramos preocuparnos sobre lo que hace algún bebé en particular, yo me preocuparía más por los bebés que aceptan dormir solos pasivamente ya que lo mejor para ellos es protestar contra eso. También podría preocuparme que el bebé no se despierte en toda la noche para amamantar, ya que podría estar en peligro y no darse cuenta, ni dar la alarma.

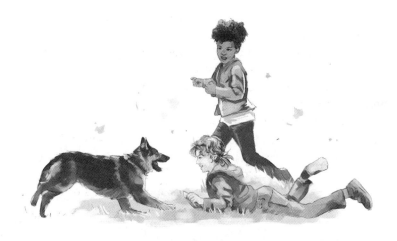

CAPÍTULO 11

# El colecho a largo plazo

## Efectos duraderos en tu bebé

Nunca ha sido comprobado, ni es siquiera probable, que dormir en la misma habitación o en la misma cama con tu bebé tenga algún tipo de efecto negativo a largo plazo, siempre que las relaciones entre los involucrados sean sanas y siempre que se comparta cama de forma segura. En lugar de ello, a lo largo de los años, los investigadores han descubierto que el colecho puede ayudar a un niño a desarrollar cualidades positivas como más confianza en su identidad sexual y de género, una mejor imagen corporal, una actitud más positiva y optimista sobre la vida, un carácter más innovador y tener menos problemas si se queda por momentos solo siendo pequeño.[169]

Uno de los principales estudios epidemiológicos realizados en familias que viven en una base militar, en donde un miembro de la pareja casada es convocado a servicio, demostró que es normal que los niños empiecen a dormir con el padre que se queda. Contrario a lo que los investigadores pensaron que descubrirían sobre la patología psiquiátrica entre los niños que practican el colecho, estos niños de hecho necesitaron menos asesoría psiquiátrica en comparación con los niños que continuaron durmiendo solos después de que uno de los padres se fuera. Los niños que practicaban el colecho también recibieron evaluaciones más positivas sobre su comportamiento diario de parte de sus maestros.[170] Una encuesta realizada a individuos en edad universitaria descubrió que los varones que practicaron el colecho con sus padres entre el parto y los cinco años de edad tenían una autoestima significativamente más alta y sentían menos culpa y ansiedad. El colecho es una parte importante del ambiente amoroso y comprensivo que los padres crean para sus hijos y, a su vez, les da la confianza que necesitan para crecer y convertirse en adultos sociales, felices y amorosos.[35, 170, 171, 172, 173, 174, 175]

Si bien es bueno ser capaz de citar muchos estudios de

## Los efectos a corto y a largo plazo del colecho durante la niñez

| Estudio | Edades | Características |
|---|---|---|
| Heron (1994) | 18 meses – 2 años | Menos berrinches, tienen mayor control de sus emociones, son menos temerosos y más felices |
| Goldberg y Keller (2007) | 2 años | Se sienten más seguros estando solos, son capaces de iniciar la resolución de problemas en ausencia de un adulto |
| Okami, Wesiner, y Olmstead (2004) | 6 años | Mayor capacidad cognitiva (específicamente para los niños que comparten cama) |
| Forbes y Weiss et al (1992) | 2–13 años | Menos problemas emocionales, inscritos con menos frecuencia en cuidado psiquiátrico, mejores calificaciones del comportamiento dadas por los maestros |
| Lewis y Janda (1988) | 18-23 años | Los hombres tienen mayor autoestima, menos ansiedad y miedo; las mujeres tienen mayor autoestima y se sienten más cómodas con la intimidad |
| Crawford (1994) | 19-23 años | Las mujeres tienen mayor autoestima, confianza y se sienten más cómodas con la intimidad |
| Mosenkis (1997) | 19-26 años | Mayor optimismo sobre la vida y la posición en la vida, mejor satisfacción con el trabajo, más cercanía con la familia y las relaciones, se consideran más felices en general |

*Fig. 5.2 Muchos estudios científicos han comprobado que los bebés o niños que practican el colecho obtienen beneficios conductuales, emocionales e intelectuales a lo largo de sus vidas.*

investigación que demuestran beneficios psicológicos a largo plazo entre niños y adultos jóvenes asociados con la práctica de compartir cama, hay algo que aún nos hace falta. Aquí es importante recordar el factor determinante de los resultados a corto y a largo plazo de compartir cama: la naturaleza de la relación que se lleva al espacio compartido para dormir. En otras palabras, obviamente los niños comparten cierto tipo de relación las 24 horas con sus padres, y no es solo durante la noche. Si esta relación es amorosa, compasiva y respetuosa durante el día (en otras palabras, sana), entonces los niños que comparten cama simplemente reciben más de lo que ya es bueno. Si la relación no es sana, entonces obviamente durante la noche los niños estarán recibiendo más de lo que ya es malo para ellos durante el día. La naturaleza de esta relación es lo que importa, no solo en dónde se lleva a cabo.

———————— ☽ ————————

## Estrategias para la hora de la siesta

A la mayoría de los bebés no les molesta dormir solos durante las siestas— es la oscuridad de la noche lo que los intimida. Pero lo ideal es evitar el aislamiento de los bebés en cualquier momento, incluso durante las siestas. Acostar a los bebés para que tomen una siesta se ha convertido en una tradición occidental única, especialmente por el pensamiento que la acompaña. En realidad, una estrategia más inteligente es dejar que un bebé se quede dormido cuándo y dónde su cuerpo desee hacerlo. La estimulación sensorial de los sonidos de otras personas hablando, riendo y moviéndose, de hecho, protegen al bebé contra el SMSL, junto con la supervisión de los padres que acompaña dicha estimulación. De acuerdo con el tema principal de este libro, incluso durante las siestas, los bebés nunca deberían dormir lejos de la supervisión de un adulto comprometido.

De ser posible, intenta dejar que tu bebé tome una siesta en un moisés o cuna en un lugar donde haya gente alrededor. No tienes que preocuparte por si tu bebé va a poder quedarse dormido, ya que la mayoría de los bebés pueden hacerlo en cualquier lugar si están cansados. El viejo lema de *¡Shhhh! El bebé está durmiendo*, solo condiciona a un bebé para dormir ligeramente y a moverse con cada ruido externo. Los bebés probablemente se sienten seguros oyendo

## ¿Qué otras prácticas contribuyen a la salud y seguridad de un bebé?

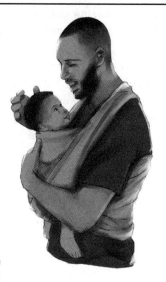

Cuanto más lo tengas en brazos, lo portees e interactúes con tu bebé, mejor. Portear a los bebés haciendo contacto con tu cuerpo contribuye de gran manera a su desarrollo sano. Esto es especialmente cierto al considerar el desarrollo de los músculos del cuello de tu bebé, lo cual puede ser crucial si un bebé necesita alejar su cabeza de algo que obstruye su flujo de oxígeno. Cargar a tu bebé sobre tu cadera es un patrón universal que le da a tu bebé un asiento de primera fila para ver todo lo que está pasando. Los sistemas de porteo de bebés fabricados de tela también son muy buenos. Ellos permiten una máxima exposición del rostro del bebé y permiten que el bebé mueva su cabeza e interactúe con su entorno. El porteo de bebés promueve beneficios intelectuales y sociales para los bebés, los cuales son increíblemente importantes. Cuando tu hijo interactúa con tus amigos y familiares, y observa en dónde está y lo que está sucediendo en su entorno, es casi como si el bebé estuviera asistiendo a la escuela.

De ser posible, intenta reducir el tiempo que los bebés pasan en asientos o carros infantiles de plástico, ya que ellos han contribuido a que algunos bebés tengan cabezas planas. La plagiocefalia (cabeza plana) no es necesariamente causada cuando los bebés duermen sobre sus espaldas, sino por el tiempo en que mantienen sus cabezas apoyadas contra objetos duros. Esto es especialmente preocupante con lo que yo llamo "muebles para bebé tipo Transformers", o muebles que pueden cambiar de forma o posición, manteniendo la cabeza del bebé contra una superficie dura por horas.

Los padres también deberían darle prioridad a su propio cuidado para poder estar listos para responder a las necesidades de su bebé. Los buenos hábitos del sueño— evitar la cafeína, no usar dispositivos electrónicos antes de ir a la cama y, por más difícil que parezca para un padre con un recién nacido, intentar dormirse y despertar a la misma hora todos los días — pueden ayudar a estar más descansado. Intenta dormir cuando el bebé duerma, sáltate algunas tareas del hogar, comparte las tareas nocturnas del bebé, pide ayuda a tus amigos y familiares, y aprovecha las licencias parentales del trabajo.

las voces de sus hermanos y padres mientras duermen. El nivel de ruidos normales en un hogar garantiza un nivel de estimulación en tu bebé que probablemente sea el adecuado para obtener el sueño más seguro posible.

Cuando están fuera de su hogar visitando a amigos y familiares, escucho que los padres a menudo acuestan a su bebé para tomar una siesta en la cama de un adulto.

> Incluso durante las siestas, los bebés nunca deberían dormir lejos de la supervisión de un adulto comprometido.

Algunas veces ponen almohadas a ambos lados del bebé para evitar que se dé vuelta y se caiga de la cama. Sin embargo, hemos aprendido que las almohadas representan un riesgo significativo de asfixia. Entonces, ¿qué se puede hacer en esta situación?

Antes que nada, no recomendaría acostar a un bebé para que tome una siesta en una habitación separada, sino dejar al bebé dormir en el contexto de las personas y actividades en su entorno. Habiendo dicho eso, si es absolutamente necesario poner a dormir a tu bebé en un lugar menos alborotado, aún hay opciones relativamente seguras.

Un recién nacido, puesto en medio de una cama firme de un adulto, no se moverá mucho. No me gusta la idea de que los recién nacidos estén solos en la cama de un adulto, pero siempre que no haya almohadas o mantas extra cerca del bebé y que el edredón no sea demasiado esponjoso, eso debería funcionar bien sin la necesidad de almohadas que mantengan al bebé en su lugar.

Un bebé de cuatro o cinco meses es mucho más móvil, por lo que no haya un adulto responsable allí puede ponerlo en un riesgo serio de caerse o quedar atrapado, dependiendo de la cama y de los muebles alrededor de la cama. En este caso, puedes poner al bebé sobre el suelo en una sábana o toalla limpia, acostado sobre su espalda, en un espacio más amplio y libre. El bebé debe estar en una superficie firme, sin ninguna almohada u objeto extra a su alrededor. Personalmente, a mí me gusta el SleepSack® de HALO (básicamente, es un saco de dormir) para crear un espacio cómodo y conveniente para dormir sin tener mantas sueltas.

Si tu bebé se mueve demasiado y te preocupa que se mueva alrededor de la habitación, podría ser útil invertir en un corral portátil o en puertas para bebés (sin las barras en donde un bebé podría quedar atrapado).

Otra nota: si es absolutamente necesario que el bebé duerma en otra habitación, usa un monitor para bebés de repuesto en la forma opuesta que lo usarías normalmente. Pon el altavoz de modo de transmitir los sonidos y ruidos hechos en la parte activa de tu hogar a la habitación en donde tu bebé está durmiendo. Esto hará un ruido de fondo que lo ayudará a disfrutar de despertares sanos y, por otra parte, a dormir en una forma más natural para su cuerpo. Recuerda, al menos 100 años de ciencia del desarrollo nos dicen que los bebés tienen una reacción más sana al sonido que al silencio. El sonido de las voces humanas es especialmente reconfortante para los bebés, como una "fuerza vital" que invita a una respuesta fisiológica. Poner esos sonidos en la habitación del bebé es realmente más proactivo y protector que usar un monitor para oír al bebé, ya que puede proporcionar, en menor medida, muchos de los mismos beneficios biológicos y del desarrollo que el acto del colecho.

———— ❭ ————

## El colecho en los viajes

Durante los primeros años de vida, descubrirás que tu bebé o hijo se sentirá especialmente seguro durmiendo en tu compañía cuando está lejos del hogar. Muchos padres que no practican normalmente el colecho lo permiten cuando viajan.

Sin embargo, el problema es que este cambio en la rutina pareciera constituir un riesgo más alto del SMSL. Los bebés de entre dos y cuatro meses de edad que duermen solos durante un viaje cuando normalmente no dormirían solos tienen un mayor riesgo de fallecer por el SMSL y viceversa. Un bebé que normalmente no amamaduerme pero que lo hace cuando duerme lejos del hogar está en mayor riesgo del SMSL ya que se encuentra en un nuevo entorno para dormir. En pocas palabras: durante los viajes, tal vez lo mejor es imitar lo que haces normalmente en casa tanto como sea posible. Si amamaduermes, amamaduerme. Si duermen separados, duerman separados.

Recuerda que, si amamaduermes mientras viajas, debes asegurarte de que el entorno para hacerlo sea seguro para tu bebé (ver la Parte 4: Cómo practicar el colecho). Cuando estés viajando o de vacaciones, los factores de riesgo que pueden poner en peligro a tu bebé aún estarán presentes. Estos riesgos pueden incluso aumentar, por lo que es mejor ser cuidadoso en cuanto dónde y cómo duerme tu bebé durante los viajes.

─────── ❱ ───────

## Destetar cuando se amamaduerme

Destetar a un bebé que ha dormido junto a ti y fue amamantado a demanda desde el nacimiento es todo un proceso. Al igual que todas las prácticas de cuidado infantil, determinar cuándo y cómo destetar a tu bebé en el contexto de amamadormir es una decisión que solo tú (y tu pareja) puedes tomar. Algunos bebés pueden tener dificultades para ajustarse a un menor amamantamiento. Una posible estrategia para reducir la lactancia materna por la noche es amamantar a tu bebé más durante el día. Mientras se comparte cama, poner una barrera sólida que no sea de tela (especialmente no una almohada) entre tu pecho y el bebé a veces puede reducir la detección de leche del bebé y puede eliminar algunas de las tomas, al igual que simplemente poner al bebé en una cuna en su habitación o junto a ti en un moisés. Estas opciones pueden funcionar para algunos bebés, pero ciertamente no para todos.

Si tu bebé está llorando para que lo alimentes, tu pareja puede caminar con el bebé para ayudarlo a aprender una nueva asociación. El papel de tu pareja en el destete del bebé durante las tomas nocturnas puede ser muy gratificante y puede ayudar a fortalecer la relación de apego de tu pareja con el bebé. ¡Yo solía bailar con mi hijo cuando él estaba molesto, porque el balanceo y los ritmos lo hacían dormir y para mí era divertido y era un buen ejercicio!

Siempre es importante confiar y usar tu propio criterio y tu experiencia con tu bebé, ya que tú eres quien mejor conoce su historia, sus preferencias, su personalidad, su temperamento y sus idiosincrasias. Todos tienen una opinión sobre lo que deberías hacer con tu bebé y no tienen miedo de compartirla contigo, pero tu criterio personal es crucial. La realidad es que todos los bebés te

> Tu criterio personal es crucial.

darán diferentes claves sobre lo que funciona mejor para ellos, las cuales pueden ser solo para ellos, ya que no siempre será lo mismo con todos los bebés, algo que muchos padres descubren rápidamente.

Al igual que con la decisión de practicar el colecho o amamadormir, tú debes ser quien tome la decisión de destetar después de haber pensado detenidamente y a fondo en tus necesidades particulares — y las de toda tu familia —.

———— ❱ ————

## Decidiendo cuánto tiempo practicar el colecho

Recuerda que depende completamente de ti determinar el mejor momento para que tu familia deje de compartir cama o habitación, asumiendo que la relación que comparten es sana. Por ejemplo, esta decisión es similar a decidir a qué edad crees que tu adolescente puede empezar a tener citas o a sacar su licencia para conducir. En realidad, no hay reglas concretas sobre cuándo se debe terminar con el colecho, siempre que todos estén contentos con los planes.

En la mayoría de las culturas del mundo, las personas duermen en la misma habitación con diferentes miembros de la familia en una forma u otra a lo largo de sus vidas. La idea de que hay edades límite es otro meme cultural occidental y varía dependiendo de quién está tomando la decisión y cómo cierto comportamiento parental o actividad de cuidado resuena con todas las relaciones y estados psicológicos únicos involucrados. La idea de que hay límites de tiempo específicos para dormir de diferentes formas ciertamente no está basada en ningún hallazgo científico. De nuevo, se trata de tu relación con tu bebé o hijo y con tu pareja, y lo que ellos puedan estar sintiendo también. Las preferencias o respuestas de alguien más no tienen nada que ver con la decisión que tú tomarás sobre el tiempo en el que compartirán cama y, como lo seguiré repitiendo, todos estos son asuntos de las relaciones. Al igual que no deberíamos juzgar lo que hacen otras personas, tampoco deberíamos ser juzgados por lo que decidimos en el contexto de estas experiencias.

Es importante recordar que no tiene nada malo decidir que estás listo o lista para que tu hijo duerma en su propia habitación; la clave es confiar en lo que tú sabes sobre ti y sobre tu hijo cuando decidas cómo hacerlo. Tú eres quien se conoce mejor y quien conoce mejor a tu bebé, por lo que no tengo dudas de que tú sabes mejor que cualquier profesional externo cómo manejar esta situación.

———— ❯ ————

## ¿Cómo puedo sacar a mi bebé de mi cama?

Ah..., una pregunta habitual que siempre me piden responder. He pasado la mayor parte de mi vida dándoles a las madres y los padres buenas razones científicas para llevarse a sus bebés a la cama con ellos si se sienten cómodos haciéndolo. Me preocupa menos encontrar formas para separar a las familias durante la noche porque, como lo he dicho antes, tú eres quien conoce mejor a tu bebé y, por lo tanto, tú eres quien está en la mejor posición para descubrirlo. Pero intentaré darte algunas ideas generales.

Por ejemplo, algunos padres intentar hacer que la hora de dormir esté llena de historias y rituales únicos para su hijo, o le ofrecen una muñeca u objeto favorito como compañero de sueño. Ayudar a tu hijo a dormir fuera de la cama haciendo que duerma sobre el suelo o en una alfombra junto a la cama de los padres, o en una cuna o cama separada en la misma habitación puede ayudar a que se sienta más cómodo con su nuevo espacio para dormir.

Simplemente poner énfasis en la emoción de tener una nueva habitación o privilegios especiales por ser un niño grande podría ser suficiente. Para algunos niños y niños pequeños, una cama adornada como un juguete o algún otro tipo de cama temática podría funcionar. O poner a tu hijo pequeño en una habitación con uno de sus hermanos podría ayudar a que la transición sea más fácil. Cambiar de rutinas es una parte necesaria del crecimiento y dejar de practicar el colecho puede ser una experiencia positiva para tu hijo.

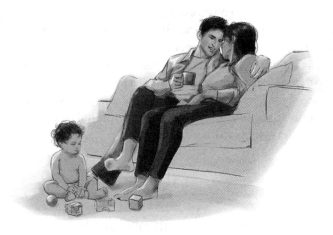

CAPÍTULO 12

# La verdad tras los mitos

## "El colecho cambiará tu relación con tu hijo"

A menudo escucho inquietudes de que la relación que un padre o una madre tiene con su hijo cambiará de alguna manera si empiezan a practicar el colecho. Esto simplemente no es cierto. Dónde y cómo se duerme no altera una relación, sino que refleja su naturaleza. No olvides que la relación entre los padres y sus hijos ya está siendo compartida antes de ir a dormir. En otras palabras, las formas de dormir normalmente reflejan, y algunas veces fortalecen, contribuyen o exageran la naturaleza de la relación que ya existe, sea buena o no tan óptima.

Si la naturaleza de la relación es muy buena durante el día, el colecho simplemente hace que algo que ya es bueno siga siendo bueno o incluso mejor durante la noche. Hablé más sobre esto en el capítulo anterior.

En contraste, si el adulto está deprimido o si se molesta con el bebé durante el día, esta misma dinámica afectará negativamente al niño durante la noche; si estos padres con inclinaciones negativas deciden practicar el colecho, ello podría llevar a prácticas más negligentes del mismo. Los padres deberían recordar que, si tienen problemas mentales o emocionales, a veces lo mejor para su propia salud es dejar un poco de espacio entre ellos y el bebé, especialmente durante la noche, cuando es hora de descansar y recargar energía. A fin de cuentas, cuidar de tu propia salud mental afectará positivamente tu capacidad de cuidar y desarrollar una relación con tu bebé. Habiendo dicho eso, el colecho puede ser una forma maravillosa para que los padres contentos y afectuosos continúen profundizando el vínculo que tienen con sus hijos durante la noche.

❱

## "El colecho será un obstáculo para la independencia de tu hijo"

Básicamente, esto es falso, pero el colecho probablemente retrasará la predisposición de tu bebé para estar solo a la hora de dormir y su predisposición para autoconsolarse. Algunas veces, las madres y los padres tienen la impresión errónea de que, si no entrenan a sus bebés para dormir solos, de alguna manera sus hijos tendrán problemas con alguna habilidad social o del desarrollo más adelante en su vida. Esto no es cierto, como ya lo vimos en el Capítulo 11. También se preocupan por que sus bebés no tengan buenos patrones de sueño cuando sean adultos. Esto tampoco es cierto. En verdad, no hay ningún estudio científico que haya demostrado ningún beneficio en absoluto por dormir toda la noche cuando se es un bebé, o al dormir toda la noche de forma ininterrumpida incluso cuando se es adulto. Y, como lo mencioné antes, la consolidación temprana del sueño infantil creará un conflicto o hará que sea menos probable que la lactancia materna sea óptima.

Algunas personas confunden la predisposición de un infante a autoconsolarse y volverse a dormir con una señal de independencia, autonomía o autoconfianza. En verdad, la autosuficiencia perdurable no tiene absolutamente nada que ver con la edad en la que los bebés pueden dormirse solos sin un padre o ser querido, es decir, no tiene nada que ver con el autoconsuelo. Los estudios realizados por las psicólogas Meret Keller y Wendy Goldberg han demostrado que los niños que duermen habitualmente con sus padres en realidad llegan a ser más independientes social y psicológicamente. En contra de las creencias populares de que los niños que duermen en solitario son más confiados y seguros, y de que los bebés que practican el colecho se vuelven demasiado dependientes, estudios científicos han encontrado que, de hecho, los niños pequeños que practican el colecho son capaces de estar solos y resolver problemas por sí mismos mejor que los que duermen solos.[176] Estos fueron los primeros estudios reales que abordaron este concepto erróneo tan popular.

> 66 Los niños que duermen habitualmente con sus padres en realidad llegan a ser más independientes social y psicológicamente. 99

En esta investigación, Keller y Goldberg definieron minuciosamente lo que quieren decir con el término "independencia" y, con esta definición, nos proporcionan un punto de inicio sólido para realizar más análisis. En comparación con los niños que duermen en solitario, los niños que practican el colecho en su muestra tendieron a hacer amigos más fácilmente, pudieron iniciar la resolución de problemas de forma más independiente y pudieron estar solos con menos estrés. Otros estudios han demostrado que es menos probable que los niños que practican el colecho hagan berrinches.[170, 171, 177, 178]

Una comparación intercultural cruzada de niños noruegos y niños sami, nativos de Noruega y Suecia respectivamente, desafía la creencia de que la práctica de dormir en solitario tiene una correlación positiva con la independencia. Más niños sami durmieron con sus padres que los niños noruegos, y se observó que los niños sami reclaman significativamente menos la atención de sus padres durante el juego que sus homólogos noruegos.[179]

Otra forma de considerar la cuestión de la independencia es preguntar si realmente queremos que nuestros hijos sean independientes de nosotros y, si es así, ¿a qué nos referimos exactamente? Cuando un papá se preocupa por que su hijo de cuatro meses es demasiado "blando" y "dependiente", como me lo dijo un padre, ¿eso significa que él sería feliz si ve a su hijo de 14 años buscando el consejo de sus amigos jóvenes y no el de él? Lo dudo.

El psiquiatra británico Dr. Jeremy Holmes, señala que "la autonomía en el contexto de la psicoterapia implica tomar el control de tu propia vida... [pero] la autonomía emocional no significa aislamiento o evitar la dependencia. Por el contrario, el individuo esquizoide solitario, que preserva su 'independencia' cueste lo que cueste, podría estar en un estado de heteronomía emocional, incapaz de acercarse a otra persona debido a sus temores y confusión internos. El individuo emocionalmente autónomo no reprime sus sentimientos, incluyendo su necesidad de dependencia, sino que los reconoce y los controla en lugar de dejarse controlar por ellos".[180] La idea de que deberías dejar solo a tu bebé por la noche, una idea en la que muchos creen, es totalmente la antítesis de 100 años de información sobre lo que supone facilitar el desarrollo de la empatía y la autonomía, así como la capacidad de estar solo cuando uno necesita estarlo y la habilidad de interrelacionarse y ser interdependiente con los demás. Conforme empiezas a conocer mejor a tu hijo e identificas tus prioridades como madre o padre, como la mayoría de los padres, querrás guiar a tu hijo hacia esas metas. Una forma en la que podemos ayudar a nuestros hijos a cumplir con ellas es maximizando la atención y la protección que les ofrecemos por la noche, durmiendo cerca de ellos.

❯

## "El colecho afectará negativamente tu relación con tu pareja"

Como tu familia es única, es imposible decir con certeza cómo el colecho afectará tu relación con tu pareja, pero puedo decir lo siguiente: Los padres con recién nacidos se enfrentan a diferentes desafíos y recompensas mientras se ajustan a sus nuevos roles, y desarrollar un patrón de sueño que funcione para sus familias es tan solo uno de esos tantos desafíos.

Hay varias cosas que debes tener en cuenta mientras desarrollas tus patrones de colecho, pero el colecho en sí mismo no tiene por qué afectar la ternura y cercanía entre los cónyuges.

Con el bebé en la cama, aún puedes hablar, tocar, reír, masajear y disfrutar la conexión que tienes con tu pareja. En lo que respecta a las relaciones sexuales, siempre que el bebé esté en un lugar seguro cerca de tu cama, no creo que ningún bebé o niño haya sufrido daños psicológicos por escuchar a sus padres hacer el amor, aunque lo mejor podría ser no ser tan entusiasta para no asustar a tu hijo. Yo sugeriría no tener relaciones sexuales cuando tu bebé está en la cama contigo, pero esa precaución es altamente intuitiva. Más allá de eso, depende de ti decidir qué cosas te sientes cómodo o cómoda haciendo mientras tu bebé está en la habitación.

Es posible que la intimidad tenga que ser menos espontánea —por ejemplo, es posible que tengan que empezar a programar tiempo juntos cuando alguien más pueda cuidar al bebé, o que tengan que mover al bebé a una cuna o moisés por algunas horas después de que se quede dormido, con algún tipo de monitor para bebés a mano— pero la intimidad no tiene por qué ser eliminada de ninguna manera y puede fortalecer su vínculo de pareja—.

A fin de cuentas, todas las parejas son diferentes y la forma en la que funciona cada familia es diferente, pero la crianza es mejor cuando es practicada como un equipo — con ambos individuos completamente comprometidos a criar a los niños de la misma forma. Al igual que la mayoría de los otros dominios de la vida de casados o de pareja, los acuerdos y compromisos son muy importantes. Por lo tanto, lo mejor siempre es que los padres o parejas discutan sus metas, inquietudes y filosofías, y que busquen llegar a un consenso sobre cómo criar a su hijo. Sin importar cuál sea el desafío, los problemas se resuelven mejor si ambas personas están de acuerdo en las experiencias que desean compartir.

Hasta ahora, la mejor investigación sobre este tema complejo que involucra un análisis de las relaciones y la psicología entrecruzadas que son únicas para cada familia no revela ninguna respuesta simple sobre cómo las diferentes formas de dormir pueden afectar las relaciones maritales.[172, 173, 181] Si estos trabajos ofrecen alguna perspectiva en particular, es que no se puede generalizar sobre cómo el colecho afectará tu relación.

---

## "El colecho crea un mal hábito"

Esta advertencia omnipresente está basada en valores subjetivos y percibidos; es una opinión personal de alguien que evalúa el colecho de forma muy diferente a como tú podrías hacerlo. Un "mal hábito" de un padre puede se la alegría más grande de otro — el privilegio de estar cerca de su bebé tan querido. Como padre de un bebé que practicó el colecho, disfruté cada minuto que pude estar cerca de mi hijo en la cama. El tiempo que se pasa practicando el colecho podría ser el tiempo más preciado de la familia y, para la mayoría de las madres, los padres y los bebés (aunque no para todos), el amamadormir y el compartir cama es natural y agradable.

Al igual que los adultos, los bebés y los niños estarán reacios a renunciar a algo que ellos sientan que les hace bien. Dicho esto, todo hábito humano puede romperse y el modo en que se introducen nuevas formas y disposiciones para dormir depende de las personalidades de los padres y niños involucrados y de las características especiales de la familia.

Descubrirás que, al igual que todos los asuntos relacionales, la relación que desarrollas con tu propio hijo requiere sacrificios. Por ejemplo, si decides practicar el colecho con tu hijo de forma rutinaria toda la noche, todas las noches, esa experiencia producirá grandes sentimientos y recuerdos. Junto con eso, tu hijo puede desarrollar una capacidad más permanente de autosuficiencia, resiliencia, cómo con las muestras de afecto y la capacidad de estar solo cuando sea necesario.

El sacrificio es que tú y tu hijo pueden tener menos sueño consolidado. Siempre deberías prepararte para la posibilidad de que, cuando llegue el momento de "sacar" a tu hijo de tu habitación o cama, tu hijo no esté tan preparado como tú. Un estudio encontró que, en comparación con los bebés que duermen en solitario desde el nacimiento, los bebés que practican el colecho desde el nacimiento aprenden o aceptan dormir en solitario aproximadamente un año después que los bebés que no tienen otra opción que hacerlo. Incluso así, dormir en solitario no será un problema para tu hijo, al igual que pasa con los niños que duermen en solitario desde una edad temprana.[176]

En todas las relaciones ganamos y renunciamos a algunas cosas, y a menudo hacemos compromisos. En definitiva, solo quienes practican el colecho pueden saber si el sacrificio se convierte en un mal hábito, pero para muchas familias, los beneficios sobrepasan por mucho los costos.

---

❱

---

## "Los bebés necesitan silencio para dormirse"

La mayoría de las personas ha oído a alguien decir: "¡Shh! Acabo de poner al bebé a dormir la siesta". Pero, en realidad, los bebés pueden dormirse en medio de un concierto de rock si lo necesitan.

Aunque generalmente se piensa que los bebés necesitan silencio para dormir, tal vez notes que a veces se quedan dormidos rápidamente en un contexto de bullicio familiar. Se trata de una reacción con la cual los bebés regulan la sensación de sobreestimulación: simplemente se quedan dormidos.

Como lo discutí antes, siempre que la estimulación no sea demasiado abrumadora, los bebés normalmente se sienten más seguros escuchando que uno de sus cuidadores está cerca. Al menos 50 años de investigación sobre el desarrollo humano demuestran que los bebés responden positivamente cuando "sienten" que no están solos, por medio de señales sensoriales físicas y psicológicas (voces u otros sonidos, imágenes, olores, roces y movimiento).

Algunos padres podrían escoger poner al bebé a dormir la siesta en una habitación separada con la puerta cerrada, en donde el acceso sensorial entre el bebé y los padres (y otros familiares) no es posible o probable.

Ciertamente — y debo reírme de mí mismo por esto — antes de que empezara a estudiar el sueño infantil, a menudo acostaba cuidadosamente a mi bebé para que durmiera en un espacio separado. Me alejaba despacio, paso por paso, pisando suavemente y esperando que el suelo no hiciera ruido. Cuando lo hacía, mi hijo abría los ojos, como diciéndome: "olvídalo, te atrapé". ¡Y así era!

Mi recomendación de hoy en día es nunca cerrar la puerta de la habitación del bebé ya que los bebés duermen cuando lo necesitan y no fueron diseñados para dormir en completo aislamiento social y sensorial. Un entorno silencioso para el bebé no hace nada más que posiblemente condicionar al bebé para que solo pueda quedarse dormido en silencio.

A algunos padres les resulta reconfortante poner algún tipo de monitor para bebés en la habitación. Esto está bien, pero como lo he mencionado antes, un uso más apropiado sería invertir los altavoces para que transmitan voces familiares a la habitación del bebé, en lugar de usarlo para escucharlo a él. Si el bebé debe estar solo en una habitación, dejar que escuche el parloteo de los padres y hermanos puede protegerlo en contra del SMSL. Si usar monitores de la forma normal (para escuchar a tu bebé) es muy importante para ti, dejar una radio encendida cerca del bebé con una mezcla de voces, música u otros sonidos diferentes podría tener un efecto similar.

Las voces humanas son reconfortantes para los bebés, pero siempre es posible que una televisión con volumen bastante alto o un grupo activo de hermanos pueda hacer que sea difícil que el bebé duerma si no está muy cansado. A fin de cuentas, lo importante es que los niveles de ruido sean consistentes. Si tu hijo se duerme con ruido, oír menos ruido — o, de igual manera, un ruido fuerte repentino — podría despertarlo. De cualquier manera, normalmente es difícil mantener despierto a un bebé si tiene sueño. Solo tú puedes juzgar qué tan invasivo puede ser el nivel de ruido para tu bebé. Cuando tengas dudas, solo recuerda que los bebés pueden protegerse contra la estimulación excesiva, pero de lo que no pueden protegerse es de muy poca estimulación.

——————— ) ———————

## "No vamos a dormir bien"

La veracidad de esta declaración depende, en parte, de cómo definen exactamente los padres el "dormir bien" y si el colecho o el amamadormir es una decisión tomada por ellos o una situación que sienten que les fue impuesta por la incapacidad de su hijo de dormir solo. Esto varía según las familias. Una investigación realizada hace años sostenía que existen diferencias importantes en cómo los padres evalúan el colecho dependiendo de si lo están practicando en respuesta a "problemas del sueño" persistentes que tienen sus hijos o si es una elección basada en sus propias filosofías o necesidades emocionales.[182] Este último tipo de colecho fue llamado "colecho reactivo" por los autores, el cual recibió evaluaciones más negativas de los padres. Como era de esperar, el colecho intencional fue evaluado de forma mucho más positiva.

Generalmente, las díadas madre-bebé que comparten la cama se despiertan mucho más brevemente y de forma transitoria, y los bebés tienden a mamar mucho más frecuentemente. Sin embargo, la percepción de estas madres con respecto a su propio sueño en estos casos puede ser muy positiva. De hecho, las investigaciones han demostrado que compartir cama fue la solución y no la causa del poco tiempo de sueño.[36, 183]

De acuerdo con las mismas madres, la elección de amamadormir con sus bebés tiende a promover una noche más larga y más descansada, tanto para los bebés como para los padres. Un bebé que duerme en una habitación separada necesita llorar para poder ser alimentado por la madre. Esto normalmente hace que el bebé esté menos calmado y más excitado, incluso antes de que empiece la toma. Reflexionando sobre su observación de que llorar es una señal "tardía" dada por un bebé que necesita ser amamantado, el Subcomité de Lactancia Materna de la AAP señaló que los bebés demuestran varias señales — como chupar, contonearse, poner manos alternas en el pecho de su madre y chupar sus propios puños — que proporcionan bastante tiempo para que la madre, si ya está cerca, inicie la alimentación antes de que el bebé llore.

Vimos esto frecuentemente en nuestros estudios de laboratorio, cuando las madres que amamantaban y dormían separadas de sus bebés tuvieron mayor dificultad poniendo a sus bebés de regreso en la cuna en otra habitación. Tan pronto como los bebés sentían el colchón después de comer, típicamente empezaban a llorar. Entonces cargaban de nuevo al bebé para intentar alimentarlo de nuevo, solo para colocarlo de regreso en la cuna. Estábamos seguros, por lo que veíamos repetidamente, de que los bebés no estaban molestos porque necesitaban más leche, sino porque necesitaban estar en brazos y estar en contacto con su madre. En comparación con las madres que amamadormían, a las madres que amamantaban y dormían en habitaciones separadas en general les tomó una cantidad significativamente mayor de tiempo acostar a su bebé, lo cual implicaba que la mamá tenía que quedarse despierta más tiempo también. Aunque un bebé que comparte cama se despierte para amamantar más a menudo que si estuviera en una habitación separada, la mamá no tiene que salir de la cama, ni tiene que molestar a su pareja y apenas tiene que despertarse para alimentar o calmar a su bebé.

De hecho, cuantificamos esta observación en nuestro estudio de laboratorio sobre las díadas madre-bebé que compartieron cama y las que durmieron solas. Las madres que compartieron cama pudieron dormir más, en minutos, que las madres que dormían solas.[33] Curiosamente, las madres también subestimaron cuántas veces se despertaron para amamantar en hasta el 50%, y el 84% de las madres que compartieron cama dijeron que habían dormido "bien" o "suficiente", mientras que solo el 64% de las mamás que durmieron en solitario dijeron que habían dormido "bien" o "suficiente". Algunas madres deciden amamadormir porque esa es la única forma en la que pueden dormir suficiente tiempo.

# Parte 6

Pensamientos finales

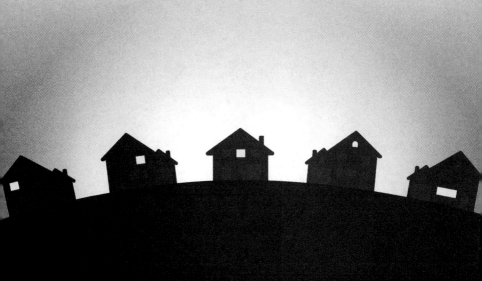

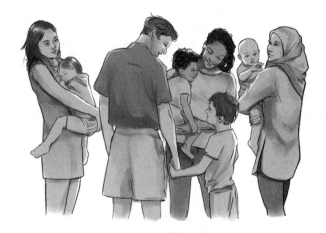

CAPÍTULO 13

# ¿Están cambiando
# las tendencias?

Creo que es muy posible para los Estados Unidos, y para otros países con tendencias similares sobre la seguridad del sueño, remover el estigma que rodea todas las formas de colecho, incluyendo el *breastsleeping* o amamadormir. Ciertamente, ya hemos hecho un progreso sorprendente, desde el inicio de los estudios de la pediatría del sueño, hace apenas más de 40 años.

En ese entonces, simplemente se asumió que nosotros, en las sociedades industrializadas occidentales, éramos los únicos seres humanos en el planeta que sabíamos lo que los bebés necesitaban por la noche y cómo cuidarlos. Nunca pensamos en usar un lente antropológico para ver cómo duermen la mayoría de los bebés humanos en el mundo. Si lo hubiéramos hecho, habríamos descubierto que, a nivel universal, los bebés duermen al lado de al menos uno de sus cuidadores: usualmente la madre que amamanta.

Los primeros científicos que estudiaron el sueño infantil en el occidente también asumieron que la fórmula infantil era la mejor y la más conveniente forma de alimentar a un bebé. La fórmula (y la leche de vaca) contiene más calorías que la leche humana y no es digerida fácilmente. Por esto, los bebés alimentados con fórmula no necesitan ser alimentados tan a menudo como los bebés que son amamantados, lo cual promueve el sueño consolidado e ininterrumpido.

Este sueño ininterrumpido es lo que era buscado por los primeros científicos que estudiaron el sueño infantil. Desafortunadamente, sus recomendaciones no se basaban en las necesidades infantiles, sino en la idea cultural del "buen bebé" que se alimenta con biberón y que duerme toda la noche sin llorar. Principalmente, se debía poner a los bebés a dormir solos en una cuna en una habitación separada y se debía enseñarles a autoconsolarse. Por supuesto, ahora sabemos lo equivocado que está este ideal. Aquí es donde veo la mayor parte del progreso en las recomendaciones sobre el sueño seguro de hoy en día.

Se ha comprobado que la alimentación con fórmula y el sueño profundo e ininterrumpido hacen que sea más fácil que los bebés mueran por el SMSL. Las guías actuales sobre el sueño infantil finalmente han admitido que la lactancia materna durante el primer año de vida puede proteger contra el SMSL y ofrecer muchos otros beneficios excepcionales. Sorprendentemente, la Academia Americana de Pediatría también reconoce que, cuando los padres se duermen mientras alimentan a sus bebés, es "menos peligroso dormirse con el bebé en una cama para adultos que en un sofá o silla...".[184]

Tal vez debido a estos lentos cambios en las normas, junto con investigaciones modernas que demuestran los beneficios protectores de la lactancia materna, muchos países han visto un aumento en los porcentajes de familias que comparten cama. Incluso en el año 2008, el Dr. Peter Blair notó un aumento significativo en la popularidad del colecho alrededor del mundo:

"En Inglaterra, casi la mitad de todos los neonatos [bebés de menos de cuatro semanas de edad] comparten cama en algún momento con sus padres; 1/5 de los bebés es llevado a la cama de sus padres regularmente durante el primer año de vida. En otros países europeos se han reportado recientemente tasas similares o más altas de familias que comparten la cama a los tres meses de edad del bebé: Irlanda (21%), Alemania (23%), Italia (24%), Escocia (25%), Austria (30%), Dinamarca (39%), Suecia (65%). Incluso en países en donde compartir cama no es común, como en los Países Bajos, Noruega y los Estados Unidos, se ha reportado un aumento en la prevalencia de la práctica de compartir cama durante la última década".[185]

Aún mejor, las investigaciones de muchos campos se están fusionando en la actualidad para presentar argumentos poderosos en contra de un enfoque demasiado simplificado y uniforme en las recomendaciones sobre la seguridad del sueño. En el 2019, dos artículos importantes[1,186] están ayudando a cambiar la tendencia diciendo que compartir cama no causa SMSL. Estas investigaciones imploran a las autoridades médicas, incluyendo la AAP, que cambien su retórica negativa en contra de todas las formas de compartir cama, que reconozcan la diversidad de la práctica y la importancia de respetar y valorar la decisión de una familia de dormir junto a su bebé en la cama.

Habiendo dicho eso, todavía hay mucho progreso por hacer. Si realmente queremos reducir las muertes infantiles relacionadas con el sueño, necesitamos poner mucho más énfasis en algunos puntos principales que actualmente están siendo enterrados entre las recomendaciones pediátricas: la reducción de la alimentación con fórmula, la reducción del tabaquismo en el hogar, la educación de los peligros de los sofás o sillas reclinables para dormir y, por supuesto, las prácticas seguras para compartir cama.

Toda autoridad responsable de salud pública debería enseñarles a los padres a compartir cama de forma segura. Su meta no debería ser difundir doctrinas o decirte cómo deberías criar a tus hijos, sino entrenar a las familias según sus circunstancias y metas individuales. Si los padres van a compartir cama independientemente de lo que se les diga (lo cual harán), entonces es la responsabilidad de los expertos en salud ayudarlos a hacerlo de forma segura.

*"Lo que está claro es que la retórica negativa que elimina cualquier esperanza de conversaciones bidireccionales honestas entre los padres que comparten cama y los profesionales de la salud debe cesar y ser reemplazada por un énfasis en la magnitud del riesgo que rodea las prácticas peligrosas para dormir que involucran alcohol, drogas y sofás o sillas, estableciendo un enfoque más coordinado con otros estrategas de salud pública sobre cómo cuidar mejor a los bebés para mantenerlos seguros".*

—DRA. KATHLEEN A. MARINELLI, ET AL.[1]

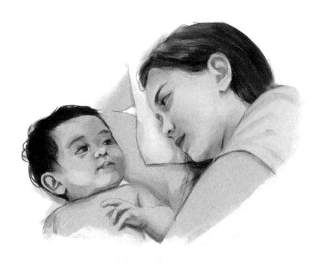

CAPÍTULO 14

# El estado de la crianza de nuestros hijos

## Nuestra postura y en dónde duermen nuestros bebés

*"El gran enemigo de la verdad a menudo no es la mentira — deliberada, planeada y deshonesta — sino el mito — persistente, persuasivo, y poco realista. Muy a menudo nos aferramos a los clichés de nuestros antepasados. Sometemos todos los hechos a un conjunto prefabricado de interpretaciones. Disfrutamos la comodidad de la opinión sin el malestar del pensamiento".*

—PRESIDENTE JOHN F. KENNEDY[187]

Nunca podría haber imaginado que, en la sociedad moderna, una institución gubernamental de los Estados Unidos o un grupo médico aislado hubiera querido erradicar la práctica de las madres durmiendo con sus bebés.

Tratar de eliminar la práctica de compartir cama fracasará, sin duda, como ya lo ha hecho. Es un intento por asumir el control sobre un comportamiento humano apropiado y sobre la biología. Que una madre duerma con su bebé es un derecho humano inherente y no una condición peligrosa, ni es algo que las madres hacen para parecer "*cool*".

El colecho madre-bebé, en todas sus diferentes formas, es una experiencia humana universal y una necesidad biológica. Esto no será suprimido por mensajes culturales. Ningún grupo, y especialmente uno financiado con dinero público, tiene derecho a decirles a los padres que no deben practicar el colecho, excepto cuando se practica de forma peligrosa.

Desafortunadamente, un hecho queda pendiente. Como fue dicho previamente,[2, 8, 116, 137] no hay muchos lugares en donde los valores sociales, expectativas y preferencias del mundo industrializado occidental se reflejen mejor que en los modelos clínicos de cómo debería ser el sueño "normal y sano" y las formas de dormir "normales y sanas" en el primer año de vida del bebé.[98, 188]

Teniendo en cuenta que las campañas mal informadas — aunque bien intencionadas — de seguridad del sueño se están esparciendo de los Estados Unidos a muchas otras culturas, es evidente que una ciencia más inclusiva y una estrategia de seguridad más efectiva están siendo tomadas como rehenes por los puntos de vista y las opiniones de un grupo pequeño de personas y sus ideologías personales. La mayoría de las investigaciones están interesadas solamente en probar y confirmar lo que este grupo pequeño cree que es verdad, descartando cualquier posibilidad de estudiar lo que hace que el *breastsleeping* o amamadormir sea seguro, y por qué el apabullante número de bebés que amamaduermen no solo están vivos, sino que crecen.

Las tácticas que están siendo usadas por el gobierno de los Estados Unidos y los hospitales en el país son vergonzosamente unilaterales, con los padres viendo videos de la versión aprobada oficialmente del "sueño infantil seguro". En algunos casos, se espera que firmen declaraciones que implican que estarán sujetos a acusaciones si algo llegara a pasarle a su bebé en un entorno en el que comparten cama. Es importante determinar con anterioridad si el hospital que tienes en mente cuenta con dichas políticas y si puedes aceptar que te traten de esta manera.

Algunos hospitales en los Estados Unidos ya no permiten que un bebé esté en la cama con su madre, incluso si ella está despierta. Cada vez menos hospitales parecen estar cómodos respaldando cualquier tipo de contacto continuo entre una madre y su bebé, a pesar de las fuertes evidencias de que puede mejorar el éxito de la lactancia materna y aumentar el número de meses que las madres amamantan a sus bebés. El énfasis que se le da al rechazo del contacto espontáneo entre la madre y el bebé me hace pensar que, si estas pautas, junto con las recomendaciones en contra del amamadormir, son ampliamente adoptadas, habrá un efecto negativo en las tasas de lactancia materna y en la alegría natural que las madres y padres experimentan cuando están en contacto con su bebé.

La falta de consideración hacia los padres y hacia científicos legítimos demuestra lo problemáticos que pueden ser los enfoques y las políticas de seguridad pública cuando están basadas exclusivamente en ideologías políticas o culturales. Todos los datos científicos y todas las perspectivas deberían ser considerados, intercambiados, integrados y compartidos abiertamente con respeto mutuo.

En el futuro, también necesitamos confrontar seriamente y reconocer los desafíos sociopolíticos más grandes (aunque están escondidos) que dan forma a las recomendaciones en contra de las camas compartidas. Esta parte de la conversación involucra buscar respuestas al por qué la seguridad de compartir cama y la mortalidad infantil en general varían tanto entre y dentro de los subgrupos socioeconómicos y raciales.

Los entornos en los que duermen los bebés son muy importantes, pero son parte de un sistema más grande de relaciones familiares y vida comunitaria. Estos sistemas están definidos y limitados por el acceso a los recursos, causando condiciones de estrés crónico en subgrupos minoritarios o marginalizados, lo cual a la vez crea heridas intergeneracionales que se manifiestan en la forma de un exceso de problemas de salud infantil. Desafortunadamente, la clasificación engañosa de las muertes infantiles relacionadas con estos problemas permite que nuestra sociedad señale a las camas compartidas como la causa, y que ignore o rechace las razones reales y más problemáticas.[2, 189]

Culpar a las camas compartidas por las muertes durante un colecho caótico, en lugar de culpar a las condiciones y las diferentes circunstancias sociales que hacen que la práctica sea segura para algunos subgrupos pero no para otros, es moral y científicamente incorrecto. Reducir la amplia gama de comportamientos de compartir cama a un acto simple y universalmente peligroso no toma en cuenta gran parte de lo que se ha aprendido en las ciencias evolutivas y del desarrollo sobre los efectos del colecho en la salud a corto y a largo plazo. Esto incluye un aumento en el contacto físico que confiere posibles beneficios genéticos para los bebés y sus futuros hijos — un beneficio que no había sido identificado antes de la década pasada —.[5] Los intentos de erradicar la práctica de compartir cama — diciendo que es inherentemente peligroso sin considerar los factores modificables que lo hacen riesgoso— es un error que puede ser corregido fácilmente educando a las comunidades cuyos bebés están en riesgo más alto.

Si las actividades de promoción de lactancia materna están dirigidas hacia las comunidades en donde el número de muertes mientras se comparte cama es desproporcionadamente alto, el aumento en las tasas de lactancia materna creará un conjunto de salvaguardas fisiológicas y conductuales para proteger a los bebés en riesgo, reduciendo el número de muertes relacionadas con el sueño y mejorando la salud de las madres y los bebés en general. Para que esto suceda, necesitamos que las organizaciones de salud pública redirijan sus esfuerzos y financiamiento hacia la promoción de la lactancia materna y se alejen de los mensajes en contra de las camas compartidas.

Desafortunadamente, nada cambiará si los padres que amamaduermen se quedan callados. Cuanto más honestos sean los padres sobre el lugar en donde duermen sus hijos, más rápido tendremos números exactos sobre la cantidad de padres que en verdad comparten cama con sus hijos. La investigación de la Dra. Kendall-Tacket[37] revela esta sorprendente estadística: El 70% de su muestra de madres que comparten cama con sus bebés tuvieron menos probabilidades de decirle a sus proveedores de atención médica en dónde terminan la noche sus bebés que quienes comparten la habitación. Creo que es hora de empezar a decir la verdad.

Te animo a que seas abierta con tu familia y amigos, y especialmente con tu pediatra. Puedes manejar la conversación explicando que estás bien informada sobre los beneficios y los riesgos de todas las formas de dormir y que te sientes segura con tu decisión sobre la mejor forma de dormir para ti y tu familia. Puedes decirles que aprecias su opinión y que estás abierta a discutir tus decisiones, con la esperanza de que pueda ser una conversación respetuosa y bilateral. Este tipo de conversación es lo que la Academia de Medicina para la Lactancia Materna ha recomendado oficialmente en su protocolo más reciente para compartir cama.[190] Puedes encontrar información más específica sobre esto y los enfoques recomendados para compartir cama en un artículo escrito por cinco expertos reconocidos mundialmente en SMSL, sueño infantil y lactancia materna.[1] Sé que no será siempre fácil compartir tu punto de vista, ya que ser abierto conlleva el riesgo de recibir sermones y críticas. Sin embargo, si los médicos supieran cuántos padres están compartiendo cama, ya sea que amamaduerman o no, creo que serían más conscientes de las funciones importantes y beneficiosas que el amamadormir ha tenido a lo largo de nuestra evolución y podrían llegar a entender por qué la práctica no podrá ser nunca erradicada.

En resumen, escribí este libro para asegurarte que, si puedes crear un entorno seguro para compartir cama con tu bebé, siguiendo mis consejos, tus propios consejos o los consejos de seguridad sugeridos por La Liga de la Leche Internacional en su libro *Dulces sueños* (*Sweet Sleep*), compartir cama puede ser una experiencia segura y positiva para los bebés y las madres que amamantan. No hay dudas de que estamos en un momento de transición y que nos enfrentamos a desafíos, pero una cosa es segura: las recomendaciones actuales sobre las diferentes formas en que duermen los bebés no solo ponen a las madres y a los bebés en conflicto con sus emociones, sino también con sus propias sociedades dentro de las cuales se manifiestan comportamientos emocionales como el amamadomir.

Ser firme sobre tu derecho a escoger en dónde duerme tu bebé podría ser difícil, pero es muy importante. Di lo que piensas y comparte tus puntos de vista. Los médicos especialmente deben saber lo convencida que estás de tus ideas y lo común que es la lactancia materna. Ya no es aceptable permanecer en silencio mientras individuos que no saben nada sobre tu familia patrocinan un punto de vista singular, negativo y "autoritativo" que rechaza las perspectivas y las certezas de otros investigadores, así como la de los padres que adquieren conocimiento valioso sobre las necesidades únicas de sus propios bebés y sobre cómo responder mejor a ellos. Disfruta de tu bebé, celebra el amor del que tú y tu familia tienen el privilegio de disfrutar y, por supuesto, siéntete bien sabiendo que tú siempre serás quien mejor pueda determinar lo que es y lo que no es bueno para ti.

# Apéndices

APÉNDICE I

# Glosario de términos

*En lo que respecta a las formas y disposiciones en las que duermen los bebés, los padres y profesionales usan diferentes frases de forma intercambiable y confunden la terminología relacionada. Aquí hay un glosario de los términos más comunes para que todos puedan empezar a conversar usando el mismo idioma.*

*Nota: Ya que estos términos están interrelacionados, estas definiciones se basan unas en otras. Por eso, este glosario no está ordenado alfabéticamente.*

**Colecho:** Término general usado para cuando se duerme dentro del rango de detección de las señales de otra persona, independientemente de su edad. Comprende las habitaciones compartidas, el colecho en superficies separadas, el uso de dispositivos de colecho, colecho en la misma superficie, compartiendo cama, *cobedding* y *breastsleeping* (o amamadurmiendo).

**Compartir habitación:** Dormir en la misma habitación que otra persona, independientemente de la edad, pero en una superficie separada. Incluye a un bebé durmiendo en una cuna o moisés junto a la cama de los padres o en un dispositivo de colecho. También conocido como colecho en superficies separadas.

**Colecho en superficies separadas:** Dormir en la misma habitación que otra persona, independientemente de la edad, dentro de un rango sensorial del otro, pero en una superficie separada. Incluye a un bebé durmiendo en una cuna o moisés junto a la cama de los padres o en un dispositivo de colecho. También conocido como compartir habitación.

**Dispositivo de colecho:** Producto que permite que un bebé duerma cerca de sus padres sin estar en la misma superficie. Puede sujetarse o descansar junto a la cama o puede estar encima de la cama. El uso de un dispositivo de colecho puede ser considerado compartir una habitación o colecho en superficies separadas.

**Colecho en la misma superficie:** Dormir en la misma superficie que otra persona, independientemente de la edad. Incluye dormir en una cama, sobre un sofá (lo cual es peligroso) o en cualquier otra superficie. Consiste en el *cobedding*, compartir cama y *breastsleeping* (o amamadurmiendo).

**Cobedding**: Dos cuerpos del mismo tamaño que duermen sobre la misma superficie, como gemelos que comparten una sola cuna.

**Compartir cama:** Dormir en la misma cama que otra persona, independientemente de la edad. Incluye el amamadurmiendo.

**Breastsleeping o amamadurmiendo:** Un bebé que es alimentado principalmente por medio del amamantamiento que duerme en la misma cama que su madre para poder facilitar la lactancia, con el bebé acostado boca arriba en un entorno sin ningún factor de riesgo.

**Factores de riesgo:** Circunstancias que aumentan el riesgo de SMSL cuando son combinados con la cama compartida o por sí mismos — estos incluyen dormir junto a un adulto que está afectado por el alcohol o las drogas, exposición al humo, dormir boca abajo, dormir en un sofá con un adulto, parto prematuro, alimentación con fórmula y camas blandas (definición de Peter S. Blair, et al., en prensa[190]).

**Epidemiología:** Estudio sobre la distribución, causas y factores de riesgo de las enfermedades u otros problemas de salud y seguridad dentro de una población específica (definición adaptada de Principios de Epidemiología en la Práctica de Salud Pública [Principles of Epidemiology in Public Health Practice], 3ra edición).

**Muerte Súbita e Inesperada del Lactante (MSIL) o Muerte Súbita e Inesperada en la Infancia (MSII):** La muerte inesperada y repentina de un bebé de menos de un año en donde la causa no fue obvia antes de la investigación. Comprende tanto SMSL como AEAS.

La MSIL/MSSI también está definida ampliamente en la Clasificación Internacional de Enfermedades, 10ma Revisión (CIE-10), como una colección de clasificaciones que incluyen el SMSL, ASSB y muertes no específicas para las cuales falta evidencia para llamarlas SMSL.

**Síndrome de Muerte Súbita del Lactante (SMSL):** La muerte repentina e inexplicada de un bebé de menos de un año de edad, sin una causa conocida, incluso después de una investigación completa (definición del Instituto Nacional de Salud Infantil y Desarrollo Humano). Consulta el Capítulo 4 para explorar la diferencia entre SMSL y AEAS en el contexto de la cama compartida.

**Asfixia y Estrangulación Asociados con el Sueño (AEAS) o Asfixia o Estrangulación Accidental en la Cama (ASSB):** La muerte accidental de un bebé al dormir debido a asfixia o estrangulación, a menudo debido a ambientes peligrosos para practicar el colecho.

El término AEAS o en sus siglas en inglés *SASS* (propuesto por Melissa Bartick y Linda J. Smith[191]) es más comúnmente referido como ASSB, que es como aparece en la Clasificación Internacional de Enfermedades, 10ma Revisión (CIE-10). De manera confusa, la Asfixia o Estrangulación Accidental en la Cama no necesita ocurrir verdaderamente en una cama y también puede ocurrir al usar una cuna, sofá o silla. Por eso es que prefiero usar el término AEAS.

**Práctica caótica de compartir cama:** Compartir una cama u otra superficie para dormir con un bebé debido a la necesidad en lugar de como una elección intencional de crianza. Varios factores de riesgo peligrosos a menudo están presentes, como tener a otros niños o mascotas en la cama, padres que están afectados por el alcohol, drogas o cansancio extremo, uno o más padres que son fumadores o una falta general de medidas proactivas para dormir de forma segura.

**Práctica electiva de compartir cama:** Compartir cama con un bebé como una elección intencional de crianza y de estilo de vida, lo cual más a menudo se realiza para facilitar la lactancia materna o para dormir más. Caracterizada por conocer y evitar factores de riesgo y el compromiso activo y continuo del padre hacia la seguridad del bebé.

**Alimentación mixta:** Proporcionarle al bebé una combinación de fórmula y leche materna. Puede incluir alimentar al bebé con leche materna extraída en un biberón, leche materna directamente del pecho, leche de donadoras y cualquier variedad de fórmula, leche de vaca u otro sustituto de leche.

APÉNDICE II

# Productos para practicar el colecho

*Las familias que sienten que no pueden mantener un entorno seguro para compartir cama pueden usar una gran variedad de productos para crear una forma de colecho en una superficie separada que funcione para su familia en particular. Es posible que muchos padres no conozcan los productos que están disponibles y en dónde pueden encontrar estos dispositivos, por lo que la siguiente es una lista de productos sugeridos diseñados para facilitar el colecho. No recibo ninguna compensación por incluir ninguno de estos productos en el libro.*

## Moisés Versatile™ Co-Sleeper® de Arm's Reach®

"El Versatile™ se ajusta a todo tipo de cama. Sus patas ajustables pueden extenderse completamente por debajo de la cama, permitiendo que el moisés quede encima de tu colchón. Las patas también son retráctiles, lo cual permite que el moisés se ajuste cerca de una cama de plataforma o de una cama para adultos que esté colocada sobre el suelo.

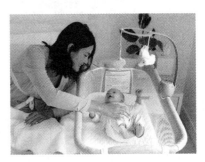

## Moisés Cambria Co-Sleeper® de Arm's Reach®

"Este moisés cuenta con hermosos extremos curvos de madera, extensiones incorporadas y ajustadas para sus piernas y una cinta y placa de sujeción patentada para proporcionar la solución más segura para dormir".

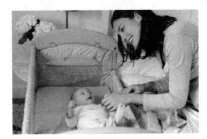

## Moisés Co-Sleeper® Mini Ezee™ 2-in-1 de Arm's Reach®

"El Co-Sleeper® Mini Ezee™ 2-in-1 es una forma segura de crear vínculos con tu bebé tan pronto como llega a casa por primera vez. Cuenta con mayor ventilación para proporcionar una mejor transpirabilidad, bolsas laterales y un compartimiento inferior para almacenamiento, un nido para dormir de 4 pulgadas de altura y una cinta de fijación y un plato resistente".

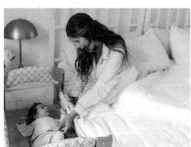

## Baby Delight® Snuggle Nest® Harmony™ Infant Sleeper

"Dos unidades rígidas y con paredes ventiladas que separan el espacio para dormir del bebé y del adulto, ayudando a prevenir que se den vuelta. Los paneles laterales de este dispositivo para dormir son flexibles, por lo que es muy fácil tener acceso a tu pequeño y cuenta con malla estructural para permitir la circulación del aire. Una unidad de sonido y luces ofrece una suave luz de noche y sonidos tranquilizantes del útero o la canción de cuna de Brahms. El control de volumen de cinco niveles y su apagado automático hacen que sea fácil ajustar el ambiente para dormir de tu pequeño. Cuando es hora de viajar, el aparato se dobla fácilmente y es muy compacto".

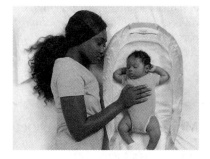

## Moisés Babybay®

"Los Babybay® tienen forma de media luna para imitar la sensación protectora de un abrazo. Construido sólidamente, con su construcción de madera de haya que es respetuosa del medio ambiente, tu Babybay® es fuerte, sostenible, resistente y está fabricado para durar. Incluso si tu bebé crece demasiado para el Babybay®, fácilmente puedes aumentar su tamaño usando un kit de conversión a cuna completa. Personaliza tu Babybay® con un Babynest®, agregando suavidad, comodidad y estilo".

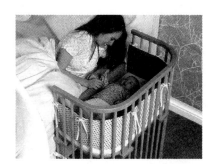

## Cama para gemelos Bassinest® de HALO®

"La cama para gemelos Bassinest® de Halo® es el único moisés para gemelos que ahorra espacio y rota 360 grados para proporcionar lo mejor en conveniencia y seguridad. Ahora tus pequeños pueden dormir tan cerca de ti (¡y del otro!) como te gustaría, mientras aún se encuentran en sus propias áreas para dormir. Ideal para las mamás con varios bebés, pero especialmente para las mamás que tuvieron cesáreas — ¡ya que hace que sea fácil atender a ambos bebés sin salir de la cama! —".

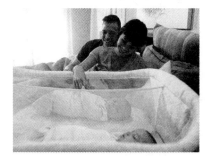

APÉNDICE III

# Recursos sobre el colecho y otras lecturas

*Todos estos recursos están relacionados con el sueño infantil seguro, pero muchos de ellos contienen información contradictoria de instituciones y entidades a las cuales critico y con cuyas interpretaciones y recomendaciones no estoy de acuerdo en lo que respecta a asuntos relacionados con compartir cama y la lactancia materna. Independientemente de tu postura sobre compartir cama, mientras más información tengas disponible, mejor. Presentar todos los puntos de vista y perspectivas permite que se realice una toma de decisiones ideal. Creo que es importante que los padres y profesionales sepan aquello por lo que se argumenta, contra lo que se argumenta y por qué.*

*Los recursos que se ajustan completamente a mis recomendaciones personales están marcados con el símbolo que aparece aquí* ✓

## Libros

✓  Berrozpe, María Martínez. *¡Dulces Sueños!* Octubre de 2016. ISBN: 978-8441538368
Este libro aspira a dar una imagen global, multidisciplinaria e integrativa de la ciencia del sueño de los niños y aborda las inquietudes de los padres sobre los problemas del sueño.

Fleiss, Paul M. *Dulces sueños: los secretos de un pediatra para que tu hijo duerma bien (Sweet Dreams: A Pediatrician's Secrets for Your Child's Good Night's Sleep)* Diciembre de 2000. ISBN: 978-0737304947
El Dr. Fleiss, un renombrado pediatra familiar con más de 30 años de experiencia, comparte sus secretos para descubrir los patrones naturales de sueño de un niño y para desarrollar rituales positivos a la hora de dormir, recursos nutricionales y sobre el estilo de vida que ayudan a dormir, y explica cómo el colecho afecta el crecimiento y el desarrollo normal.

✅ Goodavage, Maria y Jay Gordon. *Buenas noches: la guía de los padres felices para una cama familiar (Good Nights: The Happy Parents' Guide to the Family Bed)*. Junio de 2002. ISBN: 978-0312275181

> *Buenas noches* resuelve tus inquietudes sobre la cama familiar, dándote una orientación divertida y fácil de usar sobre la seguridad, cómo lidiar con las críticas e incluso cómo mantener la chispa en tu matrimonio (aunque afuera de tu habitación).

Jackson, Deborah. *Tres en la cama: los beneficios de compartir tu cama con tu bebé (Three in a Bed: The Benefits of Sharing Your Bed with Your Baby)*. Julio de 2003. ISBN: 978-1582340517

> Este libro clásico detalla los beneficios invaluables de compartir la cama para las mamás que amamantan. Revisa la historia de los bebés en la cama y explora las actitudes actuales sobre la idea con base en entrevistas con los padres.

✅ Kendall-Tackett, Kathleen y Wendy Middlemiss. *La ciencia del sueño de las madres y bebés (The Science of Mother-Infant Sleep)*. Octubre de 2013. ISBN: 978-1939807045

> Una recopilación de artículos recientes escritos por un grupo de expertos en el sueño de madres y bebés. Aclara que los padres deben criar a sus hijos para permitir que crezcan y se desarrollen normalmente. También señala que no hay un solo libro que todos los padres puedan usar para criar a su hijo porque todos los niños tienen necesidades diferentes. Este texto ofrece soluciones para los padres que están lidiando con fatiga y formas de tranquilizar a un bebé afligido.

✅ Michels, Dia L., Cyntia Good Mohab, y Naomi Bromberg Bar-Yam. *Descripción breve sobre la lactancia materna: datos, números y trivia sobre la lactancia (Breastfeeding at a Glance: Facts, Figures and Trivia About Lactation)*. Junio de 2001. ISBN: 978-1930775053

> Este cuadernillo exhaustivo responde preguntas frecuentes sobre la lactancia materna, menciona beneficios para la familia y proporciona información sobre la lactancia materna y la ley, una lista de recursos y más.

Mindell, Jodi. *Durmiendo toda la noche: cómo los bebés, niños pequeños y sus padres pueden dormir bien toda la noche (Sleeping Through the Night: How Infants, Toddlers, and Their Parents Can Get a Good Night's Sleep)*. Marzo de 2005. ISBN: 978-0060742560

> Mindell tiene diez años de experiencia en la evaluación y el tratamiento de problemas comunes del sueño en los niños y usa su experiencia en su libro para dar consejos, responder preguntas habituales y ofrecer citas de padres que han resuelto los problemas para dormir de sus hijos.

✅ Mohrbacher, Nancy, y Kathleen Kendall-Tackett. *La lactancia materna de forma simple: siete leyes naturales para las madres que amamantan (Breastfeeding Made Simple: Seven Natural Laws for Nursing Mothers).* 2005. ISBN: 978-1572248618

> Este texto informa a los padres sobre los beneficios de la lactancia materna, así como del colecho y otras técnicas de crianza infantil que aumentan el vínculo de apego entre los niños y los padres.

Ockwell-Smith, Sarah. *Libro sobre el sueño agradable (Gentle Sleep Book).* Marzo de 2015 ISBN: 978-0349405209

> Este texto ofrece soluciones agradables para cuidar a niños de menos de cinco años, incluyendo el colecho en respuesta a inhibidores del sueño. La información científica y anecdótica extensiva ayuda a toda la familia a dormir bien.

Oster, Emily. *Hoja de cuna: una guía basada en datos para una crianza mejor y más relajante, desde el parto hasta el preescolar (Cribsheet: A Data-Driven Guide to Better, More Relaxing Parenting, from Birth to Preschool).* Abril de 2019. ISBN: 978-0525559252

> Oster proporciona contraargumentos para las recomendaciones de colecho, pero pone énfasis en que las circunstancias y elecciones personales de los padres pueden ser el factor decisivo sobre cuál es la decisión correcta para el individuo.

Pantley, Elizabeth. *La solución para la hora de dormir sin llanto (The No-Cry Sleep Solution).* Marzo de 2002. ISBN: 978-0071381390

> Pantley ofrece soluciones para ayudar a que tu bebé duerma toda la noche con estrategias útiles para superar los problemas a la hora de la siesta y a la hora de dormir sin llanto y con una buena noche de sueño.

✅ Sears, Martha, William Sears, y James Sears. *Cómo ayudar a tu bebé a dormir (How to Get Your Baby to Sleep).* Julio de 2002. ISBN: 978-0316107716

> El Dr. Bill y Martha Sears comparten su experiencia en el desarrollo de una rutina nocturna, ayudando a que tu hijo se relaje a la hora de dormir, los beneficios de compartir el sueño, cómo afrontar a un bebé con sueño ligero o que se levanta temprano, y consejos para ayudar a que tu hijo pequeño se quede en la cama.

✅ Sears, William. *Crianza nocturna: Cómo ayudar a tu bebé y a tu hijo a dormir (Nighttime Parenting: How to Get your Baby and Child to Sleep).* Noviembre de 1999. ISBN: 978-0452281486

> Escrito para ayudar a toda la familia a dormir mejor, este libro ayuda a los padres a entender por qué los bebés duermen de forma diferente a los adultos y ofrece soluciones para los problemas nocturnos.

❷ Small, Meredith F. *Niños: cómo la biología y la cultura le dan forma a la manera en la que criamos a los niños pequeños (Kids: How Biology and Culture Shape the Way We Raise Young Children)*. Octubre de 2002. ISBN: 978-0385496285

La Dra. Small discute el desarrollo de los niños en edad preescolar de uno a seis años y ofrece nuevas ideas sobre las nociones profundamente arraigadas que son incluidas en muchos libros sobre la crianza. Ella combina investigaciones científicas sobre la evolución y la biología humana con sus propias observaciones sobre las diferentes culturas.

Sunderland, Margot. *La ciencia de la crianza: orientación práctica sobre el sueño, el llanto, los juegos y la construcción del bienestar emocional para toda la vida (Science of Parenting: Practical Guidance on Sleep, Crying, Play and Building Emotional Wellbeing for Life)*. Mayo de 2006. ISBN: 978-1405314862

Con base en más de 700 estudios científicos sobre el desarrollo infantil, la psicoterapeuta infantil Dra. Margot Sunderland explica un enfoque práctico sobre la crianza que ayuda a los niños a desarrollar su potencial completo.

Thevenin, Tine. *La cama familiar (Family Bed)*. Febrero de 2002. ISBN: 978-0895293572

Una guía "excelente" (Jane Goodall, Ph.D.) sobre las ventajas y desventajas de hacer que los niños duerman en las camas de sus padres. Este libro proporciona seguridad a los padres que se sienten culpables por dejar que sus hijos se metan a la cama con ellos.

Waldburger, Jennifer y Jill Spivack. *La solución para el sueño fácil: la guía para que los padres exhaustos pongan a sus hijos a dormir desde el parto hasta los 5 años (The Sleepeasy Solution: The Exhausted Parent's Guide to Getting Your Child to Sleep from Birth to Age 5)*. Abril de 2007. ISBN: 978-0553394801

De parte de dos expertos que ayudan a los bebés de Hollywood a dormir, *La solución para el sueño fácil* proporciona una guía familiar que ayuda a los niños que están bajo un programa personalizado para dormir y aborda soluciones para los problemas para dormir.

Weissbluth, Marc. *Hábitos sanos al dormir, niños felices (Healthy Sleep Habits, Happy Child)*. Octubre de 2005. ISBN: 978-1511361453

El Dr. Weissbluth proporciona un plan paso por paso para que los padres establezcan un horario para dormir que funcione según los ciclos naturales del sueño de sus hijos. Su libro también revela errores comunes cometidos por los padres al intentar hacer que sus hijos duerman, ayuda a los padres a afrontar problemas comunes para dormir y más.

✓ West, Diana, Diane Wiessinger, Linda J. Smith, y Teresa Pitman. *Dulces sueños: estrategias nocturnas y de la siesta para la familia que amamanta (Sweet Sleep: Nighttime and Naptime Strategies for the Breastfeeding Family)*. Julio de 2014. ISBN: 978-0345518477
Información sobre las noches y siestas para las familias que amamantan. Cuenta con sabiduría materna, consuelo y una guía para tomar decisiones seguras sobre cómo y dónde duerme tu familia, todo esto respaldado por sus últimas investigaciones.

## Artículos/Documentos

La Academia Americana de Pediatría. Reporte sobre el SMSL.
Este reporte de 11 páginas incluye investigación sobre el *cobedding*, compartir cama, las posiciones para dormir, los chupetes, vacunaciones, lactancia materna y más cosas relacionadas con el SMSL y su prevención. Está disponible en https://pediatrics.aappublications.org/content/pediatrics/138/5/e20162940.full.pdf

✓ Ball, Helen L. "Salud materno-infantil informada sobre la evolución (Evolution-informed maternal-infant health)". *Nature Ecology and Evolution, 1(3)*. 2017.
La Dra. Ball demuestra la tensión en la relación materno-infantil por medio del contraste en la habilidad de la madre para satisfacer las necesidades de los bebés humanos altamente dependientes. Disponible en http://dro.dur. ac.uk/21367/1/21367.pdf?DDC89+DDD5+dan0hlb+d700tmt

✓ Ball, Helen L., Cecilia Tomori, y James J. McKenna. "Hacia una antropología integrada del sueño infantil (Toward an Integrated Anthropology of Infant Sleep)". *American Anthropologist, 121(3)*. 2019.
Este artículo proporciona evidencia de que el colecho, combinado con la lactancia, representa un conjunto complejo de adaptaciones que constituyen la norma evolucionaria humana. Disponible en https://doi.org/10.1111/aman.13284

✓ Bartick, Melissa y Cecilia Tomori. "Muerte súbita del infante y justicia social: un enfoque sindémico (Sudden infant death and social justice: A syndemics approach)". *Maternal and Child Nutrition, 15*. 2019.
Reporte sobre los factores de riesgo del SMSL en los bebés. Disponible en https://onlinelibrary.wiley.com/doi/pdf/10.1111/mcn.12652

✅ Blunden, Sarah L., Kirrilly R. Thompson, y Drew Dawson. "Tratamientos conductuales del sueño y llanto nocturno en los bebés: desafiando el status quo (Behavioural sleep treatments and night time crying in infants: challenging the status quo)". *Sleep Medicine Review, 15(5).* 2011.

Este artículo debate si el llanto de un bebé debería ser ignorado y las formas en las que las técnicas de entrenamiento para dormir satisfacen o no las necesidades de los bebés y de los padres. Disponible en https://doi. org/10.1016/j.smrv.2010.11.002

"Cuidando a tu bebé por la noche: una guía para los padres (Caring For Your Baby At Night: A Parent's Guide)". UNICEF U.K., Baby Friendly Initiative, and Lullaby Trust. 2019.

Este panfleto es una guía completa y atractiva sobre compartir cama que cubre todo, desde cómo detectar cuando tu bebé está listo para ir a dormir hasta las reglas para compartir la cama de forma segura. Disponible en https://www.unicef.org.uk/babyfriendly/baby-friendly-resources/sleep- and-night-time-resources/caring-for-your-baby-at-night/

"Durmiendo con tu bebé — Edición del colecho I (Sleeping with Your Baby—Cosleeping Issue I)", *Mothering Magazine Special Edition,* septiembre/octubre de 2002.

Esta reimpresión de 40 páginas en *Mothering Magazine* proporciona investigación para respaldar el colecho, así como información práctica y normas de seguridad. Disponible en http://www.motheringshop.com/

✅ Gettler, Lee T. y James J. McKenna. "¿Nunca se debe dormir con el bebé? O mantenme cerca pero seguro: la importancia de crear mensajes apropiados sobre el colecho para la salud pública (Never Sleep With Baby? Or Keep Me Close But Keep Me Safe: The Importance of Creating Appropriate Cosleeping Public Health Messages)". *Current Pediatric Reviews, 6.* 2010.

Este artículo detalla las razones por las cuales es necesario proporcionarle al público información vital sobre el colecho. Para poder promover prácticas seguras para practicar el colecho, los padres deben estar lo suficientemente informados para tomar la decisión correcta para su familia. Disponible en https://doi. org/10.2174/157339610791317250

✅ Marinelli, Kathleen A., Helen L. Ball, James J. McKenna, y Peter S. Blair. "Un análisis integrado sobre el sueño materno-infantil, la lactancia materna e investigaciones sobre el Síndrome de Muerte Súbita del Lactante que apoyan un discurso equilibrado (An Integrated Analysis of Maternal-Infant Sleep, Breastfeeding, and Sudden Infant Death Syndrome Research Supporting a Balanced Discourse)". *Journal of Human Lactation, 35(3)*. 2019. Este análisis busca revisar las investigaciones sobre el colecho y la lactancia materna a través de varios lentes y postula la dirección de las futuras investigaciones para mejorar nuestro conocimiento e informar sobre las políticas y prácticas de atención médica. Disponible en https://doi. org/10.1177/089033441985179

✅ McKenna, James J. y Lee T. Gettler. "No hay tal cosa como el sueño infantil o la lactancia materna, solo el amamadormir (There is no such thing as infant sleep, there is no such thing as breastfeeding, there is only breastsleeping)". *Acta Paediatrica, 105(1)*, 17–21. 2016. Este artículo es el primer trabajo publicado que define y describe el significado del término "amamadormir". Disponible en https://doi. org/10.1111/apa.13161

✅ McKenna, James J., Helen L. Ball, y Lee T. Gettler. "Colecho materno-infantil, lactancia materna y Síndrome de Muerte Súbita del Lactante: lo que antropología biológica ha descubierto sobre el sueño infantil normal y la medicina pediátrica del sueño (Mother-Infant Cosleeping, Breastfeeding and Sudden Infant Death Syndrome: What Biological Anthropology Has Discovered About Normal Infant Sleep and Pediatric Sleep Medicine)". *Yearbook of Physical Anthropology, 50*. 2007. Este artículo profundiza sobre el entendimiento de la conexión entre los patrones de sueño infantil y la medicina. Demuestra cómo la ciencia ha llegado a entender mejor el SMSL en años recientes. Disponible en https:// doi.org/10.1002/ajpa.20736

✅ "Quién quiere dormir solo — Edición del colecho II (Who Wants to Sleep Alone—Cosleeping Issue II)", *Mothering Magazine Special Edition*, enero/febrero de 2009. Esta reimpresión cuenta con dos artículos útiles: "La ciencia del sueño compartido (The Science of Sharing Sleep)", por Lee T. Gettler y James J. McKenna, y "El consuelo de la cama familiar (The Solace of the Family Bed)", por Sarah J. Buckley, M.D. También incluye 48 fotos inspiradoras sobre el colecho. Disponible en http://www.motheringshop.com/

Riegle, Adrienne. "Ambivalencia: nuevas investigaciones sobre el colecho en los Estados Unidos (Ambivalence: New Research on Co-Sleeping in the United States)". Consejo Nacional sobre Relaciones Familiares. Junio de 2017.

El Consejo Nacional sobre Relaciones Familiares (NCFR) y la Dra. Riegle reducen el estigma del colecho mientras informan a los padres sobre sus ventajas psicológicas. Disponible en https://www.ncfr.org/ncfr-report/ focus/ambivalence-new-research-co-sleeping-united-states

✅ "SMSL: las últimas investigaciones sobre cómo es seguro dormir con tu bebé (SIDS: The Latest Research on How Sleeping With Your Baby is Safe)". Ask Dr. Sears: A Trusted Resource for Parents.

Este es un artículo informativo que describe la historia del colecho con los bebés y lista las cosas que se deben hacer y las que no se deben hacer al compartir cama con tu bebé. Disponible en: http://www.askdrsears.com/ html/10/t102200.asp

Wiessinger, Diane, Diana West, Linda J. Smith, y Teresa Pitman. "Los siete del sueño seguro (The Safe Sleep Seven)". La Leche League International. 2018.

Este artículo discute teorías contrastantes sobre el sueño infantil y la lactancia materna, sopesando las ventajas y desventajas de ambos lados del argumento. Disponible en https://www.llli.org/the-safe-sleep-seven/

## Recursos para instructores

✅ Fuente de información sobre el sueño de los bebés (BASIS). Sección de participación comunitaria del Centro Durham de Infancia y Sueño (DISC).

El objetivo de BASIS es ofrecer acceso en línea a investigaciones actualizadas sobre el sueño infantil en formas que sean accesibles para los padres y proveedores de atención médica. El sitio web ofrece talleres de educación sobre sueño infantil para profesionales, hojas de información, folletos, resúmenes clave de investigación, la aplicación de Información sobre el Sueño Infantil y otros recursos. Disponible en http://www.BasisOnline.org.uk

"La guía de los profesionales médicos para el cuidado nocturno del bebé (Health Professional's Guide to Caring For Your Baby At Night)". UNICEF UK, Iniciativa Amigo del Bebé y la Fundación para el Estudio de Muertes Infantiles. 2017.

Este panfleto es una guía completa y atractiva sobre las camas compartidas que cubre todo, desde cómo detectar cuando tu bebé está listo para ir a dormir hasta las reglas para compartir la cama de forma segura. Disponible en https://www.unicef.org.uk/babyfriendly/ baby-friendly-resources/sleep-and-night-time-resources/caring-for-your-baby-at-night/

✔ McKenna, James J. *Dormir como un bebé* Presentación de PowerPoint.

El Dr. McKenna usa estas presentaciones para informar a las personas sobre los beneficios del colecho, quiénes se oponen a él y por qué y qué evidencia existe en ambos lados del argumento. Disponible en https:// cosleeping. nd.edu/assets/56157/sleep_like_a_baby.pdf

# DVDs/Videos

*7 pasos para reducir el riesgo de SMSL (7 Steps To Reduce The Risk of SIDS)*. Childbirth Graphics. 2006.

Basado en información de la AAP, este DVD les muestra a los espectadores cómo disminuir el riesgo de SMSL por medio de pasos de seguridad simples. Puede ser comprado en inglés o español. Disponible en http://www.childbirthgraphics.com

✔ *Error fatal (Fatal Mistake)*. Reporte de una investigación de Fox 6 sobre las muertes relacionadas con el colecho en Milwaukee.

Mira este reporte de investigación persuasivo para explorar lo que tuvieron en común varias muertes relacionadas con el SMSL en Milwaukee entre 2010 y 2012. ¡Este video que cuenta con entrevistas con el Dr. James McKenna debe ser visto tanto por los profesionales en medicina materno-infantil como por los padres! Disponible en http:// platypusmedia.com/safe-sleep

Gilbert, Paul y Wendi. *Duerme con un bebé (Sleep Like a Baby)*, edición profesional (incluye derechos de reproducción en ambientes profesionales/ educativos y acceso gratuito a un folder con recursos en línea). 2010.

Al ofrecer un resumen completo sobre el tema, desmentir mitos y ayudar a establecer expectativas realistas, este DVD educativo permite que los padres tomen decisiones seguras para dormir. Ediciones profesionales y del hogar disponibles en http://sleepbaby.com/store.html

Goldmacher, Donald y Michael Fox. *Ayudando a tu bebé a dormir toda la noche (Helping Your Baby Sleep Through the Night)*. 2006. Este DVD ofrece consejos paso por paso sobre la higiene al dormir que permiten que los padres y sus hijos tengan noches de descanso. Sus consejos están basados en investigaciones realizadas en el Laboratorio del Sueño Infantil de la Universidad de Stanford, así como investigaciones realizadas por otros expertos en niños. Disponible en http://helpingyourbabysleep.com/index.php

✔ McKenna, James J. Videos y entrevistas. Observa al Dr. McKenna mientras informa, educa, confirma y defiende el colecho con una variedad de noticias, investigaciones, documentales y producciones universitarias. Disponible en www.cosleeping.nd.edu/videos/

Spivock, Jill y Jennifer Waldburger. *La solución para el sueño fácil: la guía completa para ayudar a tu bebé o hijo pequeño a dormir (The Sleepeasy Solution: The Complete Guide to Getting Your Baby or Toddler to Sleep)*. 2007. Los autores del libro *La solución para el sueño fácil* han creado este DVD basado en su libro. El DVD guía a los padres paso por paso para resolver los problemas para dormir de sus bebés y proporciona imágenes de familias reales resolviendo problemas al dormir. Disponible en http://www.sleepyplanet.com

## Reseñas de productos

Comisión de Seguridad de Productos del Consumidor: Seguridad de las cunas e información sobre reducción del SMSL. Este sitio web incluye publicaciones, folletos y alertas de seguridad sobre la seguridad en la cuna y el sueño seguro. Disponible en https://www.cpsc.gov/Safety-Education/Safety-Education-Centers/cribs

Consumer Reports: Productos para bebés. Consumer Reports tiene toda una sección en su sitio web dedicada a los bebés y los niños. Puedes encontrar calificaciones para casi todos los productos para bebés, desde los asientos para bebés hasta los biberones. Disponible en http://www.consumerreports.org/cro/babies-kids/index.htm

# Organizaciones

✅ **La Academia Americana de Pediatría (AAP)** dedica sus esfuerzos y recursos a la salud, seguridad y bienestar de los bebés, niños, adolescentes y adultos jóvenes.
Visita www.pediatrics.aappublications.org

**La Academia de Medicina de la Lactancia Materna** es una organización mundial de médicos dedicados a la promoción, protección y asistencia con la lactancia materna y el amamantamiento.
Visita www.bfmed.org

**Asociación de Acción Nacional para Promover el Sueño Seguro (NAPPSS)** es una iniciativa para hacer que el sueño infantil seguro y la lactancia materna sean la norma nacional.
Visita www.nichq.org

**La Asociación de Programas de Salud Materno Infantil (AMCHP)** es un recurso nacional, socio y defensor de los líderes de salud pública estatal y otros que trabajan para mejorar la salud de las mujeres, niños, jóvenes y familias, incluyendo quienes tienen necesidades especiales de atención médica.
Visita www.amchp.org

✅ **El Centro Durham de Infancia y Sueño (DISC)** es un centro de investigación operado por la Dra. Helen L. Ball que estudia la infancia y el sueño, basado en el Departamento de Antropología de la Universidad de Durham, Reino Unido. Anteriormente era llamado el Laboratorio del Sueño Paterno-Infantil.
Visita www.dur.ac.uk/disc

**El Centro Global para el Sueño Infantil Seguro (GISS)** apoya a las comunidades vulnerables y marginadas en todo el mundo, en un esfuerzo por reducir la muerte súbita e inesperada del bebé. Su misión es fortalecer las comunidades mundiales para lograr la equidad en la supervivencia infantil.
Visita www.gisscenter.org

**Centro Nacional de Recursos para la Muerte Súbita Infantil e Inesperada y Pérdidas en el Embarazo (NSIDRC)** es una fuente central de información sobre la muerte súbita infantil y trabaja para promover los resultados sanos de los bebés durante su primer año de vida y más allá. El sitio web incluye una lista de los temas relevantes de la A a la Z, incluyendo una sección sobre el sueño seguro.
Visita www.sidscenter.org

**Comisión para la Seguridad de los Productos para Consumidores de los Estados Unidos (CPSC)** tiene la tarea de garantizar la seguridad del público en contra de lesiones serias o muertes por los miles de tipos de productos para consumidores. Su sitio web cuenta con una sección llamada Centro de Información sobre Cunas (Crib Information Center), la cual ofrece información sobre las cunas retiradas del mercado y recursos sobre la seguridad en las cunas.

Visita www.cpsc.gov

**Cuidado Infantil Sano de América (un programa de la Academia Americana de Pediatría)** aborda pautas generales y específicas sobre problemas pediátricos proporcionando información sobre los programas, políticas, guías, publicaciones y más de la AAP. El sitio web ofrece un volante, "Una guía para los padres para el sueño seguro: ayudándote a reducir el riesgo del SMSL (A Parent's Guide to Safe Sleep: Helping you to reduce the risk of SIDS)", el cual informa a los padres sobre el SMSL y cómo dormir cerca de su bebé de forma segura.

Visita www.healthychildcare.org

**First Candle** ofrece información para padres con recién nacidos y futuros padres, guiándolos desde el embarazo hasta el primer cumpleaños del bebé, así como información para padres en luto. Su panfleto "El sueño seguro salva vidas (Safe Sleep Saves Lives)" ofrece una lista bien informada de reglas para un sueño seguro para proteger a tu bebé contra el SMSL y los accidentes al compartir la habitación.

Visita www.firstcandle.org

**Fuente de Información Sobre el Sueño Infantil** es un proyecto del Laboratorio del Sueño Paterno-Infantil de la Universidad Durham. Ofrece talleres de entrenamiento sobre el sueño infantil y proporciona hojas de información sobre el sueño infantil seguro, una aplicación para el sueño seguro y otros recursos.

Visita www.basisonline.org.uk

**Healthy Children** es el único sitio web sobre la crianza infantil que es respaldado por 60,000 pediatras comprometidos a obtener una salud física, mental y social óptima y el bienestar de todos los bebés, niños, adolescentes y adultos jóvenes.

Visita www.healthychildren.org

**Instituto Nacional de Salud Infantil y Desarrollo Humano (NICHD)** realiza y apoya investigaciones en todas las etapas del desarrollo humano, desde la preconcepción hasta la adultez, para entender mejor la salud de los niños, adultos, familias y comunidades.

Visita www.nichd.nih.gov

✅ **Laboratorio del Sueño Conductual para Madres-Bebés** está en el Departamento de Antropología de la Universidad de Notre Dame, dirigido previamente por el Dr. James J. McKenna. El laboratorio estudia cómo los entornos para dormir se reflejan y responden a las necesidades de la familia — en particular, cómo afectan a las madres, la lactancia materna y el bienestar y desarrollo fisiológico y psicológico.
Visita www.cosleeping.nd.edu/

✅ **La Leche League International** es un grupo de apoyo para madres cuya misión es ayudar a las madres en todo el mundo a amamantar, ofreciéndoles apoyo entre madres, educación, información y ánimo, y para promover un mejor entendimiento de la lactancia materna como un elemento importante en el desarrollo sano del bebé y la madre.
Visita www.llli.org

**The Lullaby Trust** es una organización de beneficencia británica que busca prevenir las muertes inesperadas de los bebés y promover la salud infantil.
Visita www.lullabytrust.org.uk

**March of Dimes** es una organización sin fines de lucro que busca mejorar la salud de los bebés previniendo partos prematuros, defectos al nacer y la mortalidad infantil por medio de la educación, defensa, investigación y servicios comunitarios.
Visita www.marchofdimes.com

✅ **Paternidad Apegada Internacional (API)**, además de ayudar a formar grupos de apoyo de paternidad apegada, funciona como un centro de resolución que proporciona materiales educativos, información sobre investigaciones, consultas, referencias y servicios de portavoces para promover los conceptos de la paternidad apegada.
Visita www.attachmentparenting.org

**Sociedad Internacional para el Estudio y Prevención de Muertes Infantiles y Perinatales (ISPID)** es una organización sin ánimos de lucro que está enfocada a la investigación para prevenir los nacimientos de niños muertos y las muertes infantiles, así como para promover un cuidado mejorado para los padres afectados.
Visita www.ispid.org

**Zero to Three** es una organización nacional sin fines de lucro que informa, entrena y apoya a los profesionales, legisladores y padres en sus esfuerzos por mejorar las vidas de los bebés y niños pequeños.
Visita www.zerotothree.org

APÉNDICE IV

# El colecho salva vidas:
# testimonios de madres y padres reales

*Las siguientes páginas contienen descripciones reales de las familias sobre lo que significa el colecho para ellos y cómo ha ayudado a sus bebés a estar seguros y sanos durante toda la noche. Estas respuestas fueron registradas en el 2007 en "Un estudio realizado a través de internet sobre las formas en las que duermen los bebés y las percepciones de los padres". Todas las contribuciones fueron anónimas para proteger la privacidad de los participantes. Las citas fueron editadas para darles más claridad y estilo.*

### Testimonio 1

Cuando nació nuestra quinta hija, de nuevo practicamos el colecho y amamantamos. Cuando ella tenía solo seis semanas de edad, me desperté repentinamente una noche porque sentí que algo andaba mal. Me estiré y la toqué y ella no estaba respirando y estaba fría. Grité y empecé a sacudirla, y ella aspiró profundamente y empezó a respirar. La llevamos al médico, quien no encontró nada malo y dijo que probablemente yo había estado soñando. Dos días después, la había puesto en su moisés junto a mi cama después de que se quedó dormida cuando la amamanté. Un poco tiempo después sentí el impulso de revisarla. Otra vez, ella no estaba respirando y se estaba poniendo azul. La agarré y la dejé caer en mi cama, gritando, y de nuevo, ella aspiró profundo y empezó a respirar.

Después de hacer algunas pruebas, los médicos descubrieron que ella estaba durmiendo demasiado profundo algunas veces y se le olvidaba respirar. Le pusieron un monitor y, con el monitor y al tenerla conmigo durante el día en un portabebés y en la noche en la cama, ella pudo sobrevivir su primer año hasta que su cerebro alcanzó la madurez suficiente para recordar respirar incluso cuando estaba durmiendo. Un médico me dijo que si yo no hubiera estado en sintonía con mi bebé — al haberme dejado despertar por ella la primera vez y al revisarla la segunda — ella probablemente hubiera fallecido por el SMSL.

## Testimonio 2

Hemos usado una cama familiar con nuestros tres hijos y tuvimos muy buenos resultados. Cuando mi segunda hija tenía seis meses, me desperté de repente porque ella había dejado de respirar. No había nada obstruyendo su rostro. No había ni almohadas, ni mantas, ni personas, ni nada, y yo toqué su pecho, el cual no se estaba moviendo. La levanté y la sacudí suavemente cuatro veces antes de que ella diera un suspiro profundo y empezara a respirar otra vez. Tenía miedo de haberla lastimado al sacudirla, pero no lo hice muy duro. Me duele mucho pensar en lo que podría haber pasado si ella hubiera estado en una cuna y yo no me hubiera dado cuenta de su silencio repentino. Hablé con su pediatra sobre ello la mañana siguiente. Cuando tenía nueve meses pasó otra vez. Fue exactamente de la misma manera, excepto que la moví de adelante hacia atrás, como me lo sugirió su médico, en lugar de sacudirla. Ella también tiene antecedentes de convulsiones y me he despertado una o dos veces cuando ella estaba convulsionando junto a mí. Ahora tiene tres años y medio y aún duerme con nosotros la mayor parte de las noches.

Mi hija más grande solía tener fiebre (de hasta 106 grados) en la noche. Ella no lloraba ni nada. Yo solo me daba cuenta cuando la tocaba mientras dormía y sentía que estaba caliente. Así es como sabía que debía levantarme y tratar su fiebre.

## Testimonio 3

Yo no planeé practicar el colecho con mi primer hijo sino hasta que él tenía nueve meses. Mi hijo tenía un frenillo corto, lo cual fue diagnosticado por su pediatra y mencionado por una enfermera cuando era un recién nacido, pero nadie sabía que eso podía causarle problemas para amamantar. Ya que él mamaba de manera tan ineficiente, tenía que estar pegado al seno casi de forma continua, tanto durante el día como por la noche. Esto resultó ser una bendición porque garantizó que yo tuviera que aprender a compartir mi cama con él, lo cual a la vez garantizaba que todos nuestros bebés aprovecharan los beneficios del colecho. Si bien intenté hacer la típica práctica estadounidense — hacer que durmiera en una cuna — no tuve éxito y él nunca pasó allí más de 10 a 20 minutos en una noche. Lo amamantaba sentada en una cama (una cama en un marco, con pie y cabecera), intentando quedarme despierta para poder ponerlo de nuevo en la cuna cuando parecía que estaba dormido. Pero hacerlo era agotador. Una vez lo dejé caer cuando me quedé dormida sentada y él se cayó de la cama al suelo. Después de esa ocasión, abandoné la idea de intentar quedarme despierta mientras lo amamantaba... desarmé mi cama, puse el colchón sobre el suelo y empecé a amamantar mientras estaba acostada de lado.

## Testimonio 4

Nosotros compartimos la cama con nuestro hijo de dos años. Cuando él tenía cinco meses, una noche me desperté por algún movimiento y vi que mi hijo estaba azul. No había NADA a su alrededor y él estaba encima de la manta, usando una camisa, pero no estaba respirando. Lo levanté y le di unos golpecitos en la espalda y él empezó a llorar. Lo llevamos al hospital y el doctor concluyó que probablemente había tenido un tapón de moco. Si él hubiera estado en su propia cama, yo no me hubiera dado cuenta y lo hubiera perdido. Desde ese día, fuimos FIRMES creyentes en el colecho... Le pido a Dios que nos deje quedarnos con él. Estoy tan agradecida de haberme vuelto "perezosa" en mi forma de criarlo al haberlo dejado en la cama conmigo.

## Testimonio 5

Cuando nuestro hijo más grande tenía aproximadamente seis meses de edad, me desperté y me di cuenta de que se estaba ahogando junto a mí. Él estaba acostado boca arriba, había escupido y no podía desbloquear su boca. No hizo ningún sonido — no sé qué fue lo que me despertó. Lo puse de lado, la saliva salió y él estaba bien. Honestamente, no sé si él lo hubiera podido haber hecho solo o no. Lo que SÍ sé es que, si él hubiera estado en otra habitación, no me hubiera despertado para ayudarlo.

## Testimonio 6

A lo largo de su primer año de vida, nuestro hijo de cinco años (por alguna razón desconocida) simplemente dejaba de respirar. Cuando lo despertábamos, él hacía una bocanada para tomar aire. Ahora tiene asma grave. Nosotros creemos, y el doctor está de acuerdo, que él estaba atravesando un cuadro pre-asmático. Creo que, si no lo hubiéramos revisado cuidadosamente y si no hubiera habido un movimiento constante de personas a su alrededor en la cama, podríamos haber sufrido consecuencias serias.

## Testimonio 7

Mi hija, a los dos meses, dormía levantada porque sufría de reflujo gastroesofágico. Una vez se cayó del colchón pequeño que estábamos usando para levantarla y estaba colgando de él, boca abajo. Me desperté inmediatamente (curiosamente, me desperté porque tuve un sueño en donde mi hijo me dijo que despertara porque ella estaba en peligro) y pude ponerla de nuevo sobre su espalda.

## Testimonio 8

Nuestro bebé tenía problemas para respirar durante el primer par de días, con apneas menores, respiración rápida y un poco de taquicardia. Pero, durante el curso de algunos días, eso pareció resolverse solo. Él era un bebé muy débil y dormilón.

Durmió conmigo desde la primera noche que pasó en casa. Preparé un nido pequeño elevado para él ya que tenía un poco de reflujo. En la segunda noche en casa, me desperté y me di cuenta de que había dejado de respirar. Sentí un poco de pánico y froté su pecho, y él empezó a respirar inmediatamente cuando lo toqué. Pensé que tal vez me lo había imaginado.

Mi pesadilla empezó cuando mi bebé tenía tres meses. Lo había amamantado hasta que se quedó dormido después de una noche en la que había estado muy molesto y llorando. Él había sido un bebé muy feliz y contento hasta aproximadamente dos semanas antes, cuando recibió su vacuna DPT. Desde ese día empezó con un patrón en el cual lloraba por algunas horas a la vez y nada parecía tranquilizarlo. Sonaba como que estaba sufriendo. No parecían ser cólicos (algo de lo que había sufrido mi primer hijo).

Esa noche, después de que lo amamanté en mi cama hasta que se quedó dormido, yo también me quedé dormida. Aproximadamente a las tres de la mañana, me desperté porque mis sentidos me gritaban: "¡MIRA AL BEBÉ!". Volteé a ver al lugar en donde él estaba acostado y parecía brillar de lo blanco que estaba. Fue horrible. ¡estaba tan inmóvil! Su pecho no se movía. Me acerqué a él para sentir su respiración en mi rostro, pero no había ninguna. Puse mi mano sobre su pecho y no se movía. Froté su pecho, moviéndolo un poco. En este punto entré en pánico. Lo hice otra vez, pero esta vez con un poco más de energía. De pronto, él inspiró de una manera tan espantosa y tan enérgica que hizo sacudir a su pequeño pecho en el aire. Fue tan profundo y repentino que fue como si estuviera absorbiendo la vida de nuevo.

Lo desperté, lloré y lo puse en mi pecho. Mi médico me dijo que era apnea. Consultamos a un especialista y determinamos que no había nada que pudiéramos hacer. Podríamos usar un monitor, pero el especialista creyó que eso podía molestar demasiado a nuestra familia. Dormí intermitentemente durante semanas con mi bebé sobre mi pecho, esperando que el latido de mi corazón y el sonido de mi respiración le recordara que debía seguir respirando. Con el tiempo, no quiso seguir durmiendo sobre mí. Preparamos una superficie para practicar el colecho y compramos un monitor para monitorear su respiración. Eso nos volvió locos y nadie podía dormir bien. El espacio de un pie que había entre nosotros parecía ser tan amplio como un océano. Él se movió de regreso a su espacio junto a mí, y ha estado durmiendo allí desde entonces. Ahora tiene 20 meses de edad, es fuerte y vibrante. Es tan feliz como podría serlo y es la alegría de nuestra familia.

### Testimonio 9

En algún punto, mis dos gemelas tenían resfriados (tenían aproximadamente tres meses de edad) y tenían problemas para respirar. Usamos una solución fisiológica para limpiar sus narices y el médico nos dio unas gotas, pero nada parecía estar funcionando. De repente, una noche mi esposo y yo nos despartamos repentinamente al mismo tiempo: Una de nuestras hijas había hecho un sonido muy suave — un "urp" — que nos alarmó tanto que nos sacó de nuestro sueño. Encendimos la luz inmediatamente y vimos que se estaba poniendo azul. Ella no podía respirar. Limpiamos su nariz y mi esposo se la llevó abajo al baño, en donde preparó una ducha caliente y se sentó con ella en la habitación llena de vapor. Regresó diez minutos más tarde y ella estaba respirando bien.

Ambos estamos seguros de que, si ella hubiera estado en otra habitación o incluso en otra cama, NO hubiéramos oído el sonido que hizo. Tenerla junto a nosotros nos alertó sobre el cambio en su respiración, incluso si estábamos dormidos.

Mi esposo también está convencido de que él está mucho más apegado a sus hijas después de haber dormido con ellas: Despertarse y ver tres rostros sonrientes cada mañana que están muy felices de verlo lo ha hecho sentir muy bien.

## Testimonio 10

El colecho definitivamente salvó la vida de mi hijo. Ahora soy Líder de La Liga de la Leche en el Reino Unido y soy la primera en sugerir el colecho seguro para las madres. Mi hijo sufrió de cólicos por tres meses y lloraba todo el día y toda la noche. Durante el día, lo llevábamos en un canguro y si tomábamos una siesta, lo hacíamos en la cama familiar (un colchón doble con sábanas y cobertores). En la noche, caminábamos por la habitación, nos acostábamos en la cama para amamantar o nos dormíamos en la cama después de alimentarlo. Cuando los cólicos desaparecían, continuábamos durmiendo juntos en la cama doble. A los cuatro meses, se enfermaba durante el día. Tenía fiebre y sueño (algo muy inusual para él). Le dimos Calpol (paracetamol pediátrico), pero no estábamos demasiado preocupados hasta que empezó a rechazar que lo amamantáramos durante la noche y su respiración se volvió irregular. Llamamos al médico, pero él nos dijo que el bebé tenía una infección de oído y que debíamos continuar dándole Calpol. Después de dormir con mi hijo por cuatro meses, yo lo conocía tan bien que el contacto con su piel me decía si estaba caliente... su respiración no seguía su patrón normal, rechazaba el seno y su mirada parecía distante. Pedí que un doctor diferente viniera a nuestra casa. Su pronóstico fue el mismo que el del último doctor y nos dio a entender que nos estábamos preocupando sin razón.

En la mañana, estaba agitada por la preocupación. Mi hijo estaba deshidratado porque se había rehusado a amamantar por la noche y daba gemidos que no había oído antes. No parecía ser MI BEBÉ y su piel no OLÍA igual. Un tercer médico vino a las 10 AM esa mañana y decidió enviarnos al hospital local debido a la deshidratación. En la Unidad de Accidentes y Emergencias, un médico lo examinó cuidadosamente y luego fue a buscar a un Especialista. El Especialista nos dijo que sospechaba que nuestro hijo tenía meningitis, y nos enviaron rápidamente a la sala de cuarentena para que se le pudiera realizar una punción lumbar. ¡Obtuvimos los resultados esa tarde y supimos que tenía una meningitis neumocócica que no había sido detectada en sus primeras etapas! Hasta este día creo que, si los médicos me hubieran escuchado y me hubieran tomado en serio, hubiéramos detectado la infección en sus primeras etapas. Nuestro hijo se recuperó. Le di mi leche materna extraída y, conforme él se volvía más alerta, lo amamanté por los costados de su cuna. El Pediatra

Especialista dijo que mi leche materna ayudó a que se recuperara. Ahora apoyo firmemente el colecho, siempre que se cumpla con las reglas de seguridad para garantizar que no haya riesgo de que se quede atrapado. Mi esposo y yo no bebemos. Realmente llegas a conocer a tu hijo realmente bien cuando lo amamantas y practicas el colecho: ¡lo conoces tan bien que podrías salvar su vida!

## Testimonio 11

Nuestra hija tenía episodios en los que obviamente dejaba de respirar y se ahogaba varias veces mientras dormía y al despertarse. Nos daba bastante miedo y sucedía incluso hasta la edad en la que dormía de forma vertical en un asiento para bebés. Esto nunca sucedía mientras estaba despierta. También era peor cuando estaba acostada sobre su espalda, por lo que a menudo dormía semi -erguida contra una almohada, con ella sobre mi pecho, su estómago sobre el mío. Esto mantenía sus vías aéreas libres. Estar boca abajo a un ángulo de 45 grados parecía ser lo mejor para ella, especialmente mientras le salían los dientes ya que tenía bastante moco y le daba fiebre con cada diente. A los 21 años, ella tenía los mismos síntomas cuando tenía cuatro muelas del juicio impactadas que estaban intentando salir. Se las removieron con cirugía y los síntomas desaparecieron.

## Testimonio 12

Creo que nuestra hija más pequeña no estaría viva hoy si hubiera dormido lejos de nosotros. Ella fue una niña que recibimos bajo tutela al nacer. Fue diagnosticada con IUGR (nació pequeña pero el embarazo fue a término) pero creció muy bien durante ocho semanas. Luego desarrolló una tos ocasional. La tos misma era aterradora, pero ocurría solo de dos a tres veces al día. Ella no tenía fiebre ni otros síntomas y se veía y comportaba de forma normal entre los ataques de tos. Yo dormí con ella sobre mi pecho durante las dos noches antes de que fuera hospitalizada con tos ferina (lo cual tomó dos días de pruebas ambulatorias para ser diagnosticada, pruebas que solo fueron hechas porque mi pediatra confiaba en mi opinión de que era una tos fuera de lo normal). Creo que, si ella hubiera dormido en otro lugar, se hubiera ahogado en silencio en cualquier noche de esa semana antes de ser diagnosticada. Muchos padres de bebés que sufren de SMSL dicen: "Tan solo tenía un poco de tos".

APÉNDICE V

# Campañas contra compartir cama

*Los mensajes de salud pública sobre los peligros de las camas compartidas tienden a ser intensos, terroríficos, denigrantes, críticos y enfocados a crear un alto impacto. Pero aun con las imágenes chocantes y los lemas audaces en los siguientes ejemplos, las campañas no han podido detener la práctica de compartir cama*

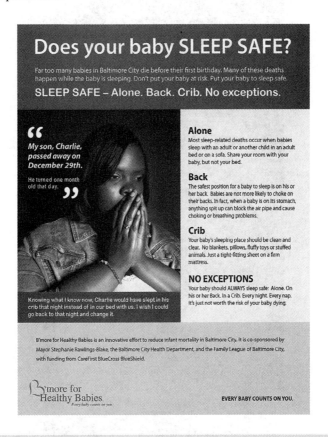

El Departamento de Salud de la Ciudad de Baltimore, en asociación con la Liga Familiar de Baltimore. Baltimore para los Bebés Sanos. Campaña de Sueño Seguro. Baltimore, MD. 2013.

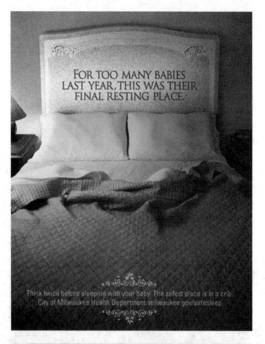

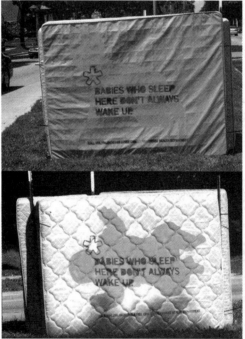

El Departamento de Salud de Milwaukee. Campaña de Sueño
Seguro. Milwaukee, WI. Enero 2010 - Julio 2012.

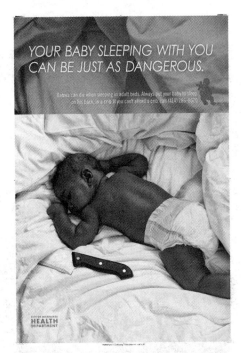

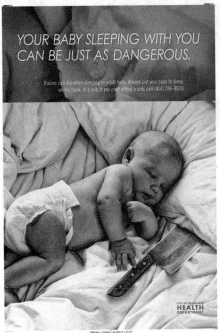

El Departamento de Salud de Milwaukee. Campaña de Sueño
Seguro. Milwaukee, WI. Enero 2010 - Julio 2012.

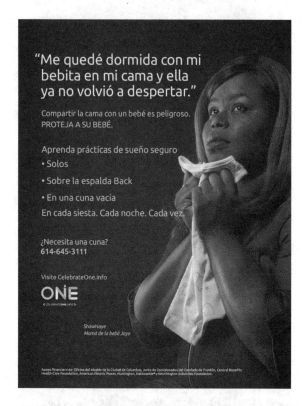

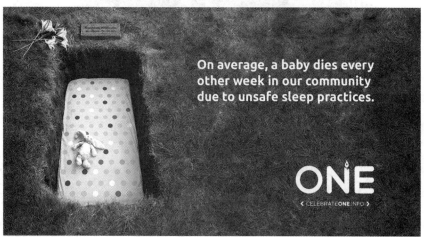

La Ciudad de Columbus. CelebrateOne. Campaña de Sueño Seguro.
Columbus, OH. 2015.

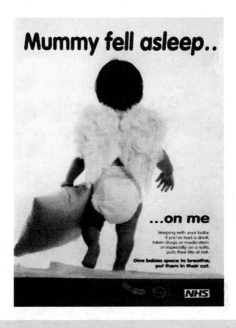

Servicios Nacionales de Salud. Campaña de Sueño
Seguro. Birmingham, Inglaterra. 2012.

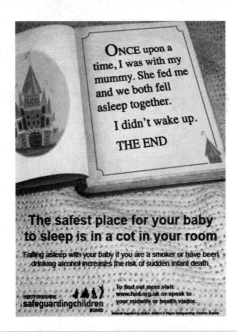

Junta de Protección de los Niños de Hertfordshire. Campaña de Sueño
Seguro de la HSCB. Condado de Hertfordshire, Inglaterra. Abril de 2012.

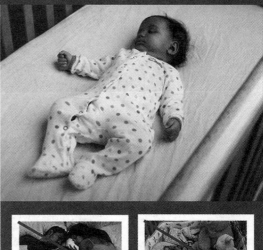

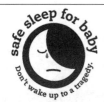

**EVERY 5 DAYS, A BABY IN LOS ANGELES COUNTY SUFFOCATES WHILE SLEEPING.**

**IS YOUR BABY SLEEPING SAFELY?**

Share a room, not a bed

Lay baby down to sleep in a crib or bassinet

Place babies on their back every time, at night and for naps

Give babies space to breathe — no pillows, bumpers, blankets or toys

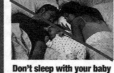

Don't sleep with your baby

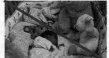

Don't let your baby sleep in a crowded crib

**DON'T WAKE UP TO A TRAGEDY**

ICAN
ican4kids.org

first 5 la
Giving kids the best start

www.SafeSleepForBaby.com    info@safesleepforbaby.com

Departamento de Salud del Condado de LA. Sueño Seguro para el Bebé. Campaña de Sueño Infantil Seguro del Condado de LA. Condado de Los Ángeles, CA. 2019.

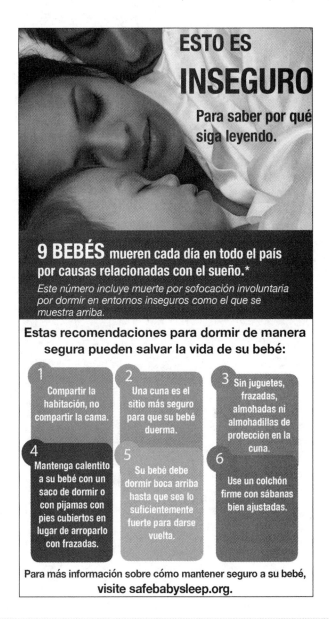

Cook Children's Center for Children's Health en
asociación con Safe Baby Sleep Council.
Campaña de Sueño Infantil Seguro. Fort Worth, TX. 2015 - 2020.

APÉNDICE VI

# Lista de figuras

## APÉNDICE VII

# Referencias

1. Marinelli, K.A., Ball, H.L., McKenna, J.J., & Blair, P.S. (2019). Un análisis integrado sobre el sueño materno-infantil, la lactancia materna e investigaciones sobre el Síndrome de Muerte Súbita del Lactante que apoyan un discurso equilibrado (*An Integrated Analysis of Maternal-Infant Sleep, Breastfeeding, and Sudden Infant Death Syndrome Research Supporting a Balanced Discourse*). *Journal of Human Lactation, 35(3)*, 510–520. doi:10.1177/0890334419851797

2. McKenna, J.J. & Gettler, L.T. (2016). No hay tal cosa como el sueño infantil o la lactancia materna, solo el amamadormir (*There is no such thing as infant sleep, there is no such thing as breastfeeding, there is only breastsleeping*). *Acta Paediatrica, 105(1)*, 17–21.

3. McKenna, J.J. & Gettler, L.T. (2017). Apoyando un psicoantropología pediátrica nueva, de abajo a arriba y sin restricciones: haciendo espacio (científicamente) para las familias que comparten camas (Supporting a Bottom-Up, New, No-Holds-Barred, Psych-Anthro-Pediatrics: Making Room [Scientifically] For Bedsharing Families). *Sleep Medicine Reviews*. doi:10.1016/j.smry.2016.06.003

4. Goldman, A.S. (2018). Futuras investigaciones sobre el sistema inmune de la leche humana (Future research in the immune system of human milk). *The Journal of Pediatrics*. doi:10.1016/j.peds.2018.11.024

5. Lester, B.M., Conrad, T.E., LaGasse, L.L., Tronick, E.Z., Padbury, J.F., & Marsit, C.J. (2018). Programación epigenética por el comportamiento materno en el bebé humano (Epigenetic Programming by Maternal Behavior in the Human Infant). *Pediatrics, 142(4)*.

6. Winnicott, D.W. (1964). *El niño, la familia y el mundo externo (The Child, the Family and the Outside World)*. Londres: Penguin Books.

7. Hardyment, C. (1983). *Bebés durmiendo: el cuidado de los bebés de Locke a Spock (Dream Babies: Childcare from Locke to Spock)*. Londres: Jonathan Cape.

8. McKenna, J.J., Ball, H.L., & Gettler, L.T. (2007). El colecho de madres y bebés, lactancia materna y el síndrome de muerte súbita del lactante: lo que la antropología biológica ha descubierto sobre el sueño normal de los bebés y la medicina pediátrica para el sueño (Mother-infant cosleeping, breastfeeding and sudden infant death syndrome: What biological anthropology has discovered about normal infant sleep and pediatric sleep medicine). *American Journal of Physical Anthropology, 134(S45)*, 133–61. doi:10.1002/ajpa.20736

9. Rodrigues, M.A. & Clancy, B.H.K. (2017). Costosos y lindos: los bebés indefensos y la evolución humana (Costly and Cute: Helpless Infants and Human Evolution). *American Journal of Human Biology: The official journal of the Human Biology Council, 29(4)*, 295–231. doi:10.1002/ajhb.23019. Wenda R. Trevathan and Karen R. Rosenberg (Eds.), NM: University of New Mexico Press.

10. McKenna, J.J. (2017). La díada de madres y bebés (Mother-Infant Dyad). *International Encyclopedia of Biological Anthropology*. W.R. Trevathen. (Eds.) Wiley: Nueva York.

11. McKenna, J.J., Mosko, S., Dungy, C., & McAninch, J. (1990). Patrones de sueño y despertar de las parejas de madres y bebés humanos que practican el colecho: un estudio fisiológico preliminar con implicaciones sobre el estudio del Síndrome de Muerte Súbita del Lactante (SMSL) (Sleep and Arousal Patterns of Co-Sleeping Human Mother-Infant Pairs: A Preliminary Physiological Study with Implications for the Study of the Sudden Infant Death Syndrome [SIDS]). *American Journal of Physical Anthropology, 82(3)*, 331–347.

12. McKenna, J.J., Mosko, S., & Richard, C. (1997). Compartir la cama promueve la lactancia materna (Bedsharing promotes breastfeeding). *Pediatrics, 100,* 214–219.

13. McKenna, J.J., Mosko S., Richard, C., Drummond, S., Hunt, L., Cetal, M., & Arpaia, J. (1994). Influencias conductuales y fisiológicas mutuas entre las madres y bebés que duermen solos y que practican el colecho; implicaciones para el SMSL (Mutual behavioral and physiological influences among solitary and co-sleeping mother-infant pairs; implications for SIDS). *Early Human Development, 38,* 182–201.

14. Baddock, S.A., Galland, B.C., Bolton, D.P.G, Williams, S., & Taylor, B.J. (2006). Diferencias en los comportamientos de los bebés y padres al compartir la cama de forma rutinaria en comparación con el dormir en cuna en el ambiente del hogar (Differences in infant and parent behaviors during routine bed sharing compared with cot sleeping in the home setting). *The Journal of Pediatrics, 117,* 1599–1607.

15. Baddock, S.A., Galland, B.C., Taylor, B.J., & Bolton, D.P.G. (2007). Formas de dormir y el comportamiento de las familias que comparten la cama en el ambiente del hogar (Sleep arrangements and behavior of bedsharing families in the home setting). *Pediatrics, 119,* e200–e207.

16. Ball, H.L. (2002). Razones para compartir la cama: por qué los padres duermen con sus bebés (Reasons to bed-share: why parents sleep with their infants). *Journal of Reproductive and Infant Psychology, 20(4),* 207–221.

17. Blair, P.S., et al. (2014). Compartir la cama en ausencia de circunstancias peligrosas: ¿hay algún riesgo del Síndrome de Muerte Súbita del Infante? Un análisis de dos estudios de casos y controles en el Reino Unido (Bed-Sharing in the Absence of Hazardous Circumstances: Is There a Risk of Sudden Infant Death Syndrome? An Analysis from Two Case-Control Studies Conducted in the UK). *PLoS ONE, 9(9).* doi:10.1371/journal.pone.0107799

18. Parades, M.F., et al. (2016). Migración extensa de neuronas jóvenes al lóbulo frontal del bebé humano (Extensive migration of young neurons into the infant human frontal lobe). *Science, 354(6308).* doi:10.1126/science.aaf7073

19. Mosko, S., McKenna, J.J., et al. (1993). Colecho de padres y bebés: el contexto apropiado para el estudio del sueño infantil y las implicaciones sobre el SMSL (Infant-Parent Co-sleeping: The Appropriate Context for the Study of Infant Sleep and Implications for SIDS). *Journal of Behavioral Medicine, 16(6),* 589–610.

20. Hahn, R. Comunicación personal.

21. Hrdy, S.B. (2000). *La madre naturaleza; instintos maternos y cómo le dan forma a la especie humana (Mother Nature: Maternal Instincts and How They Shape the Human Species).* Nueva York: Ballantine Books.

22. Montagu, A.T. (1986). *Contacto: el significado humano de la piel (Touching: The Human Significance of the Skin).* (3ra edición). NY: Harper Row.

23. Hrdy, S.B. (1999). *La historia natural de las madres, bebés y la selección natural (The Natural History of Mothers, Infants and Natural Selection).* NY: Pantheon.

24. Field, T.M. (1998). Efectos de la terapia de contacto en el desarrollo (Touch therapy effects on development). *International Journal of Behavioral Development, 22,* 779–797.

25. Field, T.M., et al. (1986). Efectos de la estimulación táctil/cinestésica en los neonatos prematuros (Tactile/kinesthetic stimulation effects on preterm neonates). *The Journal of Pediatrics, 77,* 654–658.

26. Murdock, G.P., Ford, C.S., Hudson, A.E., Kennedy, R., Simmons, L.W., & Whiting, J.W.M. (2006). *Resumen de materiales culturales (Outline of Cultural Materials) (6ta. edición).* New Haven, CT: Archivos del área de relaciones humanas.

27. Ball, H.L. & Klingaman, P.K. (2007). La lactancia materna y la proximidad durante el sueño de las madres y los bebés: implicaciones para el cuidado infantil (Breastfeeding and mother-infant sleep proximity: implications for infant care). *Evolutionary Medicine and Health: New Perspectives.* NY: Oxford University Press. 226–241.

28. Whiting, J.W.M. (1981). Restricciones ambientales en las prácticas del cuidado infantil (Environmental constraints on infant care practices). *Handbook of Cross-Cultural Human Development*. R.H. Munroe, R.L. Munroe, y B.B. Whiting. (Eds.) NY: Garland STPM Press.

29. Flandrin, J.L. (1979). *Las familias en los tiempos antiguos: el parentesco, el hogar y la sexualidad (Families in Former Times: Kinship, Household and Sexuality)*. Traducido por R. Southern. (Temas de Ciencias Sociales). NY: Cambridge University Press.

30. Kellum, B.A. (1974). Infanticidio en Inglaterra a finales de la Edad Media (Infanticide in England in the later Middle Ages). *History of Childhood Quarterly. Winter; 1(3)*, 367–88.

31. Keller, M.A. & Goldberg, W.A. (2004). Colecho: ¿ayuda o impedimento para la independencia de los niños pequeños? (Co-sleeping: Help or hindrance for young children's independence?). *Infant and Child Development, 13*, 369–388. doi:10.1002/icd.365

32. Field, T.M. (2001). La terapia de masajes facilita el aumento de peso en bebés prematuros (Massage therapy facilitates weight gain in preterm infants). *Current Directions in Psychological Science, 10*, 51–54.

33. Mosko, S., Richard, C., & McKenna, J.J. (1997). Sueño materno y despertares al compartir la cama con bebés (Maternal sleep and arousals during bedsharing with infants). *Sleep, 20(2)*, 142–150.

34. Nelson, E.A., et al. (2001). Estudio internacional sobre el cuidado infantil: ambiente de sueño infantil (International Child Care Study: Infant Sleeping Environment). *Early Human Development, 62(1)*, 43–55.

35. McKenna, J.J., Thoman, E.B., Anders, T.F., Sadeh, A., Schechtman, V.L., & Glotzbach, S.F. (1993). Colecho de padres y bebés en una perspectiva evolucionaria: implicaciones para el entendimiento del desarrollo del sueño de los bebés y el síndrome de la muerte súbita del lactante (Infant-parent co-sleeping in an evolutionary perspective: implications for understanding infant sleep development and the sudden infant death syndrome). *Sleep, 16(3)*, 263-282.

36. McKenna, J.J. & Volpe, L. (2007). Un estudio basado en internet sobre las formas de dormir de los bebés y las percepciones de los padres (An Internet Based Study of Infant Sleeping Arrangements and Parental Perceptions). Edición especial de Infant Behavior and Child Development sobre el colecho. Wendy Goldberg. (Ed.) *Infant and Child Development, 16*, 359-385. doi:10.1002/icd.525

37. Kendall-Tackett, K., Cong, Z., & Hale, T.W. (2010). Ubicaciones del sueño de madres y bebés y comportamiento en la alimentación nocturna: datos de Estados Unidos de la Encuesta del Sueño y la Fatiga de las Madres (Mother-Infant Sleep Locations and Nighttime Feeding Behavior: U.S. Data from the Survey of Mothers' Sleep and Fatigue). *Clinical Lactation, 1(1)*, 27–31.

38. Mitchell, E.A. (2009). SMSL: pasado, presente y futuro (SIDS: past, present and future). *Acta Pædiatrica, 98(11)*, 1712–1719. doi:10.1111/j.1651-2227.2009.01503.x

39. Moon, R.Y. & Hauck, F.R. (2015). Riesgo del SMSL: es más que solo el ambiente al dormir (SIDS Risk: It's More Than Just the Sleep Environment). *Pediatrics, 137(1)*. doi:10.1542/peds.2015-3665.

40. Freed, G. & Martinez, F. (2017). La historia del monitoreo cardiorrespiratorio en el hogar (The History of Home Cardiorespiratory Monitoring). *Pediatric Annals, 46(8)*. doi:10.3928/19382359-20170725-01

41. Strehle, E.M., et al. (2011). ¿Puede el monitoreo del hogar reducir la mortalidad en los bebés con un mayor riesgo de Síndrome de Muerte Súbita del Lactante? Una revisión sistemática (Can Home Monitoring Reduce Mortality in Infants at Increased Risk of Sudden Infant Death Syndrome? A Systematic Review). *Acta Paediatrica, 101(1)*, 8–13. doi:10.1111/j.1651-2227.2011.02464.x

42. Moon, R.Y. (2011). De la declaración de políticas de la Academia Americana de Pediatría. SMSL y otras muertes infantiles relacionadas con el sueño: expansión de recomendaciones para un ambiente de sueño infantil seguro (SIDS and Other Sleep-Related Infant Deaths: Expansion of Recommendations for a Safe Infant Sleeping Environment). *Pediatrics, 128(5)*, 1030–1039. doi:10.1542/peds.2011-2284

43. Hicks, C. (2011). La verdad sobre los monitores de respiración para bebés (The Truth about Baby Breathing Monitors). *The Independent*. Noticias y medios digitales independientes. Consultado en www.independent.co.uk/life-style/health-and-families/health-news/the-truth-about-baby-breathing-monitors-1251950.html

44. Liu, G., et al. (2015). Monitores de apnea para el hogar — Cuándo dejar de usarlos (Home Apnea Monitors—When to Discontinue Use). *The Journal of Family Practice, 64(12)*, 769–772. Consultado en https://www.mdedge.com/sites/default/files/issues/articles/media_8fd2fa1_JFP_06412_Article1.PDF

45. Barry, E. (2017). Por qué las tasas de camas compartidas con los bebés están en aumento mientras que los defensores de las políticas de salud de los Estados Unidos condenan la práctica (Why Rates of Bedsharing With Infants Are Rising, While U.S. Health Policy Advocates Condemn It). *Consejo Nacional sobre Relaciones Familiares*. Consultado en www.ncfr.org/ncfr-report/focus/why-rates-bedsharing-infants-are-rising

46. Hauck, F.R., Herman, S.M., Donovan, M., et al. (2003). El ambiente al dormir y el riesgo del Síndrome de la Muerte Súbita del Lactante en una población urbana: el Estudio sobre Mortalidad Infantil en Chicago (Sleep environment and the risk of Sudden Infant Death Syndrome in an urban population: the Chicago Infant Mortality Study). *Pediatrics, 111(5)*, 1207–1214.

47. Baddock, S.A., Purnell, M.T., Blair, P.S., Pease, A., Elder, D., & Galland, B. (2019). La influencia de las camas compartidas en la fisiología infantil, la lactancia materna y el comportamiento: una revisión sistemática (The influence of bedsharing on infant physiology, breastfeeding and behavior: a systematic review). *Sleep Medicine Review, 43*, 106–117.

48. McKenna, J.J. (2002). La lactancia materna y las camas compartidas: aún útiles (e importantes) después de todos estos años (Breastfeeding and Bedsharing: Still Useful [and Important] After All These Years) *Mothering Magazine, 114*, 28–37.

49. Erck Lambert, A.B., Parks, S.E., Cottengim, C., Faulkner, M., Hauck, F.R., Shapiro-Mendoza, C.K. (2019). Muertes infantiles por asfixia relacionada con el sueño que pueden ser atribuidas a las camas suaves, el aplastamiento y los bebés que quedan atrapados (Sleep-Related Infant Suffocation Deaths Attributable to Soft Bedding, Overlay, and Wedging). *Pediatrics, 143(5)*. doi:10.1542/peds.2018-3408

50. Blair, P.S., comunicación personal, 19 de marzo de 2019.

51. Ball, H.L. (2017). La división atlántica: recomendaciones contrastantes sobre el colecho y las camas compartidas entre el Reino Unido y los Estados Unidos (The Atlantic Divide: Contrasting U.K. and U.S. Recommendations on Cosleeping and Bed-sharing). *Journal of Human Lactation*, 1–5.

52. Côté, A. (2006). Camas compartidas y síndrome de la muerte súbita del lactante: ¿hay algún problema en la definición? (Bed sharing and sudden infant death syndrome: Do we have a definition problem?) *Paediatrics and Child Health, 11 (Suppl. LA)*, 34–38. doi:10.1093/pch/11.supple_A.34A

53. Actman, H.B. (2016). ¿Estás entre el 46 por ciento de los padres que mienten sobre esto? Una encuesta revela que un número sorpresivo de padres mienten sobre el colecho con sus hijos (Are You Among the 46 Percent of Parents Who Lie About This? A poll reveals a surprising number of parents lie about co-sleeping with their kids). *Parenting Magazine*. Consultado en www.parents. com/baby/all-about-babies/are-you-among-the-46-percent-of-parents-who-lie-about-this/

54. Ball, H.L., Hooker, E., & Kelly, P.J. (1999). ¿En dónde dormirá el bebé? Actitudes y prácticas de los padres nuevos y experimentados sobre el colecho con sus bebés recién nacidos (Where will the baby sleep? Attitudes and practices of new and experienced parents regarding cosleeping with their newborn infants). *American Anthropologist, 101(1)*, 143–151.

55. Blair, P.S., Sidebotham, P., Evason-Coombe, C., Edmonds, M., Heckstall-Smith, E.M., Fleming, P. (2009). Ambientes peligrosos para el colecho y factores de riesgo susceptibles a cambio: estudio de control de casos del SMSL en el suroeste de Inglaterra (Hazardous cosleeping environments and risk factors amenable to change: case-control study of SIDS in south west England). *BMJ, 339*, b3666.

56. Carpenter, R., McGarvey, C., Mitchell, E.A., et al. (2013). Compartir la cama cuando los padres no fuman: ¿hay algún riesgo de SMSL? Un análisis a nivel individual de cinco estudios mayores de control de casos (Bed sharing when parents do not smoke: is there a risk of SIDS? An individual level analysis of five major case–control studies). *BMJ Open, 3*, e002299. doi:10.1136/bmjopen-2012-002299

57. Blair, P.S., Sidebotham, P., Pease, A., & Fleming, P.J. (2014). Compartir la cama en ausencia de circunstancias peligrosas: ¿hay algún riesgo del síndrome de muerte súbita del lactante? Un análisis de dos estudios de control de casos realizado en el Reino Unido (Bed-sharing in the absence of hazardous circumstances: is there a risk of sudden infant death syndrome? An analysis from two case-control studies conducted in the UK). *PLoS One, 9(9)*, e107799.

58. Blabey, M.H. & Gessner, B.D. (2009). Prácticas de camas compartidas con los bebés y factores de riesgo asociados entre los partos y las muertes infantiles en Alaska (Infant bed-sharing practices and associated risk factors among births and infant deaths in Alaska). *Public Health Rep, 124(4)*, 527–534.

59. Lahr, M.B., Rosenberg, K.D., & Laipidus, J.A. (2005). Camas compartidas y tabaquismo materno en una encuesta de madres nuevas basada en la población (Bedsharing and maternal smoking in a population-based survey of new mothers). *Pediatrics, 116(4)*, e530-42.

60. Forste, R., Weiss, J., & Lippincott, E. (2001). La decisión de amamantar en los Estados Unidos: ¿la raza es importante? (The decision to breastfeed in the United States: does race matter?). *Pediatrics, 108(2)*, 291-6.

61. Chen, A. & Rogan, W. (2004). Amamantamiento y el riesgo de la muerte postnatal en los Estados Unidos (Breast feeding and the risk of postneonatal death in the United States). *Pediatrics, 113*, e435–e439.

62. Doucleff, M. (2018). ¿Dormir con tu bebé es tan peligroso como lo dicen los médicos? (Is Sleeping With Your Baby As Dangerous As Doctors Say?). *NPR*. Consultado en www.npr.org/sections/goatsandsoda/2018/05/21/601289695/is-sleeping-with-your-baby-as-dangerous-as-doctors-say

63. Bombard, J.M., et al. (2018). Signos vitales: tendencias y disparidades en las prácticas de sueño infantil seguro (Vital Signs: Trends and Disparities in Infant Safe Sleep Practices) - Estados Unidos, 2009-2015. *Morbidity and Mortality Weekly Report, 67(1)*, 39–46. doi:10.15585/mmwr.mm6701e1

64. Mitchell, E.A., et al. (2016). La reciente caída de la mortalidad postperinatal en Nueva Zelanda y el programa de sueño seguro (The Recent Fall in Postperinatal Mortality in New Zealand and the Safe Sleep Programme). *Acta Paediatrica, 105(11)*, 1312–1320. doi:10.1111/apa.13494

65. Academia Americana de Pediatría. (2019). Hechos de la AAP. Consultado en https://www.aap.org/en-us/about-the-aap/aap-facts/Pages/AAP-Facts.aspx

66. Sheppard, J. (2015). ¿El colecho puede causar SMSL? Lo que no te dice la AAP (Does Co Sleeping Lead to SIDS? What the AAP Doesn't Tell You). *Healthy Child.* Consultado en www.healthychild.com/does-co-sleeping-lead-to-sids/

67. Colson, E.R., Willinger, M., Rybin, D., et al. (2013). Tendencias y factores asociados con las camas compartidas con los bebés, 1993-2010: el estudio nacional sobre la posición infantil al dormir (Trends and factors associated with infant bed sharing, 1993–2010: The National Infant Sleep Position Study). *JAMA Pediatrics, 167(11)*, 1032–1037. doi:10.1001/jamapediatrics.2013.2560

68. Sackett, D.L., et al. (1996). Medicina basada en evidencia: qué es y qué no es (Evidence based medicine: what it is and what it isn't). *BMJ, 312*, 71.

69. Mencken, H.L. (1917). La inspiración divina (The Divine Afflatus). *New York Evening Mail.*

70. Comité para la Calidad de la Atención Médica en América del Instituto de Medicina (Estados Unidos). (2001). *Cruzando el abismo en la calidad: un nuevo sistema de salud para el siglo XXI (Crossing the Quality Chasm: A New Health System for the 21st Century).* Washington (D.C.): National Academies Press.

71. Winter, C. (1999, 30 de septiembre). Estudio dice que la cama de los padres es peligrosa para los bebés (Parents' Bed Unsafe for Babies, Study Says). *South Florida Sun Sentinel.* Consultado en https://www.sun-sentinel.com/

72. Nakamura, S., Wind, M., Danello, M.A. (1999). Revisión de peligros asociados con los niños puestos en camas de adultos (Review of hazards associated with children placed in adult beds). *Archives of Pediatrics and Adolescent Medicine*, 153(10), 1019–23.

73. Asociación Internacional de Quiropráctica Pediátrica. (2008). Durmiendo con tu bebé: analizando los hechos (Sleeping with Your Infant: Looking at the Facts). Consultado en icpa4kids.org/fr/Wellness-Research/sleeping-with-your-infant-looking-at-the-facts.html

74. Sokol, Marian. (2005, 10 de mayo). Los bebés deben estar en sus cunas [Carta para el editor] (Babies belong in cribs [Letter to the editor]). *San Antonio Express-News*, 6B. Cortesía de los archivos de Express-News.

75. Lin, R.G. (2008, 24 de abril). Las muertes infantiles causan advertencias (Infant deaths prompt warning). *Los Angeles Times*. Consultado en https://www.latimes.com/

76. Departamento de Salud de Milwaukee. (sin fecha) Campaña de Sueño Seguro. Consultado en city.milwaukee.gov/health/Safe-Sleep-Campaign#.XFIGAc9Ki52

77. Haskell, C. (2011). Campaña contra el colecho fue demasiado lejos (Anti-Co-Sleeping Campaign Went Too Far). *The Stir.* Consultado en https://thestir.cafemom.com/

78. Kendall-Tackett, K. (2012). No duermas con cuchillos grandes: desarrollos interesantes (y prometedores) en el debate del sueño materno-infantil (Don't Sleep with Big Knives: Interesting (and Promising) Developments in the Mother-Infant Sleep Debate). *Clinical Lactation, 3(1)*, 9–12. Consultado en uslca.org/clinical-lactation

79. CDC/NCHS. (2018). Sistema Nacional de Estadísticas Vitales, Archivo Comprimido de Mortalidad (National Vital Statistics System, Compressed Mortality File). Consultado en www.cdc.gov/sids/data.htm

80. Blair, P.S., Sidebotham, P., Berry, P.J., Evans, M., & Fleming, P.J. (2006b). Cambios epidemiológicos mayores en el síndrome de muerte súbita del lactante: un estudio de 20 años basado en la población (Major epidemiological changes in sudden infant death syndrome: A 20-year population-based study). *Lancet, 367*, 314–319.

81. Departamento de Servicios Infantiles y Familiares de Illinois. (2018). El ABC del sueño seguro (The ABC's of Safe Sleep). Consultado en https://www2.illinois.gov

82. Smith, L.J. (2014). Durmiendo como un mamífero: realidades nocturnas para que los educadores del parto compartan con los padres (Sleeping Like A Mammal: Nighttime Realities for Childbirth Educators to Share With Parents). *Connecting the Dots.* Consultado en https://www.lamaze.org/

83. Moon, R.Y., Mathews, A., Joyner, B.L., Oden, R.P., He, J., & McCarter, R. (2017). Mensajes de salud y ubicación para dormir de los bebés afroamericanos: un ensayo controlado aleatorio (Health Messaging and African-American Infant Sleep Location: A Randomized Controlled Trial). *Journal of Community Health, 42(1)*, 1–9. doi:10.1007/s10900-016-0227-1

84. Caraballo, M., Shimasaki, S., Johnston, K., Tung, G., Albright, K., Halbower, A. (2016). Conocimiento, actitudes y riesgo de la muerte súbita e inesperada de los hijos de madres adolescentes: un estudio cualitativo (Knowledge, attitudes and risk for sudden unexpected death in children of adolescent mothers: A qualitative Study). *Journal of Pediatrics.* doi:10.1016 2016.03.031

85. Pro, A.P. (2009). Familia: ¿sin la cama familiar? (Family: Without the Family Bed?). *Mothering Magazine*, 48-49e.

86. Reite, M. & Field, T.M. (1985). *La psicobiología del apego y la separación (The Psychobiology of Attachment and Separation).* NY: Academic Press.

87. Mosko, S., Richard, C., & McKenna, J.J. (1997a). Despertar infantil mientras las madres y los bebés comparten la cama: investigación sobre las implicaciones para el sueño infantil y síndrome de la muerte súbita del lactante (Infant arousals during mother–infant bed sharing: Implications for infant sleep and sudden infant death syndrome research). *Pediatrics, 100*, 841–849.

88. Bergman, N. (n.d.) Contacto piel a piel - Antecedentes (Skin-To-Skin Contact – Background). Consultado en http://skin2skincontact.com/research/background/

89. Bowlby, J. (1959). Ansiedad de separación (Separation anxiety). *International Journal of Psycho-Analytics, XLI*, 1–25.

90. Rosenblith, J.F., & Anderson-Huntington, R.B. (1977). Reacciones defensivas hacia la estimulación de las regiones nasales y orales en los recién nacidos: relaciones con el estado (Defensive Reactions to Stimulation of the Nasal and Oral Regions in Newborns: Relations to state). *Development of Upper Respiratory Anatomy and Function: Implications for Sudden Infant Death Syndrome*, Publication (NIH), 75–941. J.F. Bosma y J. Showacre. (Eds.) Bethesda: Departamento de Salud, Educación y Bienestar.

91. Valdes-Dapena, M. (1967). Muerte súbita e inesperada en la infancia: una revisión de la literatura mundial, 1954-1966 (Sudden and Unexpected Death in Infancy: A Review of the World Literature, 1954-1966). *Pediatrics, 39(1)*, 129.

92. Hofer, M.A. (1992). Relaciones tempranas como reguladores de la fisiología y el comportamiento infantil (Early relationships as regulators of infant physiology and behavior). *Acta Paediatrica, Supplement 1(397)*, 9–18. doi: 10.1111/j.1651-2227.1994.tb13260.x

93. Thoman, E.B. & Graham, S.E. (1986). Autorregulación de la estimulación de bebés prematuros (Self-regulation of stimulation by premature infants). *Pediatrics, 78*, 855–60.

94. Stewart, M.W. & Stewart, L.A. (1991). Modificación de los patrones respiratorios de sueño por estimulación auditoria: indicaciones de técnicas para prevenir el síndrome de muerte súbita del lactante (Modification of sleep respiratory patterns by auditory stimulation: indications of techniques for preventing sudden infant death syndrome). *Sleep, 14(3),* 241-8.

95. Mosko, S., Richard, C., McKenna, J.J., Drummond, S., & Mukai, D. (1997). Proximidad materna y ambiente infantil de $CO_2$ al compartir la cama y posibles implicaciones para la investigación del SMSL (Maternal proximity and infant $CO_2$ environment during bedsharing and possible implications for SIDS research). *American Journal of Physical Anthropology, 103(3),* 315–328.

96. Papousek, M. & von Hofacker, N. (1998). Llanto persistente en la infancia temprana: una condición no trivial del riesgo para el desarrollo de la relación materno-infantil (Persistent crying in early infancy: A non-trivial condition of risk for the developing mother-infant relationship). *Child: Care, Health and Development, 24,* 395–424. doi:10.1046/j.1365-2214.2002.00091.x

97. McKenna, J.J., Ball, H.L., & Gettler, L.T. (2007). Colecho materno-infantil, lactancia materna y síndrome de la muerte súbita del lactante: lo que la antropología biológica ha descubierto sobre el sueño infantil normal y la medicina pediátrica para el sueño (Mother-infant co-sleeping, breastfeeding and sudden infant death syndrome: What biological anthropology has discovered about normal infant sleep and pediatric sleep medicine). *Yearbook of Physical Anthropology, 50,* 133–161.

98. McKenna, J.J. (2014). Despertar nocturno entre las madres y bebés que amamantan: ¿Conflicto, congruencia o ambos? (Night waking among breastfeeding mothers and infants: Conflict, congruence or both?) *Evolution, Medicine, and Public Health,* 40–47. doi:10.1093/emph/eou006

99. Ball, H.L. (2006a). Comportamiento de los padres y bebés al compartir la cama: efectos del tipo de alimentación y de la presencia del padre (Parent-infant bedsharing behavior: effects of feeding type, and presence of father). *Nature. 17(3),* 301–18.

100. Gettler, L.T., et al. (2012). ¿El colecho contribuye a los bajos niveles de testosterona en los padres? Evidencia de las Filipinas (Does Cosleeping Contribute to Lower Testosterone Levels in Fathers? Evidence from the Philippines). *PLoS ONE, 7(9).* doi:10.1371/journal.pone.0041559

101. Konner, M. & Worthman, C. (1980). Frecuencia de la lactancia materna, función de las gónadas y espacio entre partos en los cazadores-recolectores !Kung (Nursing frequency, gonadal function, and birth spacing among !Kung hunter-gatherers). *Science, 207,* 788–791.

102. Dewey, K.G. (1998). Características de crecimiento de los bebés amamantados y los alimentados con fórmula (Growth characteristics of breast-fed compared to formula-fed infants). *Biology of the Neonate, 74,* 94–105.

103. Vennemann, M.M., Bajanowski, T., Jorch, G., & Mitchell, E.A. (2009). ¿La lactancia materna reduce el riesgo del Síndrome de Muerte Súbita del Lactante? (Does Breastfeeding Reduce the Risk of Sudden Infant Death Syndrome?). *Pediatrics, 123(3),* e406–e410.

104. Academia Americana de Pediatría. (2005). Sección de lactancia materna. Declaración de la política: principios organizacionales para guiar y definir el sistema de atención médica del niño y/o mejorar la salud de todos los niños (Policy Statement: Organizational Principles to Guide and Define the Child Health Care System and / or Improve the Health of All Children). Consultado en https://pediatrics.aappublications.org

105. Ball, H.L. (2003). Lactancia materna, camas compartidas y sueño infantil (Breastfeeding, bed-sharing and infant sleep). *Birth, Issues in Prenatal Care, 30(3),* 181–188.

106. Gettler, L.T. (2012). Cuidado masculino directo y evolución homínida: por qué la interacción entre hombres y niños es más que solo una buena idea social (Direct male care and hominin evolution: why male-child interaction is more than a nice social idea). *American Anthropologist, 112(1)*, 7–21. doi:10.1111/j.1548-1433.2009.01193.x

107. Møller, A.P. (2013). La evolución de la monogamia: relaciones de apareamiento, cuidado paterno y selección sexual (The evolution of monogamy: Mating relationships, parental care and sexual selection). *Monogamy: Mating strategies and partnerships in birds, humans and other mammals.* UK: Cambridge University Press. 29–41. doi:10.1017/CBO9781139087247.002

108. Gettler, L.T., et al. (2011). Evidencia longitudinal de que la paternidad disminuye la testosterona en los machos humanos (Longitudinal evidence that fatherhood decreases testosterone in human males). *PNAS, 108(39)*, 16194–16199. doi:10.1073/pnas.1105403108

109. Gettler, L.T., Feranil, A., McDade, T.W., & Kuzawa, C.W. (2015). Perspectivas longitudinales sobre el estado de residencia de los padres, asignación de tiempo y testosterona en las Filipinas (Longitudinal Perspectives on Fathers' Residence Status, Time Allocation, and Testosterone in the Philippines). *Adaptive Human Behavior and Physiology, 1(2)*, 124–149.

110. Gettler, L.T., Agustin, S.S., McDade, T.W., & Kuzawa, C.W. (2011b). Cambios a corto plazo en las hormonas de los padres durante el juego de los padres y los niños: impactos de las actitudes y la experiencia paterna (Short-term changes in fathers' hormones during father-child play: Impacts of paternal attitudes and experience). *Hormones and Behavior, 60(11)*, 599–606.

111. Gettler, L.T. (2016). Testosterona, paternidad y redes sociales (Testosterone, fatherhood, and social networks). Trevathan, W.R., Rosenberg, K.R. (Eds.) *Costosos y lindos: cómo los recién nacidos indefensos nos volvieron humanos (Costly and Cute: How Helpless Newborns Made Us Human)*. Santa Fe, NM: Escuela de Investigación Avanzada. 149-176.

112. Gettler, L.T., McDade, T.W., Feranil, A.B., & Kuzawa, C.W. (2012a). Prolactina, paternidad y comportamiento reproductivo en los machos humanos (Prolactin, fatherhood, and reproductive behavior in human males). *American Journal of Physical Anthropology, 148(3)*, 362-370.

113. Gettler, L.T. (2014). Aplicando la socioendocrinología a los modelos evolucionarios: paternidad y fisiología (Applying Socioendocrinology to Evolutionary Models: Fatherhood and Physiology). *Evolutionary Anthropology, 23(4)*, 146-160. doi: 10.1002/evan.21412

114. Leech, S. (2006). Sincronía del sueño de los padres y los bebés: una prueba de dos lugares en donde duermen los bebés. (Parent Infant Sleep Synchrony: A Test of Two Infant Sleep Locations). Tesis de Maestría. Departamento de Antropología de la Universidad de Durham.

115. McKenna, J.J. (2000). Influencias culturales en la biología del sueño de los bebés y los niños y la ciencia que la estudia: hacia un paradigma más inclusivo (Cultural influences on infant and childhood sleep biology and the science that studies it: Toward a more inclusive paradigm). *El sueño y la respiración en los niños: Un enfoque del desarrollo.* J. Laughlin, C. Marcos, J. Carroll. (Eds.) NY: Marcel-Dekker Pub, 99–130.

116. McKenna, J.J. & McDade, T. (2005). Por qué los bebés nunca deberían dormir solos: una revisión de la controversia del colecho en relación con el SMSL, las camas compartidas y la lactancia materna (Why babies should never sleep alone: a review of the co-sleeping controversy in relation to SIDS, bedsharing and breast feeding). *Paediatric Respiratory Reviews, 6(2)*, 134–152. doi:10.1016/j.prrv.2005.03.006

117. Lucas, A., Morley, R., et al. (1992). La leche materna y el cociente subsiguiente de inteligencia en los niños que nacen prematuros (Breast milk and subsequent intelligence quotient in children born preterm). *The Lancet, 339*, 261–264.

118. Deoni, S.C., Dean, D.C., Piryatinsky, I., O'Muirecheart, J., & Waskiewiez, N. (2013). La lactancia materna y el desarrollo temprano de la materia blanca: un estudio transversal (Breastfeeding and early white matter development: a cross sectional study). *Neuroimage, 82*, 77–86. doi:10.1016/j.neuroimage.2013.05.090

119. Mileva-Seitz, V.R., Bakermans-Kranenburg, M., Battaini, C., & Luijk, M. (2016). Padres e hijos que comparten la cama: lo bueno, lo malo y la carga de la evidencia (Parent-child bed-sharing: The good, the bad, and the burden of evidence). *Sleep Medicine Reviews, 32*. doi:10.1016/j.smrv.2016.03.003

120. Anderson, G.C. (1995). El contacto y el método de cuidado del canguro (Touch and the kangaroo care method). *El contacto en el desarrollo temprano*. T.M. Field. (Ed.) NJ: Lawrence Erlbaum, 33–51.

121. Goldstein Ferber, S., & Makhoul, I.R. (2004). El efecto del contacto piel a piel (cuidado de canguro) poco después del parto en las respuestas neuroconductuales de los recién nacidos a término: un ensayo controlado aleatorio (The Effect of Skin-to-Skin Contact (Kangaroo Care) Shortly After Birth on the Neurobehavioral Responses of the Term Newborn: A Randomized, Controlled Trial). *Pediatrics, 113(4)*. doi:10.1542/peds.113.4.858

122. Boundy, E.O. (2016). El método de la madre canguro y los resultados neonatales: un metaanálisis (Kangaroo Mother Care and Neonatal Outcomes: A Meta Analysis). *Pediatrics, 137(1)*. doi: 10.1542/peds.2015-2238

123. Winberg, J. (2005). Madres y bebés recién nacidos : regulación mutua de la fisiología y el comportamiento - una revisión selectiva (Mother and newborn baby: mutual regulation of physiology and behavior—a selective review). *Developmental Psychobiology, 47(3)*, 217–29. doi:10.1002/dev.20094

124. Ludington-Hoe, S.M., Nguyen, N., Swinth, J.Y., & Satyshur, R.D. (2000). El método de la madre canguro en comparación con las incubadoras en los bebés prematuros (Kangaroo Care Compared to Incubators in Maintaining Body Warmth in Preterm Infants). *Biological Research For Nursing, 2(1)*, 60–73.

125. Ludington-Hoe, S., et al. (1999). Fatiga relacionada con el parto en neonatos prematuros de 34-36 semanas: recuperación rápida con el método de la madre canguro (piel a piel) temprano (Birth-related fatigue in 34–36-week preterm neonates: rapid recovery with very early kangaroo [skin-to-skin] care). *Journal of Obstetric, Gynecologic, and Neonatal Nursing, 28(1)*, 94–103.

126. Wiberg, B. & de Chateau, P. (1977). Efecto a largo plazo del contacto extra durante la primera hora después del parto en el comportamiento de las madres y los bebés. II. Un seguimiento a los tres meses. (Long-term effect on mother-infant behaviour of extra contact during the first hour post partum. II. A follow-up at three months). *Acta Paediatrica, 66(2)*, 145-151.

127. Rigda, R.S., et al. (2000). Patrones de camas compartidas en un cohorte de bebés australianos durante los primeros seis meses después del nacimiento (Bed sharing patterns in a cohort of Australian infants during the first six months after birth). *Journal of Pediatrics and Child Health, 36(2)*, 117–121.

128. Widstrom, A., et al. (1990). Efectos a corto plazo de la lactancia temprana y el contacto del pezón en el comportamiento materno (Short term effects of early suckling and touch of the nipple on maternal behaviour). *Early Human Development, 21*, 153-163.

129. Vial-Courmont, M. (2000). La sala de canguros (The kangaroo ward). *Med Wieku Rozwoj, 4(2 suppl 3)*, 105–117.

130. Brazy, J.E. (1988). Efectos del llanto en el volumen de sangre en el cerebro y el citocromo aa3 (Effects of crying on cerebral blood volume and cytochrome aa3). *The Journal of Pediatrics, 112*, 457-461.

131. Asociación Australiana de Salud Mental Infantil. (2002). Llanto controlado (Controlled Crying). *Documento de posición 1.*

132. Elias, M.F., Nicholson, N., Bora, C., & Johnston, J. (1986). Patrones de sueño-despertar de los bebés amamantados en los primeros dos años de vida (Sleep-wake patterns of breast-fed infants in the first two years of life). *Pediatrics 77(3)*, 322–329.

133. Elias, M.F., Nicholson, N.A., & Konner, M. (1986). Dos subculturas de cuidado materno en los Estados Unidos (Two sub-cultures of maternal care in the United States). *Perspectivas actuales en la dinámica social de los primates.* D. M. Taub y F. A. King (Eds.) NY: Van Nostrand Reinhold. 37-50.

134. Universidad de British Columbia. (2017). Cargar bebés — o no — puede dejar rastros en sus genes: la cantidad de contacto cercano y reconfortante de los cuidadores cambia el perfil molecular de los niños (Holding infants—or not—can leave traces on their genes: Amount of close and comforting contact from caregivers changes children's molecular profile). *ScienceDaily.* Consultado en www.sciencedaily.com/releases/2017/11/171127094928.htm

135. Moore, S.R., McEwen, L.M., Quirt, J., Morin, A., Mah, S.M., Barr, R.G.,...& Kobor, M.S. (2017). La epigenética está correlacionada con el contacto neonatal en los humanos (Epigenetic correlates of neonatal contact in humans). *Development and Psychopathology, 29(05)*, 1517. doi:10.1017/S0954579417001213

136. Nield, D. (2019). Pareciera que los bebés que son abrazados más cambian su genética años después (Babies Who Get Cuddled More Seem to Have Their Genetics Changed For Years Afterwards). *ScienceAlert.* Consultado en www.sciencealert.com/cuddling-babies-alters-genetics-dna-for-years

137. McKenna, J.J., Middlemiss, W., & Tarsha, M. (2016). Posibles orígenes evolucionarios, neurofisiológicos y del desarrollo del Síndrome de Muerte Súbita del Lactante y el llanto inconsolable (cólico): ¿se trata del control de la respiración? (Potential Evolutionary, Neurophysiological, and Developmental Origins of Sudden Infant Death Syndrome and Inconsolable Crying [Colic]: Is It About Controlling Breath?) *Family Relations, 65*, 239–258. doi:10.1111/fare.12178

138. Hunziker, U.A. & Barr, R.G. (1986). Cargar más a un bebé reduce el llanto: un ensayo controlado aleatorio (Increased Carrying Reduces Infant Crying: A Randomized Controlled Trial). *Pediatrics, 77(5).*

139. Barr, R.G., Kenner, M., Bakeman, R., & Adamson, L. (1991). El llanto de los bebés !Kung San: una prueba de la hipótesis de la especificidad cultural (Crying in !Kung San Infants: A Test of the Cultural Specificity Hypothesis). *Developmental Medicine and Child Neurology, 33*, 601–610.

140. Poets, Christian. (2004). Aparentes eventos que amenazan la vida y la muerte súbita del bebé bajo un monitor (Apparent life-threatening events and the sudden infant death on a monitor). *Paediatric Respiratory Reviews, 5 (Suppl 1)*, S383–S386.

141. Meny, R.G., Carroll, J.L., Carbone, M.T., Kelly, D.H. (1994). Grabaciones cardiorrespiratorias de los bebés que mueren repentina e inesperadamente en el hogar (Cardiorespiratory Recordings from infants dying suddenly and unexpectedly at home). *Pediatrics, 92(1)*, 43-49.

142. Fleming, P.J., Levine, M.R., Azaz, Y., Wigfield, R., & Steward, A.J. (1993). Interacciones entre la termorregulación y el control de la respiración en los bebés: posible relación con la muerte súbita del lactante (Interactions between thermoregulation and the control of respiration in infants: Possible relationship to sudden infant death). *Acta Paediatrica, 82 (Suppl 389)*, 57–59.

143. Fleming, P.J., Howell, T., Wigfield, R., et al. (1994). Los efectos del cuidado térmico, el tabaquismo maternal y la lactancia materna en las enfermedades respiratorias de los bebés (The effects of thermal care, maternal smoking and breastfeeding on respiratory illness in infants). *Pediatric Pulmonology, 18*, 391.

144. Fleming, P.J., Young, J., & Blair, P.S. (2006). La importancia de las interacciones entre madres y bebés para determinar las condiciones térmicas nocturnas en los bebés durmiendo: observaciones desde el hogar y el laboratorio del sueño (The importance of mother-baby interactions in determining nighttime thermal conditions for sleeping infants: Observations from the home and the sleep laboratory). *Paediatric Child Health, 11 (Suppl A)*, 7A–10A.

145. Tsogt, B., Manaseki-Holland, S., Pollock, J., Blair, P.S., & Fleming, P.J. (2016). Efectos termorreguladores de la envoltura en Mongolia: un estudio controlado aleatorio (Thermoregulatory effects of swaddling in Mongolia: a randomised controlled study). *Archives of Disease in Childhood, 101(2)*, 152–160.

146. Fundación Nacional del Sueño. (2005). Encuesta del sueño en Estados Unidos. Consultado en www.sleepfoundation. org/_content/hottopics/2005 _ summary_of_findings.pdf

147. Newcombe, P.A., et al. (1994). Lactancia y riesgo reducido de cáncer de seno antes de la menopausia (Lactation and reduced risk of premenopausal breast cancer). *New England Journal of Medicine, 330(2)*, 81–87.

148. Ainsworth, M.D.S., Blehar, M.C., Waters, E., & Wall, S. (1978). *Patrones de apego: un estudio psicológico de la situación extraña (Patterns of attachment: A psychological study of the strange situation)*. UK: Lawrence Erlbaum.

149. Bartick, M., Steube, A., Schwarz, E.B., Bimla, E., Luongo, C., Reinhold, A., et al. (2013). Análisis de costos de la enfermedad materna asociada con lactancia materna subóptima (Cost analysis of maternal disease associated with suboptimal breastfeeding). *Obstetrics & Gynecology, 122(1)*, 111–9. doi:10.1097/AOG.0b013e318297a047

150. Somers, R.L. (2012). Evaluación de la firmeza de colchones infantiles: una prueba de seguridad que tú puedes hacer para reducir el riesgo de asfixia (Assessment of infant mattress firmness: a do-it-yourself safety test to reduce the risk of asphyxiation). *Australian and New Zealand Journal of Public Health, 36(5)*, 490–491. doi:10.1111/j.1753-6405.2012.00920.x

151. Fleming, P., Blair, P., Bacon, C., et al. (1996). Ambientes de los bebés durante el sueño y el riesgo del Síndrome de la Muerte Súbita del Lactante: Resultados del estudio de control de casos de 1993-1995 para consultas confidenciales de los nacimientos de niños muertos y las muertes en la infancia (Environments of infants during sleep and the risk of the sudden infant death syndrome: Results of 1993–1995 case control study for confidential inquiry into stillbirths and deaths in infancy). *British Medical Journal, 313*, 191–195.

152. Bertrand, K.A., Hanan, N.J., Honerkamp-Smith, G., Best, B.M., & Chambers, C.D. (2018). Consumo de marihuana por las madres que amamantan y concentraciones de cannabinoides en la leche materna (Marijuana Use by Breastfeeding Mothers and Cannabinoid Concentrations in Breast Milk). *Pediatrics, 142(3)*. doi: 10.1542/peds.2018-1076

153. Rainey, M. (2016). Advertencia del médico forense sobre el consumo de cannabis y el colecho después de la muerte de bebés (Coroner's warning over cannabis use and co-sleeping after baby death). *Boletín de noticias*.

154. Tinsworth, D. K., and McDonald, J. E. (2002). Análisis de peligros: muertes relacionadas con la cuna (Hazard Analysis: Crib-Related Deaths). Consultado en https://cpsc.gov

155. Carroll-Pankhurst, C. & Mortimer, A. (2001). Síndrome de Muerte Súbita del Lactante, camas compartidas, peso de los padres y edad al fallecer (Sudden infant death syndrome, bed-sharing, parental weight, and age at death). *Pediatrics, 107(3)*, 530-536.

156. Gettler, L.T. & McKenna, J.J. (2010). ¿Nunca se debe dormir con un bebé? O mantente cerca pero seguro: eliminando la retórica inapropiada del 'sueño infantil seguro' en los Estados Unidos (Never Sleep with Baby? Or Keep Me Close But Keep Me Safe: Eliminating Inappropriate 'Safe Infant Sleep' Rhetoric in the United States). *Current Pediatric Reviews, 6(1)*, 71-77. doi:10.2174/157339610791317250

157. Bergman, A.M. (2013). Compartir la cama en sí no es peligroso (Bedsharing per se Is Not Dangerous). *Revista de la Asociación Americana de Medicina (JAMA) Pediatría, 167(11)*, 998-999. doi:10.1001/jamapediatrics.2013.2569

158. Gromada-Kerkoff, K. (1985). *Siendo madre de varios niños: el amamantamiento y cuidado de gemelos (Mothering Multiples: Breast Feeding and Caring For Twins)*. IL: La Leche League International. (3rd Rev. ed. 2007).

159. Lutes, L.M. & Altimer, L. (2001). Co-bedding con varios bebés (Co-bedding multiples). *Newborn and nursing reviews, 1(4)*. Consultado en www.nainr.com/scripts /om.dll/serv

160. Nyqvist, K.H. & Lutes, L.M. (1998). Co-bedding con gemelos: una estrategia de cuidado que apoya el desarrollo (Co-bedding twins: a developmentally supportive care strategy). *Journal of Obstetrical, Gynecological, and Neonatal Nursing, 27(4)*, 450-56.

161. Ball, H.L. (2006). Cuidando a bebés gemelos: formas de dormir y sus implicaciones (Caring for twins: sleeping arrangements and their implications). *Evidence Based Midwifery, 4(1)*, 10-16.

162. Ball, H.L. (2008). ¿Juntos o separados? Una investigación conductual y fisiológica de las formas de dormir de los bebés gemelos (Together or Apart? A behavioral and physiological investigation of sleeping arrangements for twin babies). *Midwifery in press. 23(4)*, 404-12. doi:10.1016/j.midw.2006.07.004

163. Dawkins, C.R. (1976) *El gen egoísta (The Selfish Gene)*. UK: Oxford University Press.

164. Pennestri, M.H., et al. (2018). Sueño infantil ininterrumpido, desarrollo y humor materno (Uninterrupted infant sleep, Development, and Maternal Mood). *Pediatrics, 142*, e20174330.

165. Middlemiss, W., Granger, D.A., Goldberg, W.A., & Nathans, L.A. (2012). Asincronía de la actividad axial hipotalámica-pituitaria-adrenal de las madres y bebés después de la extinción de respuestas de llanto infantil inducidas durante la transición al sueño (Asynchrony of mother-infant hypothalamic-pituitary-adrenal axis activity following extinction of infant crying responses induced during the transition to sleep). *Early Human Development, 88*, 227-232.

166. Douglas, P.S., & Hill, P.S. (2013). Las intervenciones conductuales del sueño en los primeros seis meses de vida no mejoran los resultados para las madres o los bebés: una revisión sistemática (Behavioral sleep interventions in the first six months of life do not improve outcomes for mothers or infants: a systematic review). *The Journal of Developmental and Behavioral Pediatrics, 34*, 497-507. doi:10.1097/DBP.0b013e31829cafa6

167. Konner, M. (2010). *La evolución de la niñez: relaciones, emoción, mente (The Evolution of Childhood: Relationships, Emotion, Mind)*. UK: The Belknap Press of Harvard University Press.

168. Pease, A.S., et al. (2016). "La envoltura y el riesgo del Síndrome de Muerte Súbita del Infante: un metaanálisis (Swaddling and the Risk of Sudden Infant Death Syndrome: A Meta-analysis)". *Pediatrics, 137(6)*.

169. McKenna J.J., & Gettler, L.T. (2008). Influencias culturales en la biología del sueño de los bebés y la ciencia que la estudia: hacia un paradigma más inclusivo, parte II (Cultural influences on infant sleep biology and the science that studies it: Toward a more inclusive paradigm, part II). *In Sleep and Breathing In Children: A Developmental Approach, 2*, 183–221. G. Loughlin, J. Carroll and C. Marcus (Eds). NY: Marcel Dekker.

170. Forbes, J.F., Weiss, D.S., & Folen, R.A. (1992). Los hábitos de colecho de los niños militares (The Cosleeping Habits of Military Children). *Military Medicine, 157(4)*, 196–200. doi:10.1093/milmed/157.4.196

171. Crawford, C.J. (1994). Prácticas de crianza en el país Vasco: implicaciones del lugar en donde duermen los bebés y los niños para el desarrollo de la personalidad (Parenting practices in the Basque country: Implications of infant and childhood sleeping location for personality development). *Ethos, 22(1)*, 42–82. doi.org/10.1525/eth.1994.22.1.02a00020

172. Germo, G.R., Chang, E.S., Keller, M.A., & Goldberg, W.A. (2007). Formas de dormir de los niños y vida familiar: perspectivas de las madres y los padres (Child sleep arrangements and family life: perspectives from mothers and fathers). *Infant and Child Development, 16*, 433–456. doi.org/10.1002/icd

173. Germo, G.R., Goldberg, W.A., & Keller, M.A. (2009). Aprendiendo a dormir toda la noche: ¿solución o presión para las madres y los niños pequeños? (Learning to sleep through the night: solution or strain for mothers and young children?). *Infant Mental Health Journal, 30*, 223e44. doi.org/10.1002/imhj

174. Okami, P., Wesiner, T., & Olmstead, R. (2004). Resultados correlacionados de las camas compartidas entre padres e hijos: un estudio longitudinal de dieciocho años (Outcome Correlates of Parent-Child Bedsharing: An Eighteen-Year Longitudinal Study). *Journal of Developmental & Behavioral Pediatrics, 23*, 244–253. doi:10.1097/00004703-200208000-00009

175. Mosenkis, J. (1998). Los efectos del colecho en la niñez durante el desarrollo futuro en la vida (The Effects of Childhood Cosleeping On Later Life Development). Tesis de maestría. Universidad de Chicago. Chicago, IL.

176. Keller, M., & Goldberg, W. (2004). Colecho: ¿ayuda u obstáculo para la independencia de los niños pequeños? (Co-sleeping: Help or hindrance for young children's independence?). *Infant and Child Development, 13(5)*, 369–388. doi:10.1002/icd.365

177. Heron, P. (1994). Colecho no reactivo y comportamiento de los niños: durmiendo bien toda la noche, todas las noches (Non-Reactive Cosleeping and Child Behavior: Getting a Good Night's Sleep All Night, Every Night). Tesis de maestría. Departamento de psicología, Universidad de Bristol.

178. Lewis, R.J. & Janda, L.H. (1998). La relación entre el ajuste sexual en los adultos y las experiencias en la niñez relacionada con la exposición a la desnudez, dormir en la cama de los padres y actitudes parentales hacia la sexualidad (The Relationship between Adult Sexual Adjustment and Childhood Experience regarding Exposure to Nudity, Sleeping in the Parental Bed, and Parental Attitudes toward Sexuality). *Archives of Sexual Behavior, 17*, 349–363.

179. Javo, C., Rønning, J.A., Heyerdahl, S., & Rudmin, F.W. (2004). La crianza se correlaciona con los problemas de comportamiento de los niños en una muestra de una comunidad multiétnica de niños de preescolar en el norte de Noruega (Parenting correlates of child behavior problems in a multiethnic community sample of preschool children in northern Norway). *European Child & Adolescent Psychiatry, 13(1)*, 8–18.

180. Holmes, J. (1993). *John Bowlby y la teoría del apego (John Bowlby and Attachment Theory)*. UK: Taylor & Francis, Inc. 181.

181. Teti, D.M., Crosby, B., McDaniel, B.T., Shimizu, M., & Whitesell, C.J. (2015). Ajuste marital y emocional en las formas de dormir de las madres y los bebés durante los primeros seis meses (Marital and emotional adjustment in mothers and infant sleep arrangements during the first six months). *Monographs of the Society for Research in Child Development, 80,* 160e76. doi. org/10.1111/mono.12150

182. Crowell, J., Keener, M., Ginsburg, N., & Anders, T. (1987). Hábitos del sueño en los niños pequeños de 18 a 36 meses (Sleep habits in toddlers 18 to 36 months old). *Journal of the American Academy of Child and Adolescent Psychiatry, 26,* 510e5.

183. Wailoo, M., Ball, H.L., Fleming, P.J., & Ward-Platt, M.P. (2004). Bebés que comparten la cama con sus mamás: ¿es útil, dañino o no lo sabemos? (Infants bed-sharing with mothers: helpful, harmful or don't we know?). *Archives of Disease in Childhood, 89(12),* 1082–1083. doi:10.1136/ adc.2004.054312

184. De la declaración de políticas de la Academia Americana de Pediatría. (2016). El SMSL y otras muertes infantiles relacionadas con el sueño: Recomendaciones actualizadas al 2016 para un ambiente de sueño infantil seguro (SIDS and Other Sleep-Related Infant Deaths: Updated 2016 Recommendations for a Safe Infant Sleeping Environment). *Pediatrics, 138(5).*

185. Blair, P.S. (2008). Poniendo el colecho en perspectiva (Putting co-sleeping into perspective). *Jornal de Pediatria, 84(2),* 99–101. doi:10.1590/S0021-75572008000200001

186. Ball, H.L., Tomori, C., McKenna, J.J. (2019). Hacia una antropología integrada del sueño infantil (Toward an Integrated Anthropology of Infant Sleep). *American Anthropologist.* doi:10.1111/aman.13284

187. Kennedy, J.F. (1962). Ceremonia de graduación de la Universidad Yale.

188. McKenna, J. (1996). Síndrome de Muerte Súbita del Lactante en una perspectiva transcultural: ¿el colecho de padres y bebés es protector? (Sudden Infant Death Syndrome in Cross-Cultural Perspective: Is Infant-Parent Cosleeping Protective?). *Annual Review of Anthropology, 25(1),* 201–216. doi:10.1146/annurev. anthro.25.1.201

189. Bartick, M., & Tomori, C. (2018). Muerte súbita del infante y justicia social: un enfoque sindémico (Sudden infant death and social justice: A syndemics approach). *Maternal & Child Nutrition,* e12652. http://doi.org/10.1111/mcn.12652

190. Blair, P.S., Ball, H., McKenna, J.J., Winter, L., Marinelli, K., & Bartick, M. (2019). Compartir la cama y la lactancia materna (Bedsharing and Breastfeeding). *Academia de Protocolo de Medicina del Amamantamiento, Revisión # 6 (en revisión).*

191. Bartick, M., & Smith, L.J. (2014). Hablando sobre el sueño seguro: recomendaciones sobre el sueño infantil basadas en evidencia (Speaking Out on Safe Sleep: Evidence-Based Infant Sleep Recommendations). *Breastfeeding Medicine:* La revista oficial de la Academia de Medicia de la Lactancia Materna. doi:9.10.1089/ bfm.2014.0113

# APÉNDICE VIII

# Índice

# Acerca del autor

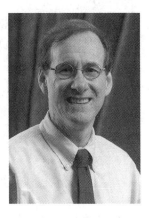

El DR. JAMES J. MCKENNA fundó y dirigió el revolucionario Laboratorio del Sueño Conductual para Madres-Bebés de la Universidad de Notre Dame y dio clases en su Departamento de Antropología por 22 años. Recibió su licenciatura en antropología en la Universidad de California, Berkeley, su maestría en la Universidad del Estado de San Diego y su doctorado en antropología biológica en la Universidad de Oregón, Eugene.

Fue pionero en los primeros estudios en el mundo sobre la fisiología y el comportamiento de las madres y los bebés que practican el colecho, y publicó más de 165 artículos científicos en revistas médicas y antropológicas sobre los temas del colecho, la lactancia materna, la medicina evolutiva y el SMSL. También es autor de varios libros, incluyendo *Paisajes ancestrales en la evolución humana, Medicina evolutiva* (dos volúmenes, 1999 y 2008), *Durmiendo con tu bebé e Investigando el Síndrome de la Muerte Súbita del Lactante: el papel de la ideología en la ciencia biomédica.* El Dr. McKenna es un orador popular en conferencias médicas, sobre la crianza y políticas gubernamentales en todo el mundo y continúa siendo el portavoz principal de la lactancia materna, el SMSL y asuntos de camas compartidas frente a los medios de comunicación en los Estados Unidos.

Recientemente se jubiló de la Universidad de Notre Dame, habiendo recibido el honor más alto que la universidad puede otorgar, el Premio Presidencial "por contribuciones excepcionales continuas". Continuará (*in absentia*) como profesor Emérito allí, dirigiendo el laboratorio del sueño que creó como centro de información y recursos. Después de aceptar una Cátedra Patrocinada en la Universidad de Santa Clara en California, continuará su enseñanza, investigación, clases y escritura. Vive en San Francisco con su esposa, Joanne, y ambos acaban de tener su primer nieto. Puede comunicarse con el Dr. McKenna enviando un mensaje a Dr.McKenna@PlatypusMedia.com.

# Otros libros de Platypus Media

***Datos para padres sobre la lactancia materna
(Abreviado)***

La lactancia materna es una oportunidad
maravillosa para que los padres le den lo mejor
a su bebé, a su pareja y a su familia. De hecho,
los estudios demuestran que la preferencia
del padre por la lactancia materna es el factor
más importante que influye la decisión de una
mujer de amamantar.

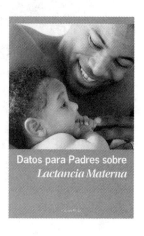

***Datos para padres sobre la lactancia maternas***
es un panfleto entretenido y fácil de leer que
no solo les da a los padres con recién nacidos
la información que necesitan para apoyar completamente a su pareja,
sino que también aborda las preocupaciones normales de un padre con
un recién nacido. Lleno de imágenes cautivadoras, ilustraciones, tablas
y preguntas frecuentes, es el recurso ideal para los padres con recién
nacidos que buscan ofrecer lo mejor para sus seres queridos.

"*Datos para padres sobre la lactancia materna* es una guía excelente que
respalda el vínculo único que un padre forma al hacer lo que es mejor para
su bebé. ¡Debería ser una lectura requerida para todos los futuros padres...
y madres!"

> —Tim Tobolic, Catedrático de medicina, Academia de Medicina
> de la Lactancia Materna

"Un gran recurso para todos los padres, especialmente los jóvenes.
Ayudará tanto a la madre como al padre a entender los beneficios que
pueden obtener los bebés al amamantarse".

> —James Rodríguez, director Ejecutivo/presidente de MSW,
> Coalición de Padres y Familias de los Estados Unidos

Datos para padres sobre la lactancia materna (Abreviado)
5.5 x 8.5", 16 páginas, a todo color
Tapa blanda, engrapado, $2.95
Edición en español ISBN 13: 978-1-930775-54-1
Edición en inglés ISBN 13: 978-1-930775-25-1
También disponible en una edición no abreviadas,
y como libro pequeño.

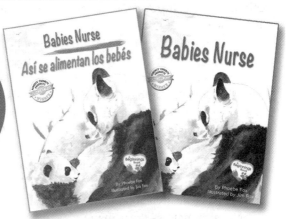
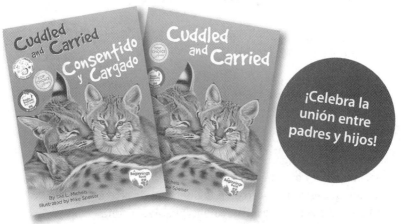

# Acerca de Platypus Media

Platypus Media es una imprenta independiente fundada en el año 2000 por la presidenta y editora Dia L. Michels, autora galardonada de libros sobre la salud de las mujeres, la ciencia y la educación en la infancia temprana.

En Platypus Media, nuestra misión es promover la vida familiar. Nos enfocamos en crear productos de calidad para quienes creen en la importancia de la cercanía de la familia para el desarrollo sano de los niños. Nuestros productos están diseñados para conectar a las familias de una amplia gama de culturas y antecedentes. Actualmente, Platypus Media ofrece una amplia selección de libros, folletos, videos, CDs y DVDs, muchos de los cuales han sido elogiados por bibliotecarios, educadores, educadores en el hogar, organizaciones de lectoescritura, profesionales de atención médica y padres.

Nuestra meta es crear materiales que sean amados por los padres, disfrutados por los niños, apreciados por los maestros y valorados por los profesionales en crianza. Estamos especialmente orgullosos porque otros sienten que estamos cumpliendo con nuestra misión Como lo dijo el respetado pediatra, Dr. William Sears: *¡Los libros de Platypus Media no solo promueven la lectoescritura, sino que promueven a las familias!*

Platypus Media®, LLC
725 Eighth Street, SE
Washington, D.C. 20003
202-546-1674
Fax: 202-546-2356
www.PlatypusMedia.com
Info@PlatypusMedia.com

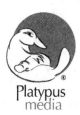

Platypus
media

## Información para pedidos al por mayor

Las agencias y organizaciones pueden recibir descuentos al por mayor al hacer pedidos de grandes cantidades. Por favor, comuníquese con nosotros en la dirección de arriba o envíenos un correo electrónico a Info@PlatypusMedia.com.

> *Platypus Media está comprometido a promover y proteger la lactancia materna. Donamos el seis por ciento de nuestras ganancias a las organizaciones de lactancia materna.*